W0346993

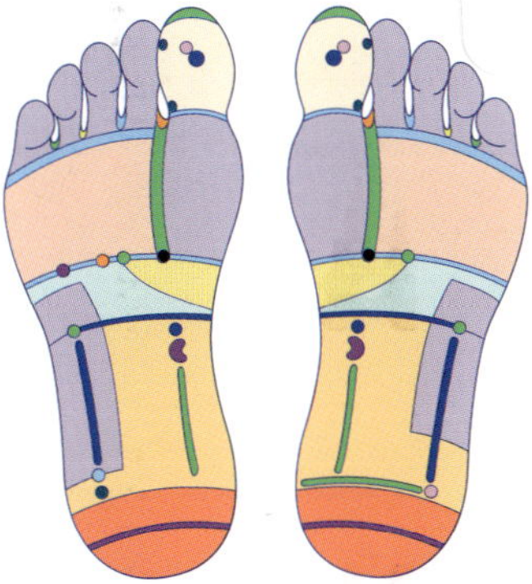

La **bible** de la réflexologie

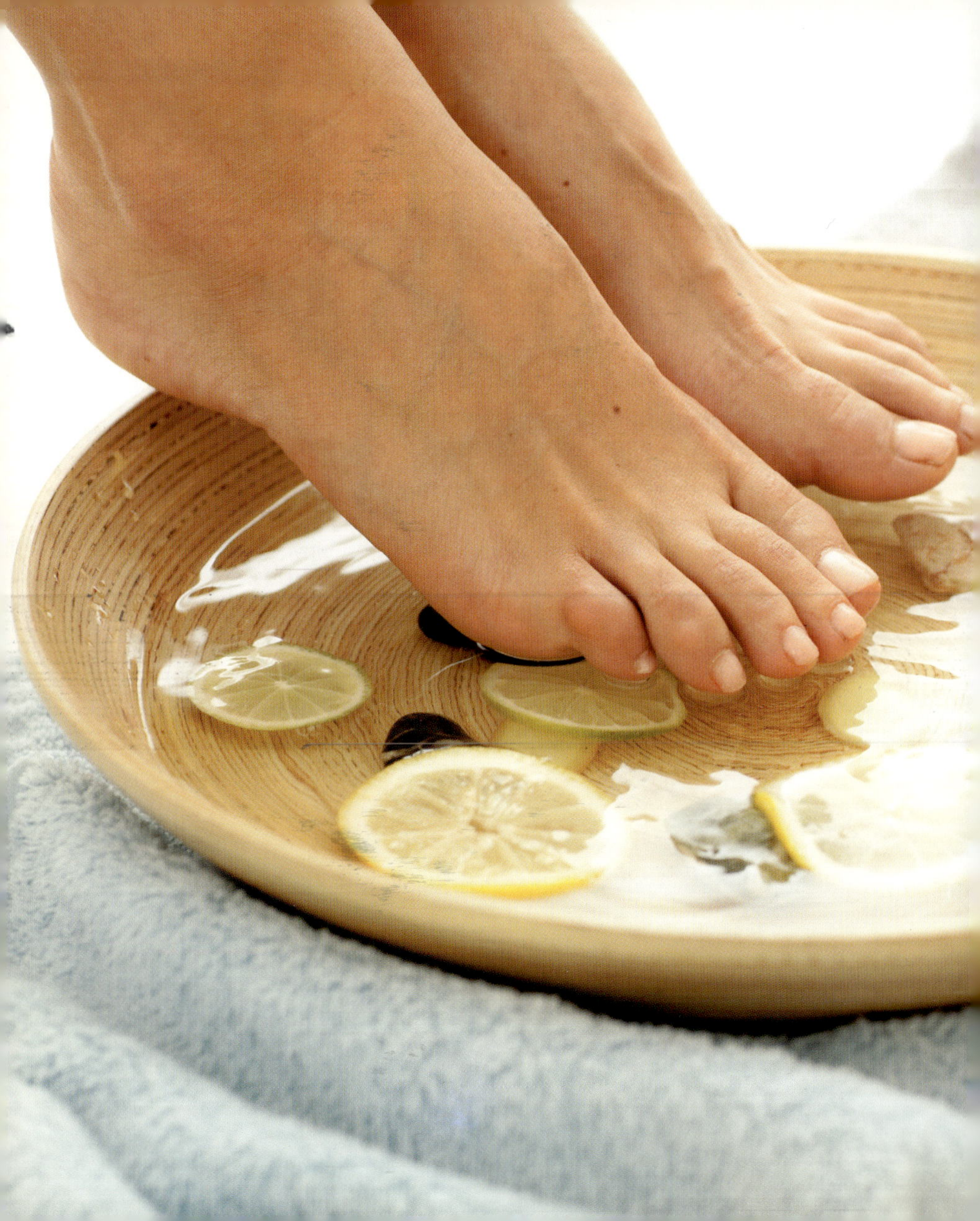

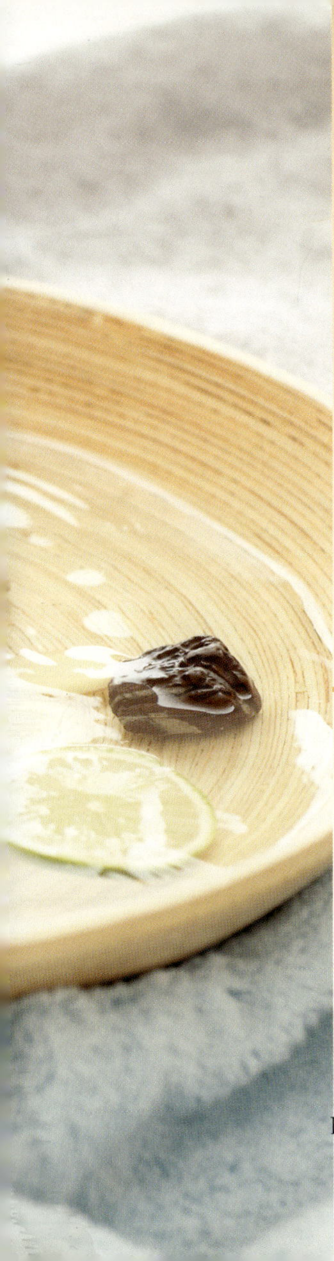

La **bible** de la **réflexologie**

LOUISE KEET

ÉDITIONS FRANCE LOISIRS

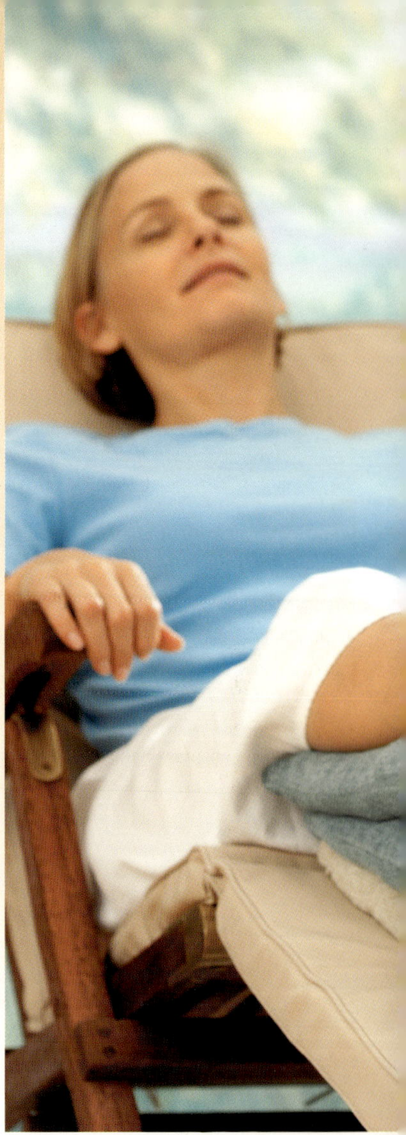

Titre originel :
The Reflexology Bible

© Octopus Publishing Group Ltd 2008
© Louise Keet pour le texte 2008
© Guy Trédaniel Éditeur 2009 pour la traduction française

Traduit de l'anglais par Antonia Leibovici

Édition du Club France Loisirs, Paris
Avec l'autorisation de Guy Trédaniel Editeur

Éditions France Loisirs,
123, boulevard de Grenelle, Paris
www.franceloisirs.com

ISBN : 978-2-298-04302-0
N° éditeur : 62272
Dépôt légal : mai 2011
Imprimé en Italie

Avertissement :
Ce livre ne se substitue pas aux conseils médicaux. Le lecteur doit consulter un médecin pour tout problème de santé. Bien que les informations données soient correctes au moment de l'impression, l'auteur et l'éditeur réfutent toute responsabilité légale pour les erreurs ou les omissions accidentelles.

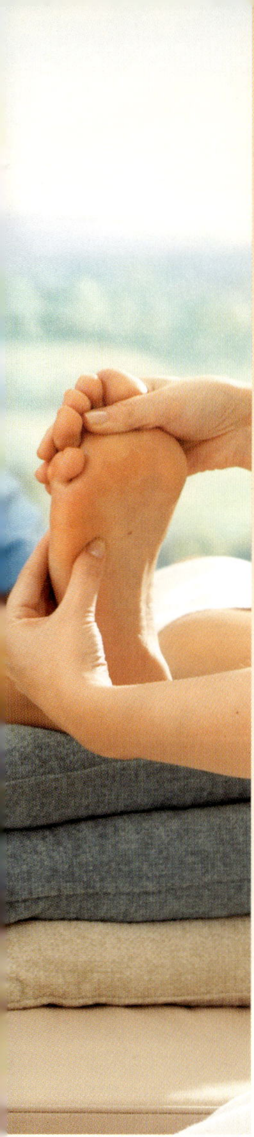

Sommaire

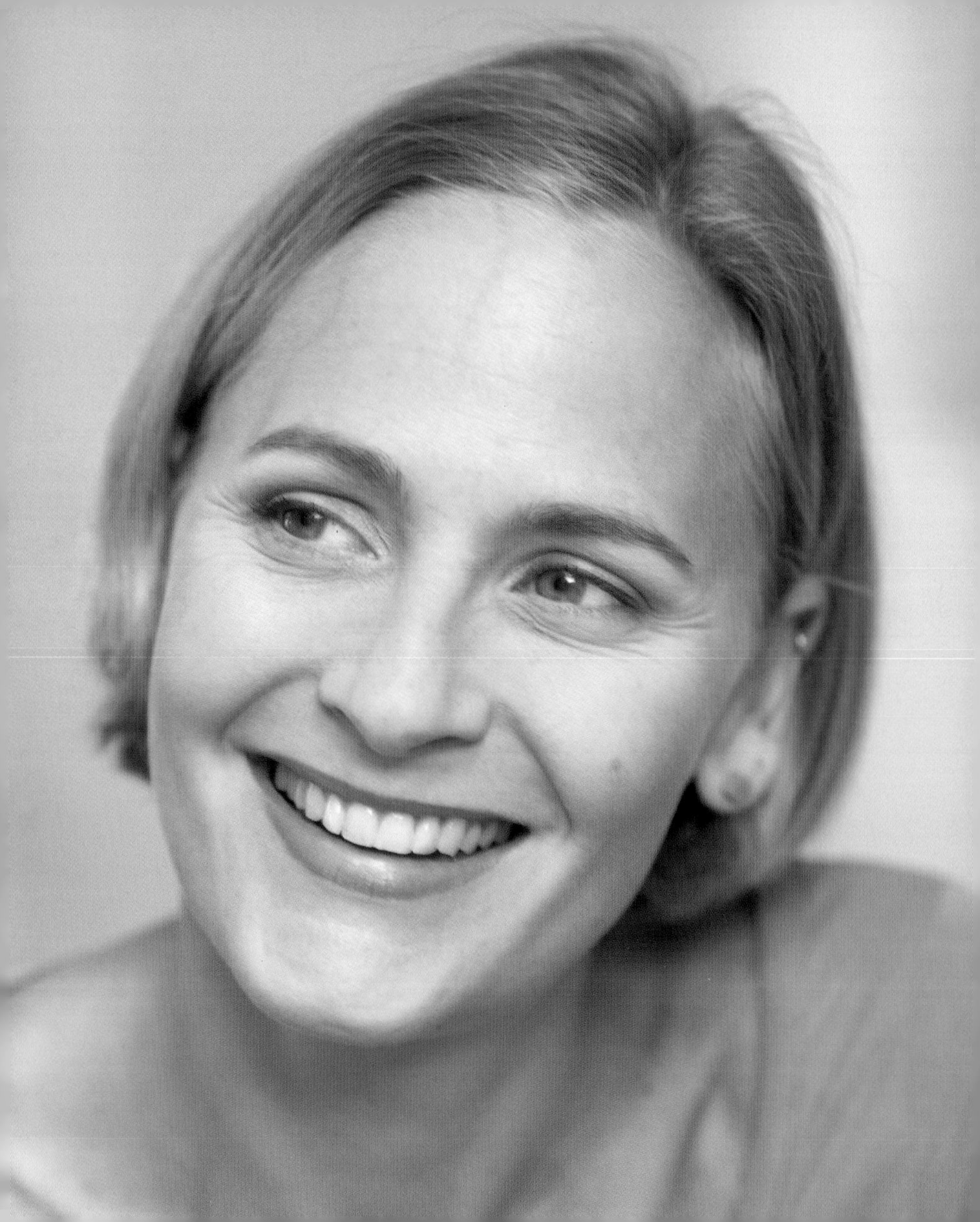

PREMIÈRE PARTIE

Introduction

Qu'est-ce que la réflexologie ?

La réflexologie est une technique appliquant une pression douce sur les zones réflexes des pieds ou des mains pour induire un état de relaxation profonde et stimuler les processus de guérison du corps. C'est une thérapie naturelle qui accroît l'énergie vitale, stimule le système immunitaire et contribue à la fortification du corps et à l'apaisement du mental.

Exempte de tout danger, la réflexologie aide à donner au corps ce dont il a besoin – concevoir un bébé ou le porter à terme, atténuer les symptômes du syndrome du côlon irritable, aider à perdre du poids ou à se sentir plus jeune et être bonne santé. Ce livre démontre l'approche holistique de la santé de cette thérapie, permettront d'atteindre tout objectif émotionnel et physique.

La théorie de réflexologie

Selon la théorie, les organes, les nerfs, les glandes et les autres parties du corps sont connectés aux zones ou aux points

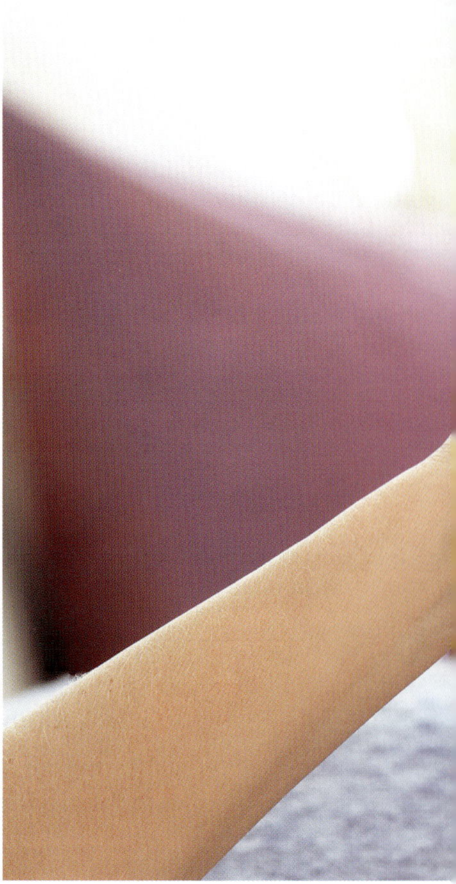

La thérapie manuelle et la réflexologie favorisent une meilleure santé émotionnelle et physique.

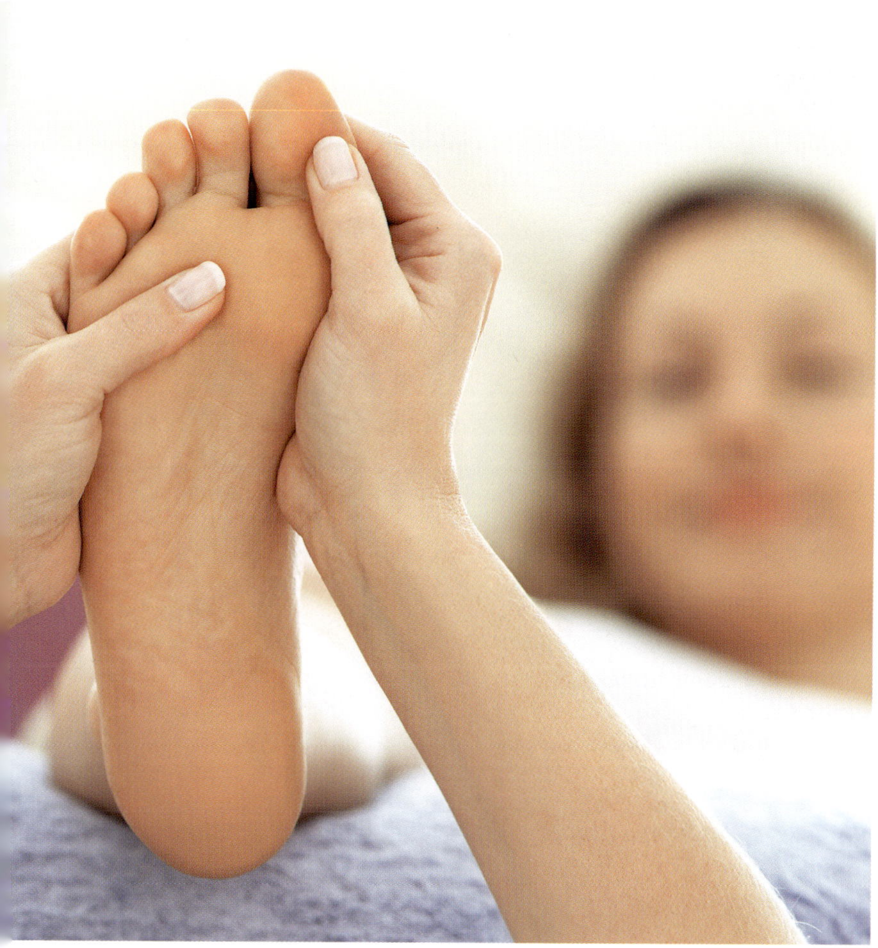

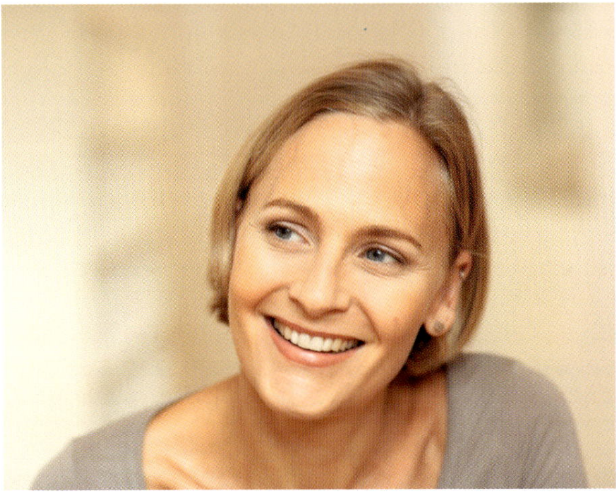

La réflexologie aide à devenir plus heureux et à avoir une meilleure santé.

réflexes des pieds et des mains. Ces zones se trouvent sur la plante des pieds et sur les paumes, ainsi que sur le sommet et les bords des pieds et des mains. En stimulant ces zones par une technique de compression et de massage avec les pouces, les doigts et les mains, on suscite une réaction dans ma zone du corps correspondante. Par exemple, en travaillant sur le point réflexe de la tête (sur le gros orteil), on active le processus de guérison des maux de tête.

Le pied droit et la main droite représentent le côté droit du corps, le pied gauche et la main gauche, son côté gauche. La « thérapie zonale » (voir page 16) divise le corps en dix zones. La réflexologie travaille surtout sur les pieds, car d'après les praticiens, ceux-ci répondent davantage au traitement que les mains, la zone de traitement plus large facilitant l'identification des points réflexes. Protégés par des chaussures, des chaussettes, des bas, les pieds sont plus sensibles au traitement. Les mains peuvent être néanmoins utilisées tout aussi efficacement pour des traitements, particulièrement pour l'auto-réflexologie.

Créer un état d'équilibre

La réflexologie vise à susciter dans le corps équilibre, harmonie et bien-être. Parfois, on se retrouve quelque peu « déséquilibré » quand bien même un traitement très léger de réflexologie aide à générer le sentiment d'équilibre nécessaire pour que le corps travaille sainement.

La réflexologie n'est pas une thérapie utilisée pour diagnostiquer la maladie, pas plus qu'un traitement médical. Elle ne guérit pas – seul le corps peut le faire – mais facilite ce processus. Il est pratiquement impossible de déterminer combien de temps il faudra à un individu pour ressentir les bénéfices de la réflexologie et en profiter. Tout commence par un petit pas – c'est l'engagement envers la réflexologie qui est susceptible de susciter un résultat positif.

Comment utiliser ce livre

Cet ouvrage propose une approche détaillée de la réflexologie et une approche holistique de la santé, y compris de l'alimentation et des modifications du mode de vie. Il inclut une diversité de traitements appropriés pour tous les âges, pouvant répondre aux besoins de l'individu, de ses amis et de sa famille. Après une introduction expliquant le fonctionnement de la réflexologie et les étapes essentielles de la préparation, les Quatrième, Cinquième et Sixième parties présentent de nombreux traitements de réflexologie du pied et de réflexologie de pouvoir, alors que la Septième partie présente des séquences de réflexologie de la main. Tous les traitements sont simples et efficaces.

Les traitements de réflexologie du pied et tout autre traitement spécialisé peuvent être administrés quotidiennement, hebdomadairement ou selon les besoins. Le traitement général du pied décrit à la Quatrième partie (voir pages 136 à 167) couvre tous les systèmes et les parties du corps et est utile pour la plupart des affections, atténuant de plus les effets suscités par le stress.

La Cinquième partie se concentre sur des affections répandues, allant de l'acné et de l'asthme au psoriasis et au mal de gorge. La Sixième partie se penche sur des traitements spécialisés et traite spécifiquement les humeurs et les émotions, les femmes, les hommes, la grossesse, les jeunes enfants, la vieillesse et le couple.

La réflexologie de la main convient très bien à l'autotraitement, au traitement des personnes âgées, au traitement exprès ou en mouvement et à la relaxation profonde.

Le traitement global de la Septième partie (voir pages 374 à 389) s'adapte aux besoins de tous, magnifique expérience de donner et de recevoir. L'autotraitement des mains charge en énergie.

Les origines de la réflexologie

Les origines de la réflexologie et de sa relation avec les soins de santé et l'astrologie sont censées remonter à l'ancienne Égypte, où les médecins astrologues étudiaient les étoiles pour trouver la base théorique sur laquelle reposer le traitement des patients.

Égypte ancienne

Le texte le plus ancien décrivant la pratique de la réflexologie, datant des environs de 2500 av. J.-C., a été découvert dans la tombe d'un médecin égyptien, Ankmahor. Personnage des plus influents de son époque, sa tombe comportait de nombreuses peintures se rapportant à la médecine. Le tableau ci-contre est censé être le premier exemple connu de réflexologie. On y voit deux patients traités ainsi sur les mains et les pieds. « Ne me fais pas mal », dit l'un des patients, phrase à laquelle le praticien réplique : « J'agirai comme tu me le demandes ».

La réflexologie était manifestement pratiquée soit en tant que mesure prophylactique, soit pour soulager l'affection dont souffrait le patient ; quoi qu'il en soit, il est clair que les praticiens s'efforçaient de répondre aux besoins des patients. De concert avec un réflexologue, le médecin concevait un plan de traitement pour son patient, se concentrant sur la prévention de la maladie ou sur son traitement, si elle s'était déjà déclarée.

Au fil du temps, diverses formes de réflexologie ont été pratiquées et développées en Amérique, en Afrique et en Extrême-Orient, de façons différentes, avec des traitements de durées variables, une pression plus lourde ou plus légère et même des instruments tels que les petits bâtonnets.

Réflexologie moderne : les pionniers

Le Dr William Fitzgerald a été l'un des pionniers de la réflexologie moderne. Laryngologue américain dans les années 1900, il avait constaté que les Amérindiens utilisaient des techniques de pression des points pour soulager la douleur. Il avait par ailleurs appris l'existence des recherches conduites en Europe sur le fonctionnement du système nerveux et sur les effets de la stimulation des voies sensorielles sur le reste du corps.

Cette représentation ancienne de la réflexologie orne la tombe du médecin égyptien Ankmahor.

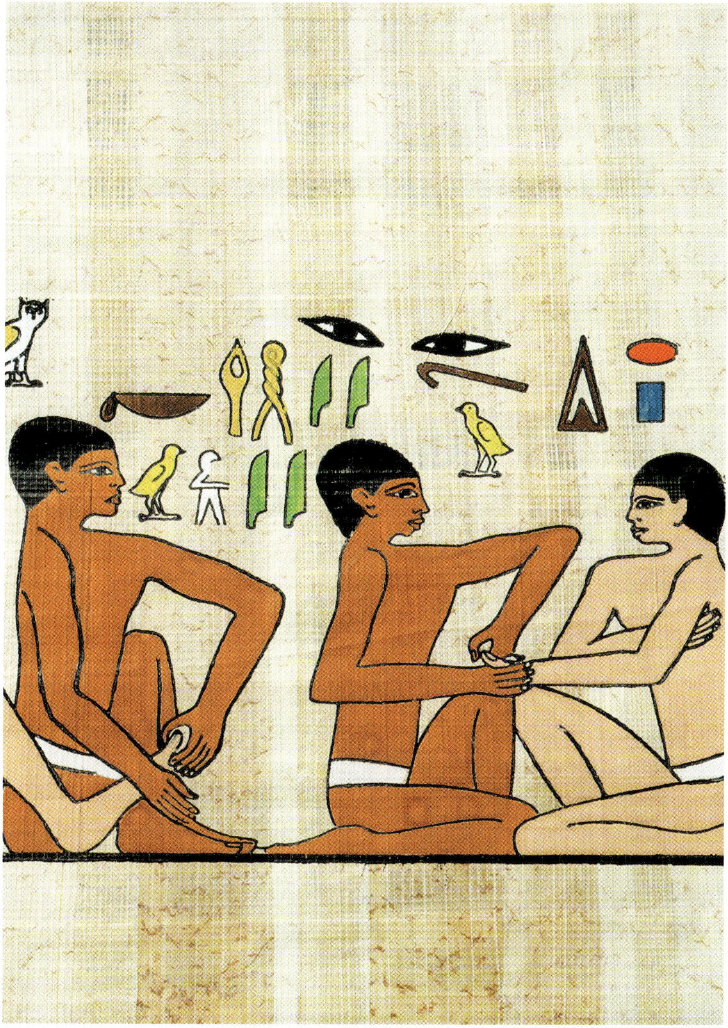

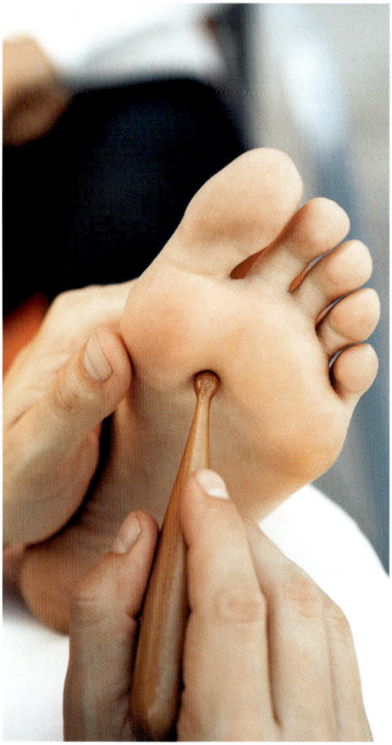

La méthode asiatique Rwo Shur, qui se concentre sur la revitalisation plutôt que sur la relaxation, utilise un petit bâtonnet.

Inspiré par ces recherches, le Dr Fitzgerald avait décidé d'expérimenter le soulagement de la douleur sur ses patients souffrant de problèmes bénins. Il a ainsi abouti à la « thérapie zonale », lignes énergétiques traversant le corps (voir page 16) à la base de la forme moderne de la réflexologie.

La méthode Rwo Shur

Dans plusieurs parties de l'Asie, y compris à Taïwan, en Chine et à Singapour, on pratique la méthode de réflexologie Rwo Shur. C'est un traitement quelque peu douloureux, qui utilise une combinaison de techniques de glissement du pouce et de pression avec les jointures des doigts, ou parfois de petits bâtonnets en bois. La pression est très ferme. Le thérapeute utilise une crème au lieu d'une poudre, ce qui favorise un mouvement rapide, efficace et fluide. La séance dure 30 minutes et vise la revitalisation plutôt que la relaxation.

La méthode Rwo Shur a été développée à Taïwan par le Père Joseph Eugster, missionnaire suisse. Ayant vérifié de première main les bénéfices de la réflexologie, il y avait vu la possibilité d'aider des milliers de personnes souffrantes et s'était mis à former des praticiens.

La méthode Ingham

Cette technique est à la base de la pratique moderne de la réflexologie. Elle a été développée aux États-Unis au début des années 1930 par Eunice Ingham, « mère de la réflexologie », qui avait dressé des diagrammes des points réflexes présents sur les pieds, correspondant à l'ensemble des organes du corps (voir pages 40 à 49).

Elle avait par ailleurs développé la technique de compression Ingham, méthode utilisant les pouces et les autres doigts. La pression est appliquée par la reptation du pouce ou du doigt actif, qui se plie et se tend tout en maintenant une pression constante sur la zone du pied traitée.

Se rendant compte que la réflexologie pouvait aider le grand public, Eunice Ingham avait enseigné ses méthodes à des personnes n'appartenant pas au monde médical. Ses techniques simples permettent aux gens de se servir de la réflexologie pour aider leur famille, leurs amis et eux-mêmes. Elle a écrit deux livres sur la réflexologie, *Stories the Feet Can Tell* (1938) et *Stories the Feet Have Told* (1963).

Un réflexologue pratiquant la méthode Ingham utilise de la poudre de préférence à la crème. La séance dure environ 60 minutes, bien que cela dépende de la santé du patient. L'accent est mis sur la relaxation et la mise en équilibre des systèmes corporels pour éviter toute gêne. Le thérapeute travaille avec une pression adaptée en permanence. La séance est holistique, le réflexologue prenant en compte l'impact du mode de vie du patient sur sa santé. Le traitement est adapté en fonction de chaque personne. Tous les points réflexes sont traités, néanmoins on insiste davantage sur certains.

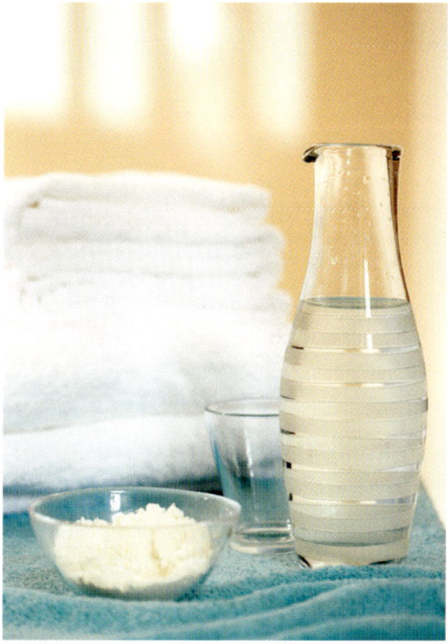

La poudre, les serviettes et l'eau doivent être prêtes avant l'arrivée du patient et le début du traitement.

Thérapie zonale

Base de la réflexologie moderne, la thérapie zonale applique une pression (ou un massage) sur des zones spécifiques des pieds ou des mains, stimulant la circulation et les influx nerveux en vue de favoriser la santé globale du corps.

Le concept de zone énergétique, de blocage et de rétablissement des voies énergétiques, est connu depuis des siècles. Harry Bond Bressler, étudiant la possibilité de traiter les organes du corps grâce aux points de pression, affirmait dans son livre *Thérapie zonale* (1955) : « La thérapie par la pression était bien connue en Europe au Moyen âge, pratiquée par les classes laborieuses et même par les médecins soignant la haute société et les familles royales. » Cette forme de réflexologie semble avoir été pratiquée dès le XIVe siècle.

Le Dr William Fitzgerald

Le médecin américain William Fitzgerald est tenu pour le père de la thérapie zonale. Au cours de ses recherches sur le soulagement de la douleur, il avait constaté que la pression appliquée sur une partie du corps avait un effet thérapeutique sur d'autres, éloignées du point respectif. Par exemple, l'application de pinces à linge en bois sur les doigts créait un effet anesthésiant sur l'oreille, le nez, le visage, la mâchoire, l'épaule, le bras et la main. Cela lui permettait, sans recourir à des anesthésiants, d'effectuer des opérations bénignes.

Le livre du Dr Fitzgerald sur la thérapie zonale, publié en 1917, divisait le corps en dix sections longitudinales et dressait leur diagramme (voir page 18). La réflexologie moderne est fondée sur cette notion de thérapie zonale. En utilisant une pression sur les orteils, par exemple, les réflexologues atténuent la douleur associée à la sinusite, drainent les sinus et les fortifient pour éviter d'autres crises. Appliquée sur n'importe laquelle des dix zones, cette pression génère un signal véhiculé par le système nerveux jusqu'au cerveau, qui à son tour stimule les organes internes afin de régler et d'améliorer leur fonctionnement.

L'application de la pression sur une zone soulage la douleur. Les origines de cette forme de traitement remontent au Moyen âge.

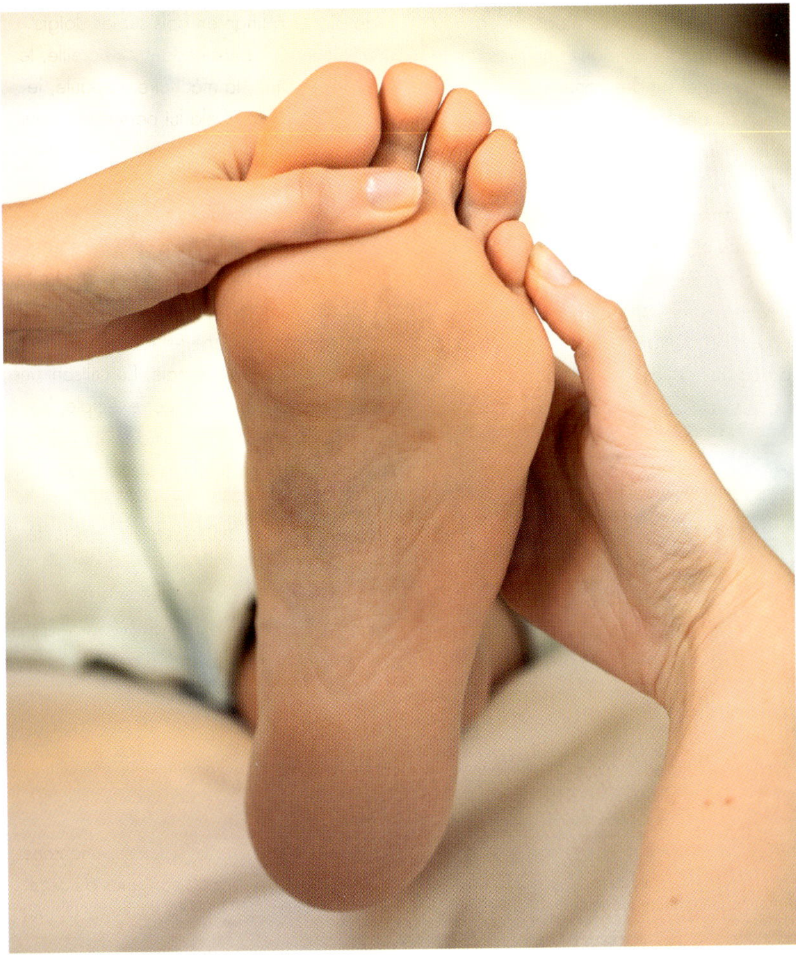

Le diagramme de la thérapie zonale

Le corps est divisé en dix zones longitudinales, comprenant chacune un orteil. Chaque pied comporte cinq zones, le gros orteil étant dans la zone 1, le petit orteil, dans la zone 5. Les doigts se répartissent de la même façon. Les zones sont distribuées en montant sur le corps comme des tranches. Quand on travaille sur les pieds, on traite automatiquement l'ensemble du corps.

En théorie, dans ces zones l'énergie monte et descend entre toutes les parties du corps. Pour que toutes les parties du corps – organes, muscles, nerfs, glandes et sang – travaillent en harmonie et au niveau optimal pour une bonne santé, ce lien énergétique doit être fluide. Si un blocage de l'énergie naturelle du corps est présent, il affectera tout organe ou partie du corps se trouvant dans la zone respective.

Équilibrer les zones

Si un réflexologue détecte une sensibilité dans un point réflexe des pieds ou des mains, celle-ci signale la présence d'un déséquilibre sur toute la longueur de cette zone-là. Par exemple, si l'individu souffre de conjonctivite à l'œil droit, la thérapie zonale suggère que cela génère un déséquilibre énergétique dans le rein droit ainsi que dans les autres structures corporelles se trouvant dans la zone concernée, entravant l'efficacité de leur fonctionnement.

Chaque organe ou partie du corps est représenté sur les mains et sur les pieds. Le massage ou la pression de toute zone stimule la circulation de l'énergie, du sang, des substances nutritives et des influx nerveux vers la zone correspondante du corps, soulageant par là les affections qui y sont présentes. Situés aux extrémités des zones, donc plus sensibles que les autres parties du corps, les points réflexes sur les pieds et les mains sont efficaces.

ZONES ÉNERGÉTIQUES

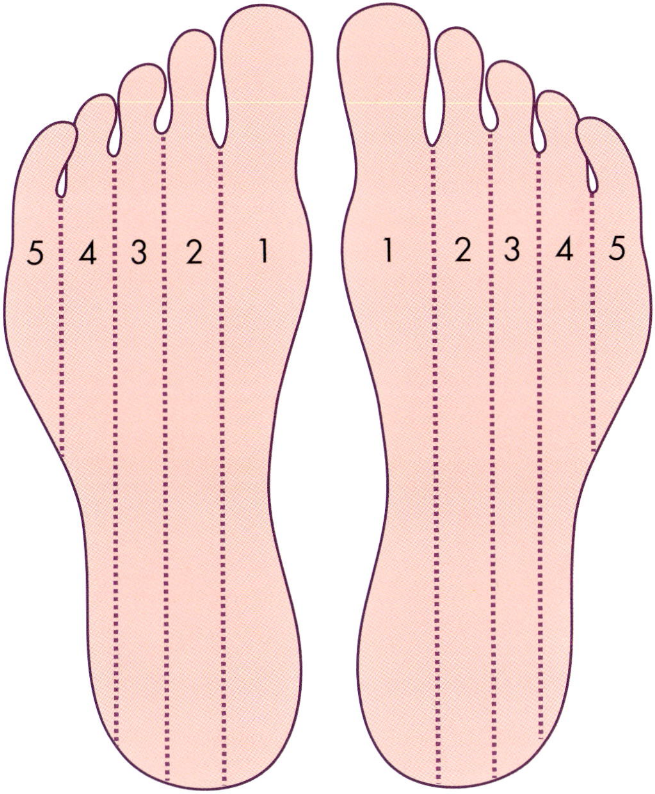

Zone 1 – gros orteil
Zone 2 – deuxième orteil
Zone 3 – troisième orteil
Zone 4 – quatrième orteil
Zone 5 – petit orteil

Réflexologie et énergie

La réflexologie est fondée sur les énergies positives que la thérapie zonale libère. Cette énergie circulant dans le corps est invisible, ce qui ne veut pas dire qu'elle n'existe pas. On peut apprécier les effets de l'énergie positive lorsqu'on serre dans ses bras son enfant ou une personne aimée.

Il est néanmoins utile de comprendre les effets de l'énergie négative sur les structures les plus essentielles du corps. Les voies par lesquelles circule l'énergie traversent le corps, en générant l'homéostasie, l'équilibre naturel du corps. Les blocages énergétiques signalent des zones du corps qui fonctionnent mal ou sont malades.

Champs électromagnétiques

Une idée développée par le Dr Jean-Claude Mainguy prône que tout organisme vivant est gouverné par des champs électromagnétiques, se trouvant soit dans la cellule, soit à l'extérieur de

Les champs électromagnétiques des téléphones mobiles et des écrans d'ordinateur peuvent affecter la santé.

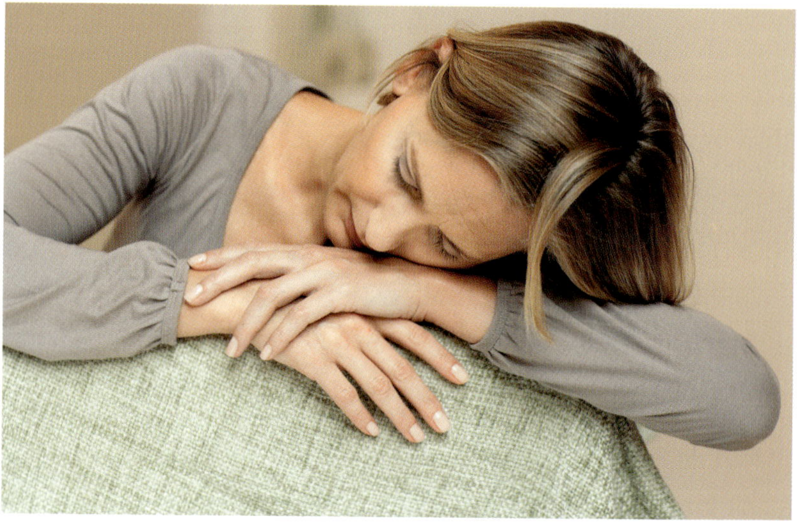

RÉORGANISER LES ÉNERGIES DU CORPS

Tout être vivant est entouré d'un champ électromagnétique. En plus de leur corps physique, les hommes ont aussi un corps énergétique. La force vitale est un schéma invisible de l'ensemble du corps et elle est absorbée à travers la nourriture fraîche, la respiration profonde, le toucher et même les pieds. Un patient recevra un traitement de réflexologie intégrant la guérison profonde de son corps – son énergie redeviendra plus normale grâce à l'intention de guérison du réflexologue. Cette réorganisation des énergies du corps grâce à la réflexologie et à l'intention de guérir est un puissant outil curatif.

celle-ci. On peut imaginer que l'organisme est comparable à une radio, transmettant et recevant de l'énergie des ondes susceptibles d'être affectées par la faiblesse des champs électromagnétiques. On est souvent exposé à des énergies électromagnétiques, influençant le courant énergétique du corps. Certains montrent une sensibilité électromagnétique, caractérisée par nausée, troubles du sommeil, vertiges, tension, fatigue, maux de tête et douleur musculaire.

Peu à peu, les médecins admettent l'existence de cette sensibilité aux champs électromagnétiques des téléphones portables, des pylônes électriques et des écrans d'ordinateur. La thérapie zonale et la réflexologie visent à débloquer les voies énergétiques du corps afin de rétablir l'équilibre naturel.

La santé, c'est la mise en équilibre de nombre de facteurs de la vie. Ce à quoi on expose son corps, ce à quoi on le soumet, ce qu'on lui fait absorber, affecte la santé. Ce livre désire mettre en avant la manière dont la réflexologie et l'approche holistique de la santé favorisent une meilleure santé.

Rajeunissement grâce aux pieds

Les pieds sont les parties du corps les plus éloignées du cœur. La circulation tend à être paresseuse dans ces extrémités, spécialement si les muscles des mollets ne pompent pas correctement le sang pour le faire monter dans le corps. Pour éviter des affections comme les thromboses, il est important d'aider le sang à revenir jusqu'au cœur. Les déchets tels que les cristaux d'acide urique et de calcium peuvent s'accumuler dans les pieds, car la gravité tire ces toxines vers le bas. La réflexologie, en plus de stimuler la circulation dans le corps, dissipe aussi ces cristaux.

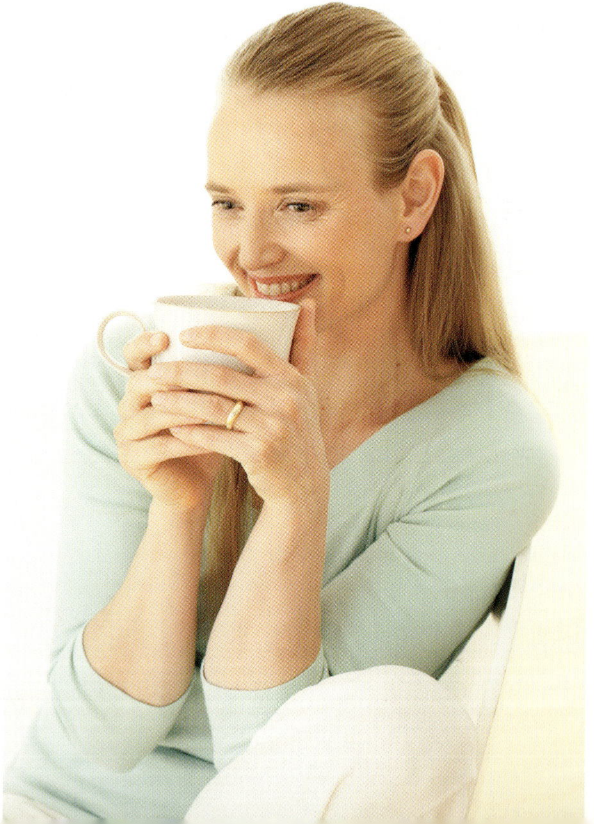

La réflexologie engendre un sentiment d'équilibre et de bien-être.

Diminuer le niveau de stress

Environ 75 % de toute maladie est lié au stress. La vie baigne dans le stress qui cause des problèmes lorsqu'on n'arrive pas à le gérer – compromettant le système immunitaire et rendant plus vulnérable à la maladie.

La réflexologie atténue le stress, en créant une relaxation profonde et un sentiment d'équilibre et de bien-être. Elle aide le système nerveux à s'apaiser et à mieux fonctionner. L'administration de la réflexologie stimule plus de 7 000 nerfs dans les pieds, ce qui encourage l'ouverture et le déblocage des voies neurales permettant au corps de revenir à ses rythmes naturels.

Créer le bien-être

Le terme « homéostasie » se réfère à un état équilibré dans le corps et le mental. La santé dépend du travail harmonieux commun des milliers de parties du corps et du mental. Un effort excessif dans une zone particulière risque de déséquilibrer l'ensemble de l'organisme. Difficile de savoir quoi faire quand on se sent mal à l'aise, cependant la réflexologie peut aider à générer le sentiment d'équilibre et de bien-être nécessaire.

LES BIENFAITS DE LA RÉFLEXOLOGIE

- Encourage le corps à guérir tout problème en cours.
- Atténue les effets du stress.
- Améliore le système immunitaire.
- Soulage la douleur.
- Favorise une meilleure circulation.
- Perfectionne les mouvements péristaltiques.
- Élimine les déchets du corps.
- Purifie le corps de toxines.
- Améliore la stimulation des nerfs.
- Favorise la relaxation générale.
- Crée des attaches plus fortes avec les enfants.
- Favorise l'interaction par le toucher.
- Aide la récupération postopératoire en diminuant la douleur et en accélérant la guérison.

L'efficacité de la réflexologie

De nombreuses études notables se sont penchées sur la réflexologie et son efficacité quant à une large gamme d'affections. En général, les résultats sont très positifs et montrent que la réflexologie aide sur le plan physique ainsi qu'émotionnel. Voici quelques résultats intéressants.

Les études ont montré l'efficacité de la réflexologie pour soulager les maux de tête de tension et les migraines.

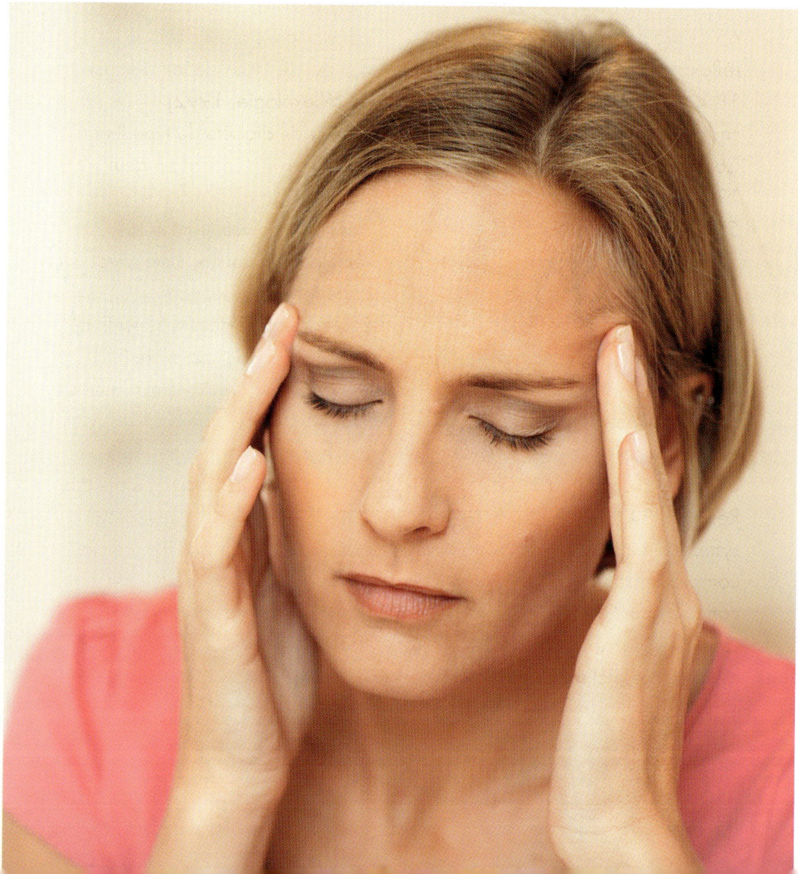

SAVIEZ-VOUS… ?

- 220 patients présentant des maux de tête (de tension ou migraine) ont été traités par 78 réflexologues sur une période de trois mois.
  Résultat : 16 % ont été guéris, 65 % ont affirmé que la réflexologie les avait aidés, 18 % n'ont constaté aucun changement. [Comité national du Conseil de santé, Danemark, 1995]
- 50 femmes (âgées de 20 à 51 ans) souffrant de dysménorrhée hystéromyome, inflammation pelvienne, kystes, endométriose, troubles menstruels, infertilité et kystes endométrioïdes ont été traitées par la réflexothérapie sur une période allant de dix séances à deux ans.
  Résultat : 84 % ont vu leurs symptômes disparaître complètement, 16 %, presque complètement. [Rapport de la Conférence internationale de réflexologie, Pékin, Chine, 1996]
- 42 femmes (âgées de 20 à 60 ans) ont participé à une étude de l'impact de la réflexologie sur la constipation chronique.
  Résultat : le nombre moyen de jours entre les mouvements péristaltiques a été diminué de 4,4 à 1,8. [Association danoise de réflexologie, 1992]
- 32 cas de diabète de type II ont été divisés au hasard en deux groupes. Un a été traité avec un agent hypoglycémiant et la réflexologie, l'autre, juste avec l'agent hypoglycémiant.
  Résultat : après des traitements de 30 jours, les taux de sucre sanguin, de plaquettes et d'autres facteurs avaient significativement diminué dans le groupe traité aussi par la réflexologie, alors que dans le groupe traité seulement par des médicaments il n'y a pas eu de changement significatif. [Premier Hôpital universitaire, École de médecine de Pékin, Chine, 1993]

L'approche holistique de la santé

Une approche holistique de la santé implique de considérer la vie ou le mode de vie dans son ensemble (y compris l'alimentation et l'exercice), de sorte à découvrir la cause d'une affection en plus de prendre en compte ses symptômes.

Par exemple : Quels sont les stress et les soucis actuels et comment affectent-ils la santé ? A-t-on une alimentation saine ? A-t-on des problèmes digestifs ? Fait-on assez d'exercice ? Éprouve-t-on des maux et des douleurs ? Présente-t-on des troubles du sommeil ? De quelle façon l'attitude envers la vie en général est-elle affectée ?

Tous ces facteurs peuvent avoir un impact sur l'individu et contribuer à son problème.

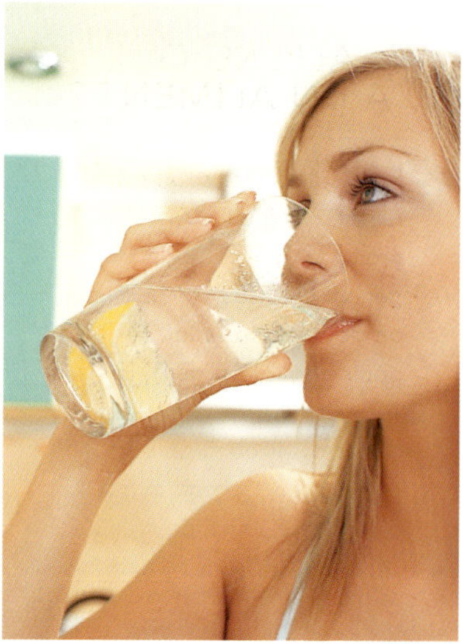

La plupart des gens bénéficient d'une prise d'eau quotidienne d'environ 2 litres par jour.

Attention au foie

Le foie joue un rôle vital pour l'approche holistique de la santé, car il détoxifie le corps, l'aide à décomposer les graisses et produit énergie et chaleur. Si le foie fonctionne mal, le risque d'affections cardiaques dues à la montée du taux de cholestérol s'accroît et la santé globale est affectée.

Il faut éviter les aliments raffinés, les produits comportant des additifs et trop de sucre, qui entravent la capacité du foie à métaboliser les hormones. Le foie assure par ailleurs le bon fonctionnement de la thyroïde – l'hypothyroïdie a été associée à la dépression, au gain de poids, à l'impression de fatigue et à la sensation permanente de froid. Le foie désactive et élimine les hormones usées, les empêchant de retourner dans le sang.

ALLERGIQUE À UN ALIMENT ?

Pour déterminer si on est allergique à un aliment, on prend le pouls au poignet pendant 30 secondes, puis on double le résultat. Le pouls normal est de 52 à 70 pulsations par minute. Après avoir absorbé l'aliment suspect, on reprend le pouls. S'il est plus élevé de plus de 20 pulsations par minute, il y a allergie.

Éloigner la maladie

Un exercice régulier comme marcher 1,5 km par jour favorise la meilleure oxygénation du sang, l'absorption des substances nutritives et l'élimination des toxines, ce qui à son tour fortifie le système immunitaire. L'individu devient ainsi moins vulnérable aux coups de froid et aux troubles gastriques. L'exercice affecte aussi les niveaux d'énergie, aidant à se sentir plus positif à propos de la vie, à perdre du poids et à maintenir un bon équilibre du sucre sanguin, ce qui permet de maîtriser les envies « coupables ». L'exercice réduit le risque d'ostéoporose et d'affections cardiaques.

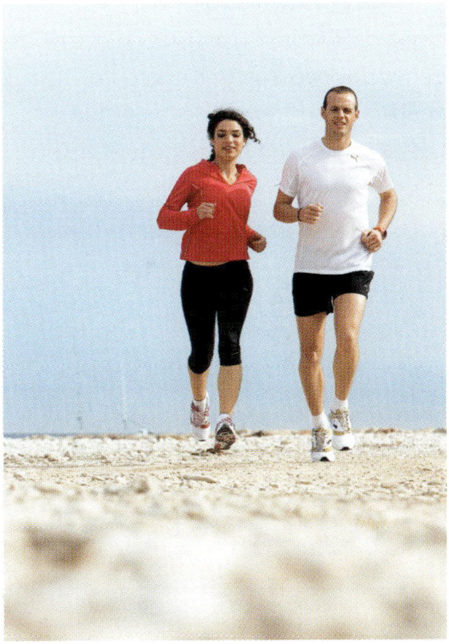

On doit choisir un programme d'exercice approprié et le respecter, sans négliger les bienfaits d'une marche rapide régulière.

Bâtir un corps plus sain

Le savoir est un pouvoir – être bien informé aide à faire des choix de vie en connaissance de cause. La réflexologie holistique et la médecine naturelle visent à aller aux racines des problèmes. En comprenant l'impact du mode de vie sur le corps, on fait de meilleurs choix.

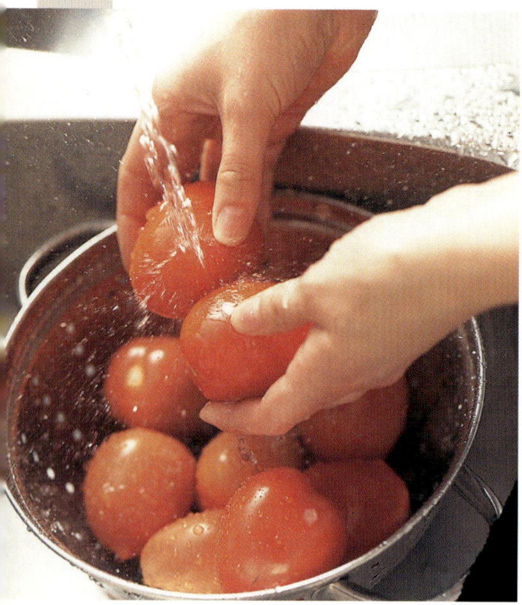

Qu'y a-t-il dans la nourriture ?

Tout ce qu'on choisit d'assimiler dans son corps a un effet sur chacune de ses cellules et sur leur développement. En réfléchissant aux aliments consommés au cours de la semaine passée, il faut se demander :

- Quelle valeur nutritionnelle ces aliments et boissons ont-ils apporté au corps ?
- Cette alimentation crée-t-elle un environnement sain dans lequel le corps pourra atteindre une santé optimale ?

L'impact de la nourriture

Voici l'impact sur le corps de quelques aliments habituels et produits répandus.

- **Margarine** : contient des acides gras trans, graisses hydrogénées qui augmentent le taux du mauvais cholestérol et empêchent le corps de bien utiliser les graisses essentielles dont il a besoin pour entretenir la santé du système nerveux.
- **Sucres** : la plupart sont dépourvus de vitamines et de substances nutritives. Le sucre peut diminuer de 50 % la capacité à combattre l'infection. Tous les sucres font s'accroître rapidement le taux de sucre

Une bonne alimentation est source de santé. Il faut bien choisir et lire les étiquettes pour comprendre ce qu'on mange.

> *Laisse la nourriture être ton remède et ton remède être la nourriture.*
>
> HIPPOCRATE (468-377av. J.-C.)

sanguin, qui perturbe l'équilibre hormonal, aggravant les affections apparentées.

• **Caféine** : a été associée au taux élevé de cholestérol, au risque accru d'ostéoporose, de fausse couche et d'infertilité. La caféine aggrave les affections dermiques inflammatoires, élève la température du corps, augmente la fréquence des maux de tête, cause l'insomnie, favorise les palpitations cardiaques et l'anxiété. Pour certains, l'abandon de la caféine et des produits apparentés (thé et cola) améliorera grandement leur santé.

• **Antihistaminiques** : à éviter en cas de désir de grossesse. Les antihistaminiques et les décongestionants nasaux assèchent les secrétions dans l'ensemble du corps. Ils peuvent menacer le délicat équilibre du corps, nécessaire pour le sperme pour fertiliser l'ovule. La vitamine C est un antihistaminique naturel, qui apaise l'inflammation dans le corps tout en stimulant le système immunitaire.

L'argument bio

Si possible, il est préférable de se nourrir bio, car les viandes contiennent des taux élevés d'antibiotiques et d'hormones de croissance. Les antibiotiques éliminent la flore intestinale participant à la production du complexe vitaminé B, important pour l'apport d'énergie. Le cas échéant, les mauvaises bactéries se multiplient, accroissant le risque d'infection et compromettant le système immunitaire. Les hormones de croissance perturbent l'équilibre hormonal. Par exemple, le lait contient des taux élevés d'hormones, surtout de l'œstrogène ; à ce jour, l'infertilité, le cancer du sein, les fibromes, le cancer des ovaires, de la prostate et des testicules, la faible numération des spermatozoïdes et l'endométriose ont été liés à la présence excessive d'œstrogène.

Éviter les pesticides et les produits chimiques

Les pesticides sont des substances

chimiques ou biologiques dont on asperge les cultures pour les protéger de rongeurs, insectes, bactéries, virus, mauvaises herbes, champignons. Les produits chimiques sont utilisés contre les nuisibles dans la maison ainsi que dans l'environnement, surtout si on vit à la campagne.

Les pesticides affectent les taux de testostérone, ce qui pourrait expliquer l'accroissement de défauts génitaux et de la chryptorchidie chez les garçons, de même que l'augmentation de l'infertilité masculine. Ils sont aussi censés contribuer à de nombreuses affections : maux de tête, cancer, dépression, problèmes dermiques, asthme, fatigue, problèmes oculaires et troubles du système

En préférant les aliments bio, on équilibre le taux des hormones du corps et on empêche l'absorption de produits chimiques nuisibles.

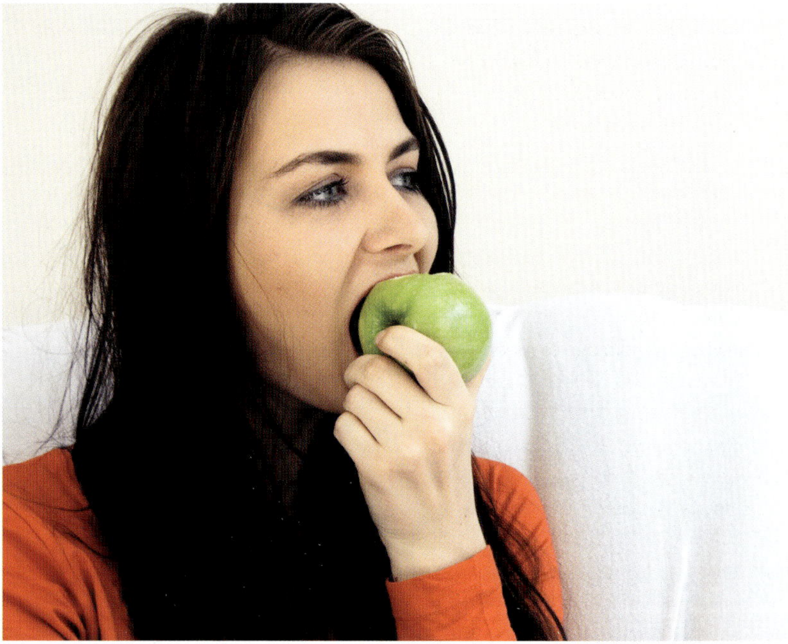

SOYEZ GENTIL AVEC VOTRE PEAU

La peau est l'organe le plus étendu du corps et l'un des principaux organes de détoxication. À travers ses strates, les toxines pénètrent dans le corps et en sont éliminées.

- Les déodorants contenant des parabènes, substances chimiques qui sont absorbées par la peau sont à éviter. On suppose l'existence d'un lien entre ces déodorants et le développement de cancers dans certaines zones de la partie supérieure des seins.
- De même, mieux vaut ne pas utiliser des antitranspirants contenant de l'aluminium, lié à la démence et à la maladie d'Alzheimer.
- Les études suggèrent un lien entre l'utilisation de teinture noire pour cheveux et le cancer. Celle-ci pénètre dans le sang et circule dans le corps et il est recommandé de l'éviter.
- Les magasins bio sont à même de donner des conseils à ces sujets.

immunitaire. De plus, les pesticides sont blâmés pour les difficultés de conception, les perturbations hormonales associées, les fausses couches, les bébés mort-nés et les défauts congénitaux. Mieux vaut prévenir que guérir. Une alimentation bio est un bon moyen de réduire le volume de pesticides dans le corps.

L'importance des fibres

Une alimentation riche en fibres prévient l'absorption des produits chimiques dans le sang. Parmi les bonnes sources de fibres on trouve grains complets bio, lentilles, prunes, haricots, haricots cuits, noix, graines, fruit et légumes frais. Il faut laver soigneusement les fruits et les légumes, sans les éplucher, car nombre de substances nutritives se trouvent sous leur peau. Les légumes sont meilleurs *al dente*, sinon une bonnc partie des fibres est détruite à la cuisson. Le riz blanc, le pain et les pâtes sont à éviter, tout comme la cuisson longue des aliments.

Gérer le stress

Toute interférence perturbant le bien-être mental et physique ou toute influence gênant l'équilibre naturel du corps ou du mental est un stress. C'est la réaction physiologique du corps au danger : il se prépare à une action rapide, se sauver ou se battre.

À des époques de stress, le corps passe par une série de changements visant à lui conférer force et vitesse – qui peuvent

On doit trouver des manières positives de gérer le stress, pour l'empêcher de prendre le contrôle de la vie, et adopter une approche active, dynamique.

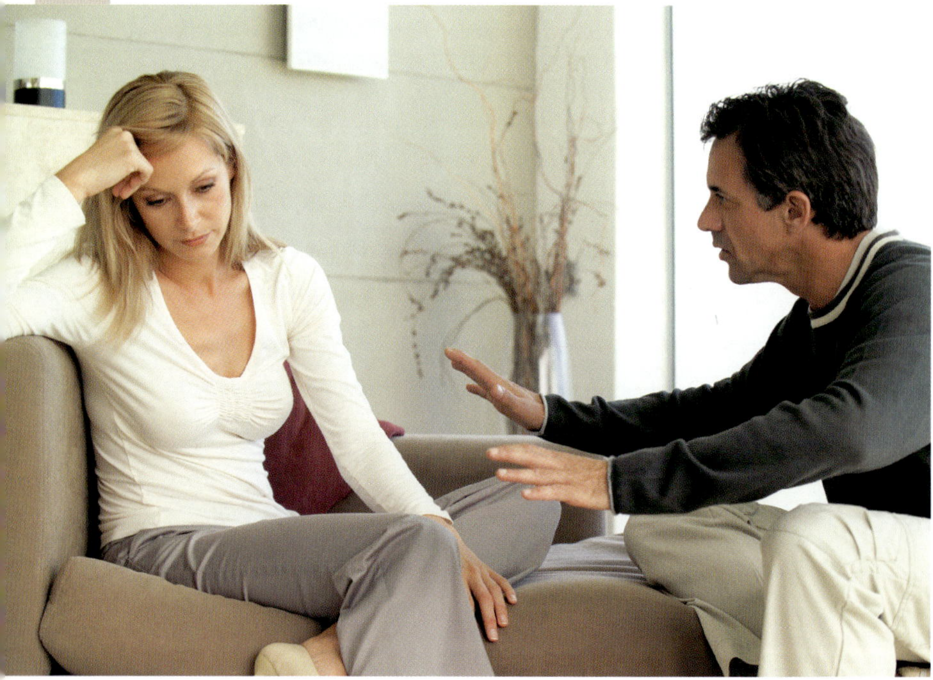

LES DIX PRINCIPAUX EFFETS DU STRESS

Le stress a nombre d'effets négatifs sur le corps, dont voici les pires :

1 Le corps utilise les réserves de graisse pour obtenir de l'énergie. Ces dépôts restent dans les vaisseaux sanguins et contribuent à l'artériosclérose (épaississement des parois artérielles) qui les rétrécit et induit des affections cardiaques.

2 Le cœur accélère, intensifiant la circulation du sang autour du corps. L'hypertension et les maux de tête se déclarent, ce qui impose un effort à tous les vaisseaux sanguins.

3 Le foie sécrète du glucose que les muscles utilisent en tant qu'énergie. Le glucose non utilisé reste dans le sang et peut provoquer un diabète.

4 Les glandes surrénales sécrètent de la cortisone. En grande quantité, celle-ci est toxique pour le cerveau, suscitant dépression et perte de mémoire.

5 Le sang s'éloigne de la vessie. Si celle-ci n'est pas vidée en permanence, une cystite se déclare.

6 Le stress affaiblit le système immunitaire, qui combattra mal les infections. Les bactéries ont donc une meilleure chance d'agir.

7 La raideur du cou et des muscles des épaules suscite de la douleur. Cette raideur entrave le passage les influx nerveux vers les différentes parties du corps. Par exemple, les acouphènes sont fréquents à des époques de stress, causés par la compression des terminaisons nerveuses.

8 Le sang s'éloigne du système digestif, qui n'est pas considéré comme essentiel en cas de danger. Cela aggrave tout trouble gastrique déjà présent.

9 Le stress affecte directement le système hormonal et déséquilibre les glandes et les hormones.

10 Aux moments de stress, la respiration est opprimée, si bien que l'apport d'oxygène aux cellules est moindre et l'accumulation des déchets plus considérable.

MÉCANISMES PRATIQUES UTILES

Lorsqu'on ressent les symptômes du stress – palpitations, syndrome du côlon irritable, insomnie, maux de tête ou perte d'appétit – il faut faire quelque chose de positif. On peut utiliser la réflexologie de la main ou du pied plus souvent et considérer les mesures suivantes :

- Établir des limites et apprendre à dire « non » quand la charge devient trop lourde.
- Si on mène une vie sédentaire, il faut faire régulièrement de l'exercice : marche, monter et descendre les escaliers au lieu de prendre l'ascenseur, de sorte que les dépôts de glucose et de graisses soient brûlés par le mouvement physique. 30 minutes d'aérobic trois fois par semaine réduisent de 40 % le risque d'affection cardiovasculaire.
- Adopter les techniques de respiration profonde apaisera le corps : par exemple, on inspire 5 secondes, on retient son souffle 5 secondes, on expire 5 secondes, en imaginant la respiration remplissant toutes ses parties.

avoir des conséquences désastreuses chez les personnes peu actives physiquement. Si on se sent stressé, il est donc bon de marcher, de courir, de bouger ou de danser pour consumer les graisses, les hormones et les sucres que le corps a sécrétés.

Techniques de respiration

La respiration profonde peut être pratiquée pendant toute la durée du traitement de réflexologie. De même, lorsqu'on est confronté à une situation difficile – à la maison, au travail, en avion, en bus, en voiture, au théâtre, dans un lieu inconnu ou à chaque fois qu'on ressent le besoin de prendre le contrôle de ses émotions. Retenir son souffle convient aussi à l'atténuation du stress : on inspire profondément par le nez, la bouche fermée, on retient son souffle quelques secondes, puis on expire lentement par la bouche. La langue se détend sur inspiration et sur l'expiration, restant au fond de la bouche, près des gencives.

Pour sortir d'un état mental négatif, on respire avec des affirmations positives. Une affirmation est une forme d'autosuggestion visualisant un résultat positif, une chose qu'on désire voir se manifester dans son corps, ses relations ou sa vie. Par exemple : « Je me laisse plus de temps pour moi-même et mes proches ». En se créant une image mentale de cet état désiré, on prononce cette affirmation tous les matins face au miroir. Le stress entretient l'état démoralisé. Pour soi-même et sa famille, il faut se traiter avec gentillesse, amour et respect. La positivité à l'égard de tous les aspects de sa vie changera les choses non seulement autour de soi, mais aussi en soi. Associées à l'exercice de respiration profonde, ces affirmations sont à répéter tout au long de la journée.

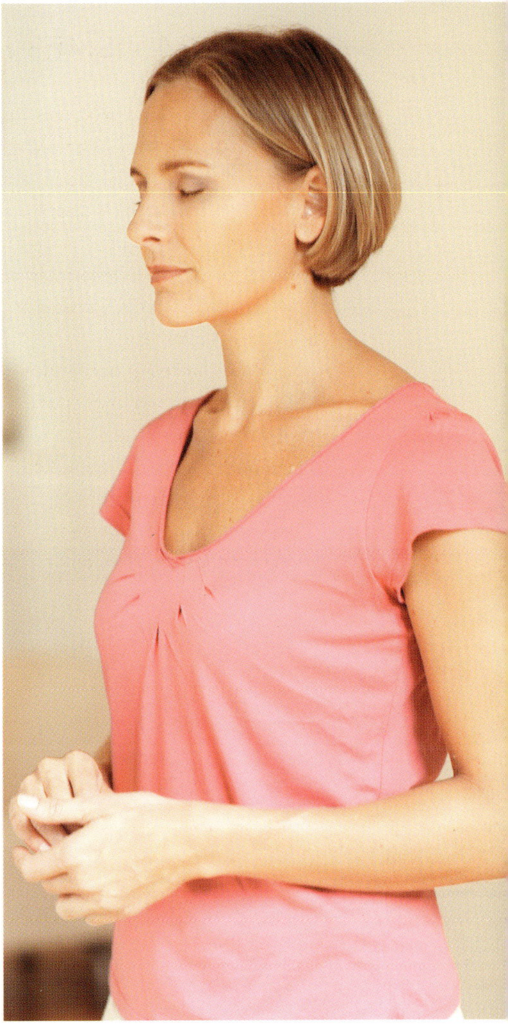

Chaque jour doit débuter par une affirmation positive contrecarrant les effets négatifs, destructeurs, du stress.

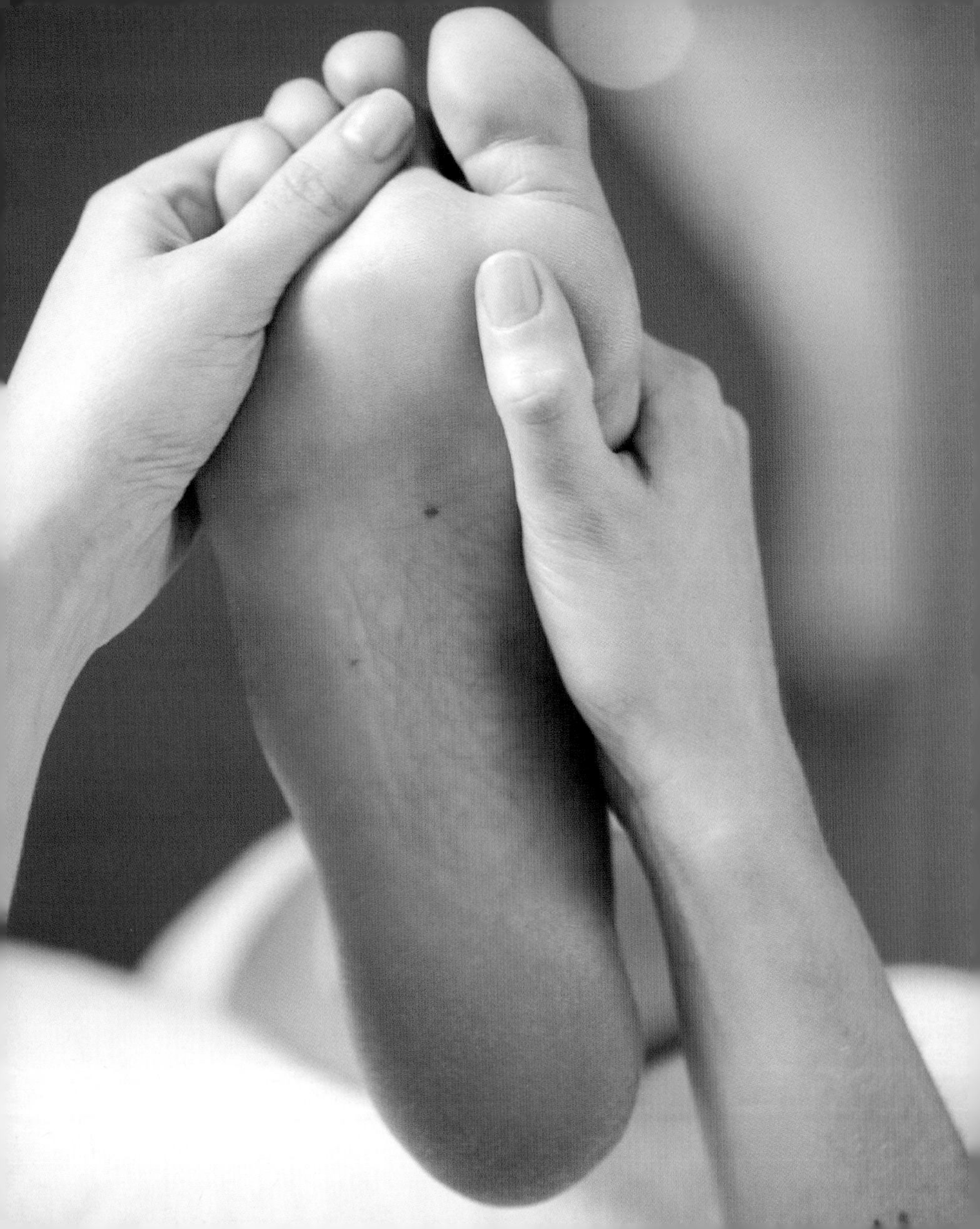

DEUXIÈME PARTIE

Comment agit la réflexologie

Cartographier les pieds

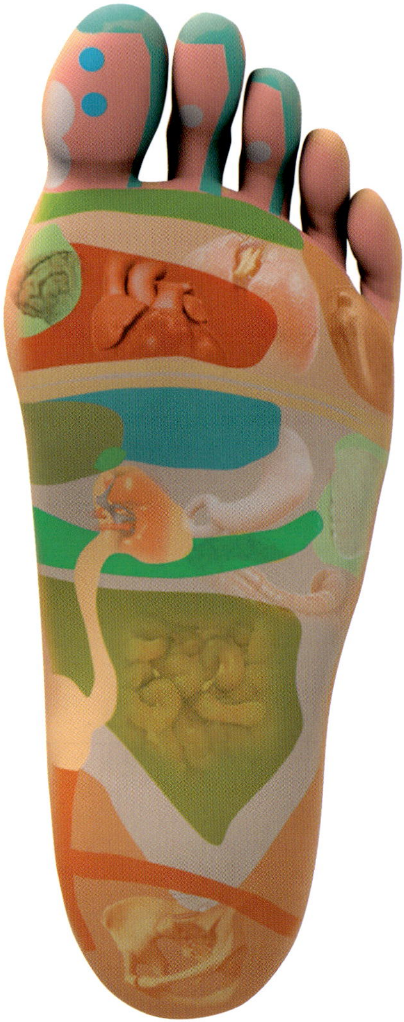

La réflexologie, thérapie non invasive et relaxante, active tous les mécanismes d'autoguérison du corps. C'est l'une des thérapies complémentaires les plus perceptives, car lorsqu'on comprend son fonctionnement, on peut identifier les zones à problèmes et aider à améliorer la santé physique et mentale de la personne.

Les premiers diagrammes de réflexologie des pieds ont été dressés par Eunice Ingham (voir page 14) à partir de son expérience de travail. Les diagrammes ne sont pas une représentation anatomique du corps et diffèrent légèrement en fonction de leur auteur.

Positions relatives

Il est important d'être conscient de la relation significative entre les points réflexes situés sur les pieds et les parties du corps auxquelles ils correspondent. Les diagrammes de réflexologie

Selon la réflexologie, tous les organes vitaux et les différentes parties du corps sont présents sur les pieds.

contribuent à cette prise de conscience. La position des points réflexes sur la plante des pieds reflète généralement la position des différents organes dans le corps. Ainsi, le gros orteil représente la tête, et c'est là qu'on administre la réflexologie en cas de maux de tête. De même, le réflexe spinal se trouve le long du bord interne (aspect médial) de chaque pied. On note généralement que cet endroit est plus sensible. Les organes reproducteurs s'y trouvent aussi.

Le pied droit décrit le côté droit du corps, le pied gauche, son côté gauche. Ces diagrammes permettent de se familiariser avec les systèmes corporels et leurs zones réflexes, par exemple en regardant ses propres pieds. Une fois prêt à administrer un traitement, il faut choisir parmi les séquences simples décrites par la suite celle appropriée pour la personne traitée – le réflexologue bénéficiera de l'administration du traitement autant que la personne qui le reçoit.

LIRE LES POINTS RÉFLEXES

Un point réflexe particulier peut être sensible ou déséquilibré pour un certain nombre de raisons, dont un déséquilibre énergétique dans la zone ou un blocage de l'énergie dans la région correspondante du corps. Souvent, la sensibilité indique la présence d'un problème physique, que la personne connaît et désire traiter par la réflexologie. Cette théorie révèle aussi les effets des médicaments sur diverses zones du corps, comme le point réflexe du foie ou des reins. On doit seulement apprendre à « lire » les réflexes pour identifier le problème.

Les pieds : miroir du corps

Tous les organes et les parties du corps sont disposés dans le même ordre sur les divers diagrammes de réflexologie. Des lignes traversent les pieds, aidant à associer leurs zones à des zones spécifiques du corps – par exemple, les organes respiratoires se trouvent entre la ligne de l'épaule et la ligne du diaphragme. Tous les points de réflexologie sont situés entre ces lignes. Les principales sont :

ZONES TRANSVERSALES : ASPECT PLANTAIRE

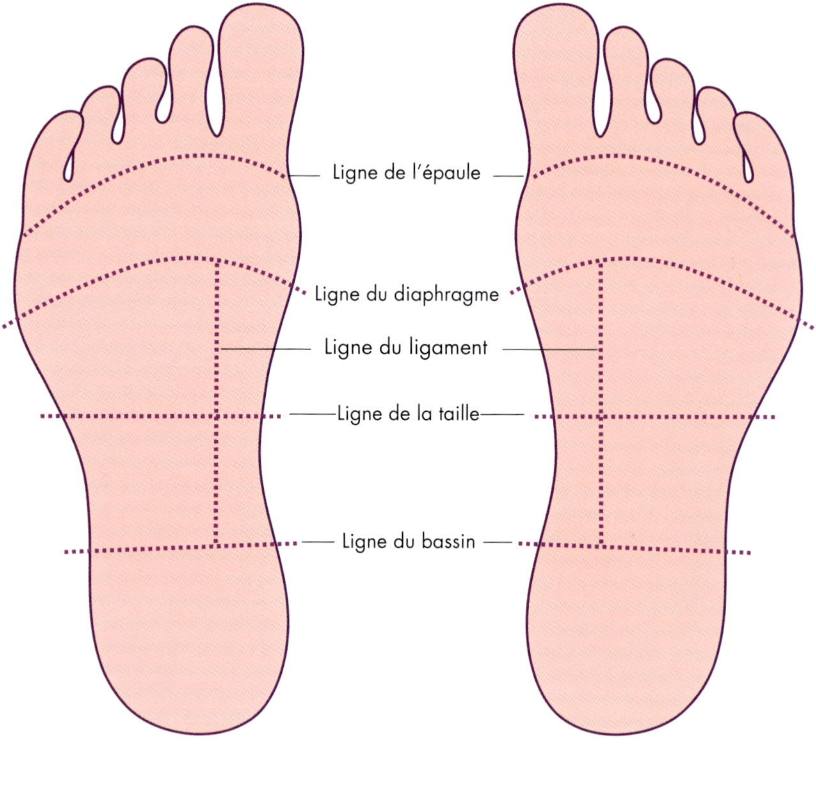

• **La ligne de l'épaule :** cette zone se trouve juste au-dessous de la base des orteils ; au-dessus de cette ligne on trouve les points réflexes de la tête, de l'os occipital, de l'hypophyse, de l'oreille interne, des dents, de la mâchoire, des sinus, des yeux, de la trompe d'Eustache, de l'oreille externe, de la gorge et de l'épaule.

• **La ligne du diaphragme (du plexus solaire) :** sous la base des métatarsiens. Une caractéristique distincte est le changement de couleur de la peau sur la zone métatarsienne – plus foncée autour des métatarsiens (ligne du diaphragme), plus claire en dessous. Entre la ligne de l'épaule et la ligne du diaphragme on trouve les points réflexes du poumon, de la thyroïde, de l'œsophage, de la hernie hiatale, du pancréas et de la vésicule biliaire.

• **La ligne de la taille :** en passant le doigt le long du bord externe du pied jusqu'à la petite saillie osseuse vers son centre, on trace une ligne à travers le pied (cette zone forme souvent la partie la plus étroite du pied). Entre la ligne du diaphragme et la ligne de la taille on trouve les points réflexes du rein/glande surrénale, de l'estomac, du foie, de la rate, du côlon transverse, de l'angle droit et de l'angle gauche du côlon, ainsi que d'une partie de l'intestin grêle.

• **La ligne du bassin (ou du talon) :** en traçant sur la base du talon une ligne imaginaire partant de l'astragale. Entre la ligne de la taille et la ligne du bassin on trouve les points réflexes du côlon ascendant et descendant, d'une partie de l'intestin grêle et de la vessie. La zone sciatique traverse le milieu de la ligne du bassin.

• **La ligne du ligament :** va du sommet du pied vers le bas, au lieu de le traverser.

Aspects des pieds

Ce livre se réfère aux différentes vues ou « aspects » du pied ainsi :

• **Aspect dorsal :** la vue du sommet du pied.

• **Aspect plantaire :** la vue de la plante du pied.

• **Aspect médial :** le bord interne du pied, depuis le gros orteil jusqu'au talon.

• **Aspect latéral :** le bord externe du pied, depuis le petit orteil jusqu'au talon.

La connaissance des divers aspects du pied sera utile pour le travail avec les techniques présentées aux Quatrième, Cinquième et Sixième parties.

Diagramme plantaire

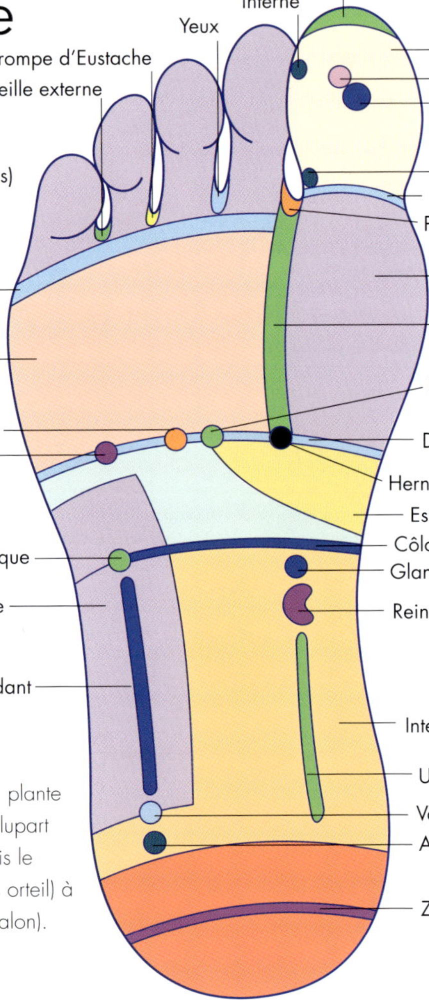

PIED DROIT

Ce diagramme montre la plante du pied. Il comporte la plupart des points réflexes, depuis le cerveau (au bout du gros orteil) à la zone sciatique (sur le talon).

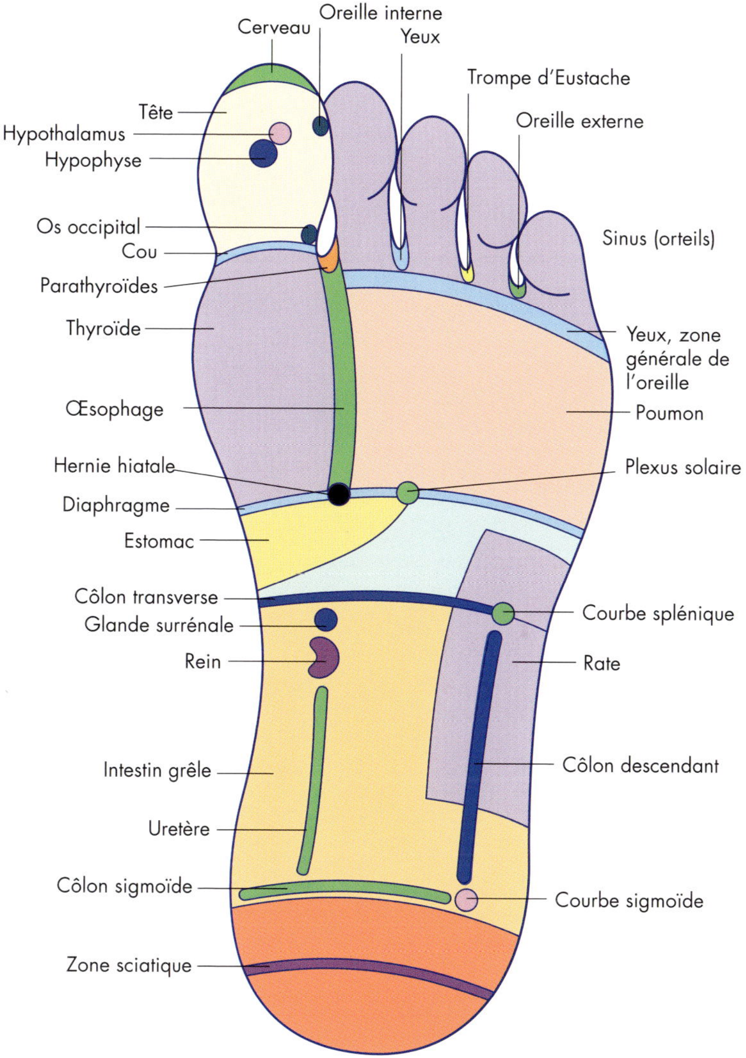
Cerveau
Oreille interne
Yeux
Trompe d'Eustache
Oreille externe
Tête
Hypothalamus
Hypophyse
Os occipital
Cou
Parathyroïdes
Thyroïde
Œsophage
Hernie hiatale
Diaphragme
Estomac
Côlon transverse
Glande surrénale
Rein
Intestin grêle
Uretère
Côlon sigmoïde
Zone sciatique
Sinus (orteils)
Yeux, zone générale de l'oreille
Poumon
Plexus solaire
Courbe splénique
Rate
Côlon descendant
Courbe sigmoïde

PIED GAUCHE

Diagramme dorsal

Ce diagramme montre le sommet du pied, où se trouvent les points réflexes des dents, de la mâchoire, de la gorge, des glandes lymphatiques du cou et de la gorge (sur ou entre les orteils), du sein et de l'épaule (sur le pied, devant le petit orteil).

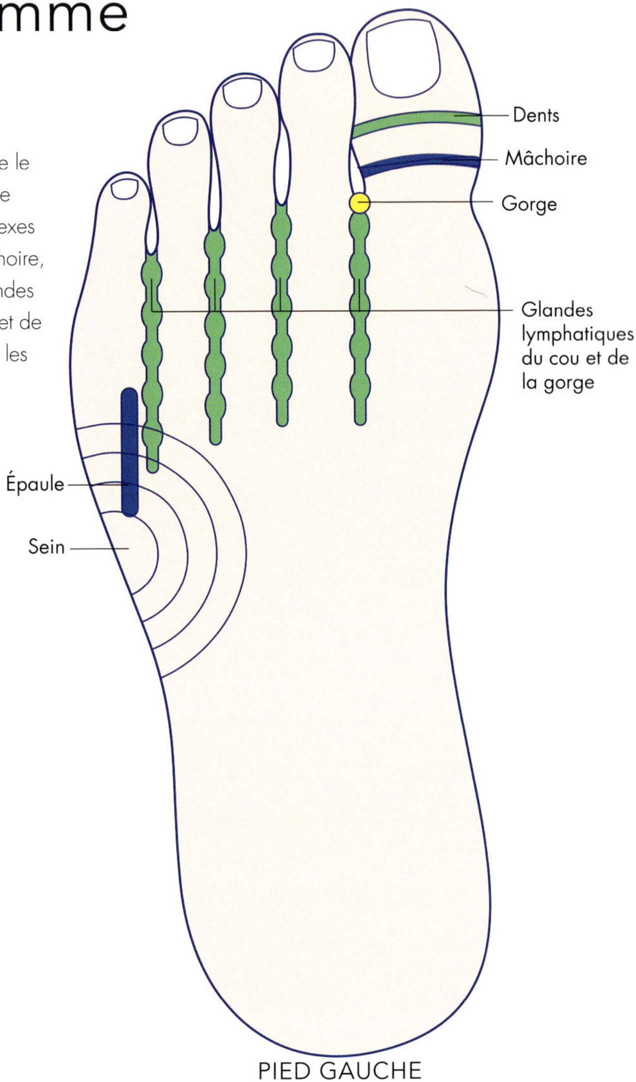

PIED GAUCHE

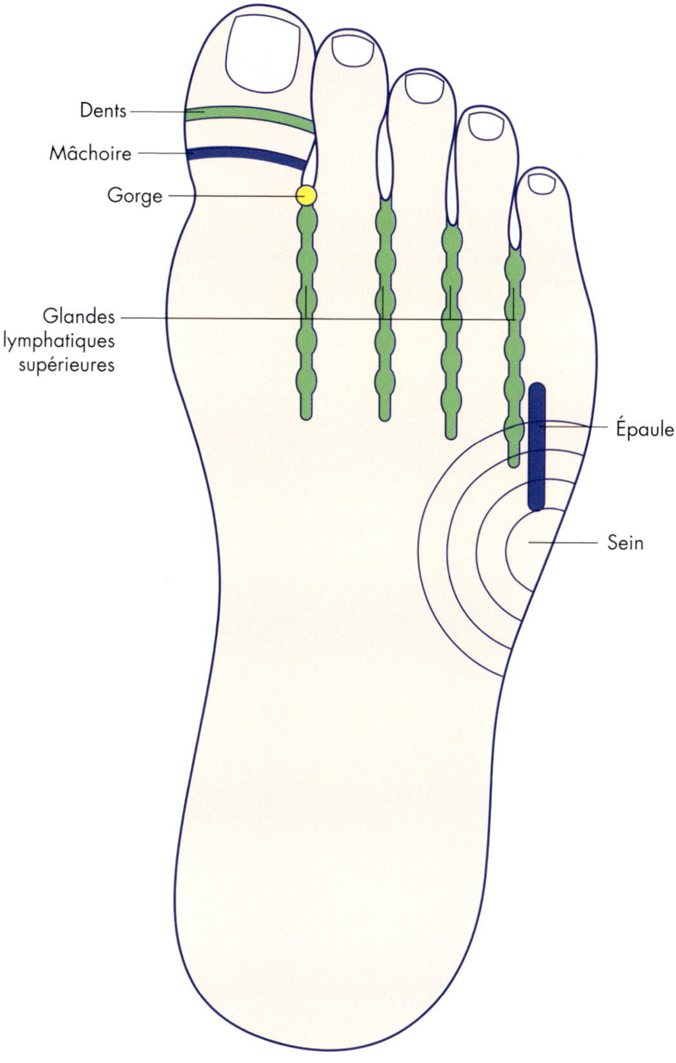
Dents
Mâchoire
Gorge
Glandes lymphatiques supérieures
Épaule
Sein

PIED DROIT

Diagramme médial

Ce diagramme montre le bord interne du pied, depuis le gros orteil jusqu'au talon, comportant les points réflexes des vertèbres cervicales, thoraciques et lombaires, de la vessie, de l'utérus (chez la femme) et de la prostate (chez l'homme).

PIED GAUCHE

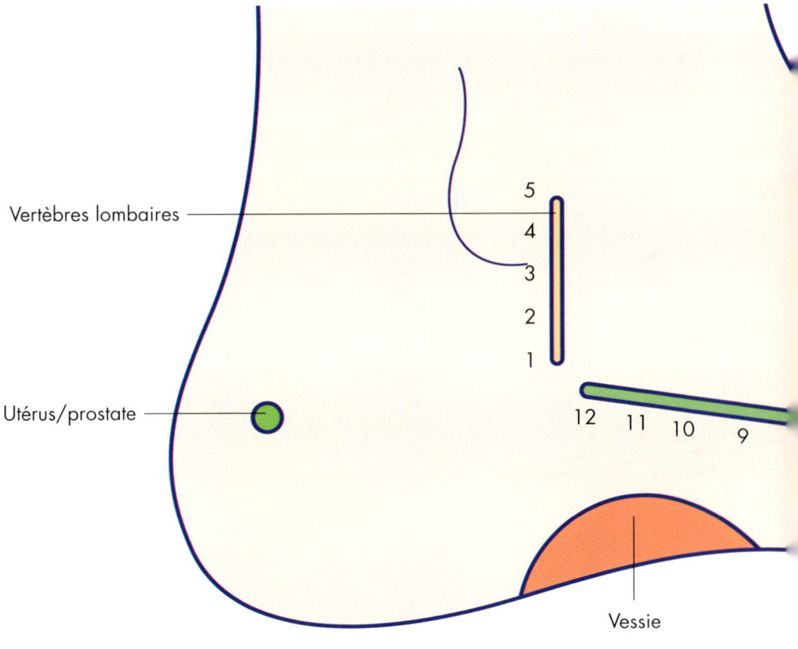

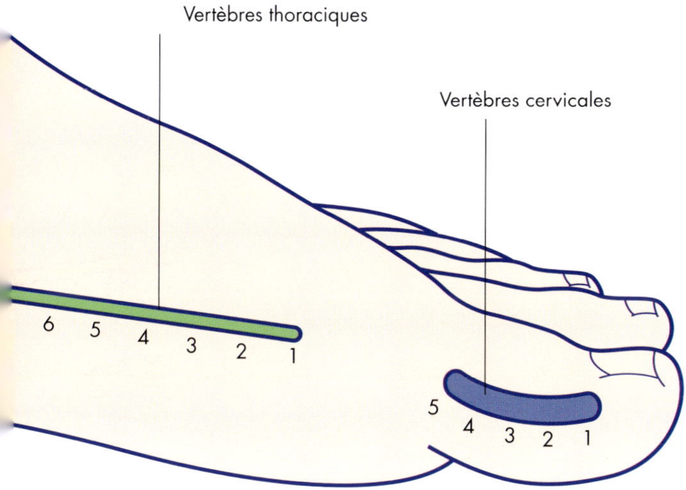
Vertèbres thoraciques
Vertèbres cervicales
6 5 4 3 2 1
5 4 3 2 1

Diagramme latéral

Ce diagramme montre le bord externe du pied, depuis le petit orteil jusqu'au talon, comportant les points réflexes du poignet, du coude, de l'épaule, du genou, de la hanche, du sacrum, de l'ovaire (chez la femme) et du testicule (chez l'homme).

PIED DROIT

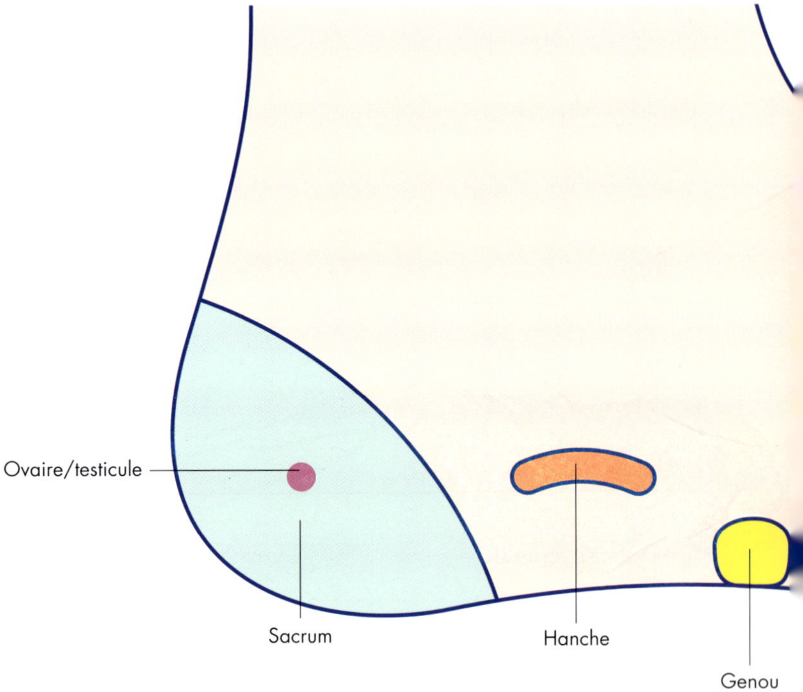

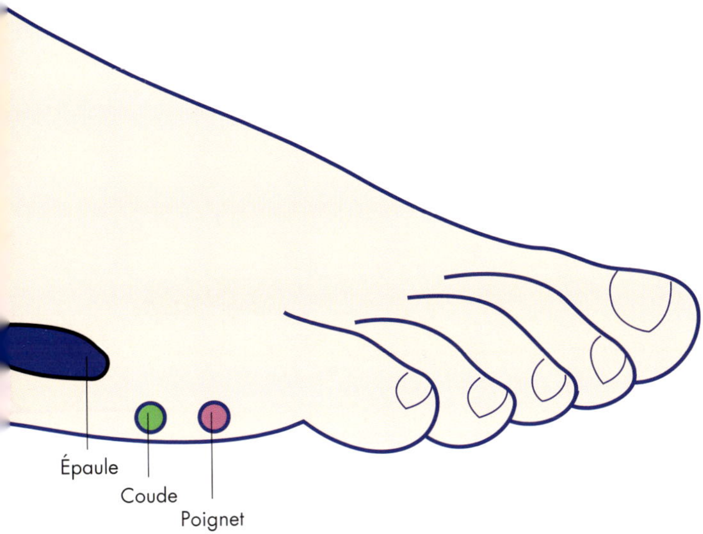
Épaule
Coude
Poignet

Utiliser la réflexologie pour lire les pieds

Un réflexologue expérimenté peut trouver sur les pieds des points ou des zones réflexes sensibles ou déséquilibrés, correspondant à des parties spécifiques du corps et signalant leurs problèmes.

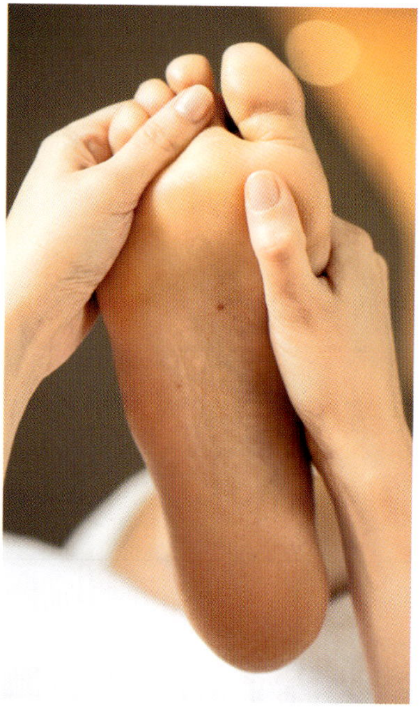

La réflexologie des pieds permet de déterminer l'état de santé d'un patient.

Cristaux dans les réflexes

Un réflexologue détermine les zones congestionnées en détectant les cristaux présents dans les pieds, formés d'acide urique ou de calcium, s'accumulant dans les terminaisons nerveuses. Par exemple, si les poumons s'affaiblissent, leur activité musculaire normale ralentit et leurs terminaisons nerveuses se bloquent. Même si ce blocage est infime, il suffira de diminuer la circulation vers les poumons, les privant d'un apport correct de sang frais, d'oxygène et de substances nutritives en plus d'entraver l'élimination des toxines.

En appliquant une pression sur ces cristaux, on les dissipe pour qu'ils soient éliminés par le sang. Plus longtemps on travaille sur les cristaux, mieux ils seront éliminés. La sensibilité d'un point réflexe signale une zone faible dans le corps. Si le point est traité par la réflexologie, la maladie pourra souvent être évitée.

Il est important d'utiliser la bonne pression (voir page 95), car l'excès cause douleur et donne une fausse lecture. En se

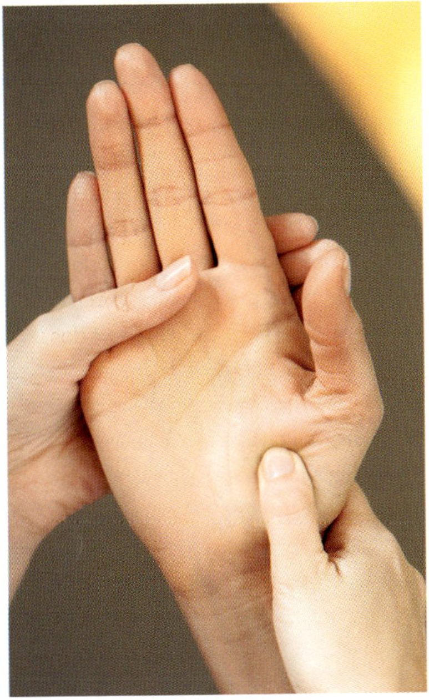

La réflexologie de la main signale les problèmes passés et à venir.

servant des diagrammes (voir pages 40 à 49), on établit à quelles parties du corps se rapporte la zone réflexe sensible, puis on traite celle-ci plusieurs fois, par petites étapes, en y revenant à la fin du traitement. On s'assure ainsi de détruire autant de cristaux que possible.

PROBLÈMES PASSÉS, PRÉSENTS ET À VENIR

La réflexologie est pareille à une orbite temporale – elle révèle les problèmes actuels et le souvenir d'un problème ancien, depuis longtemps disparu. Par exemple, si une femme a subi une hystérectomie il y a vingt ans, ce point réflexe est encre sensible, car le corps se souvient des blessures et des opérations. On peut aussi apprendre l'existence d'un état ancien guéri, comme de l'asthme pendant l'enfance. Pour finir, les points réflexes des pieds et des mains peuvent mettre en évidence toute zone de faiblesse ou de vulnérabilité susceptible de provoquer à l'avenir d'autres problèmes. La réflexologie peut être utilisée en tant que thérapie préventive se concentrant sur le traitement, l'alimentation, le mode de vie et le bien-être émotionnel afin de créer une santé parfaite.

Réflexes croisés

Si les pieds sont trop sensibles, enflés ou blessés pour être traités, mieux vaut préférer un point réflexe compatible. Les réflexes croisés se fondent sur la théorie de la thérapie zonale du Dr William Fitzgerald (voir page 16). Des zones énergétiques montent et descendent sur le corps, avec des voies correspondantes montant jusqu'à la tête depuis les orteils et les jambes et depuis les doigts et les bras. Les réflexes croisés ont un effet inversé sur le corps, de sorte que le traitement des pieds peut affecter la zone du bras et de la main et vice-versa.

Par exemple, un patient à la cheville foulée, zone douloureuse dans laquelle s'accumule la pression, ne pourra pas être traité directement. Un massage de réflexologie sera donc appliqué sur le poignet en vue de prévenir la souffrance, l'enflure et les autres complications éventuelles. Pour une jambe fracturée, on choisit des zones correspondantes sur le bras, traitées pour améliorer la circulation vers la jambe blessée et accélérer le processus de guérison.

Principaux réflexes croisés

En comprenant la théorie de réflexes croisés, on pourra traiter des zones du corps impossibles à toucher pendant un certain laps de temps ou ses propres mains. Cela permet aussi de pratiquer entre les séances de réflexologie. Les principaux réflexes croisés sont :

- Doigts/orteils
- Pied/main
- Plante du pied/paume
- Sommet du pied/dos de la main
- Cheville/poignet
- Mollet/face interne de l'avant-bras
- Tibia/face externe de l'avant-bras
- Genou/coude
- Cuisse/haut du bras
- Hanche/épaule.

Pour une personne qui s'est fracturé le mollet, on traite l'avant-bras. En soutenant le bras, on masse doucement sa partie correspondant à la fracture.

DIAGRAMME DES RÉFLEXES CROISÉS SUR LE CORPS

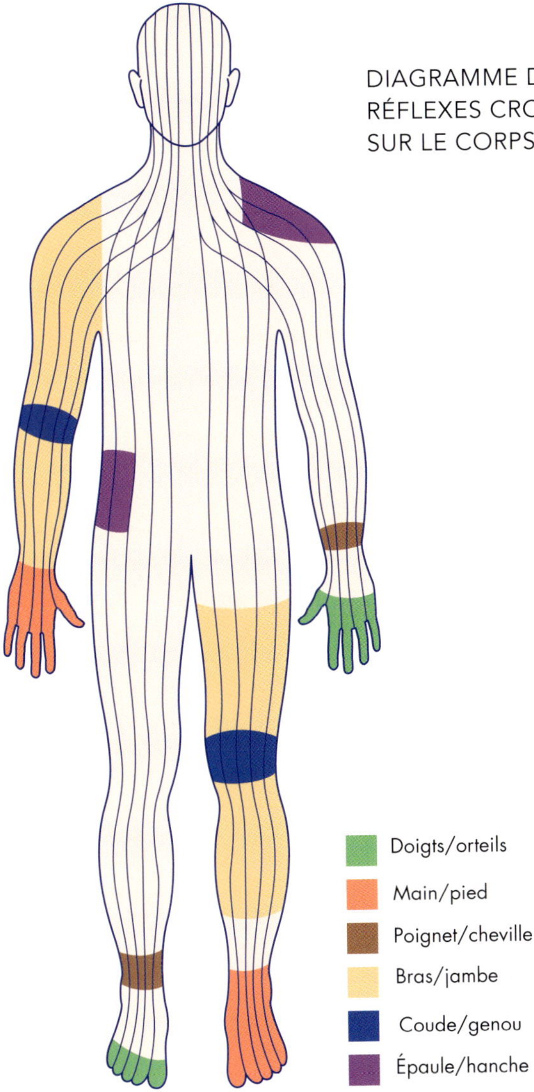

Anatomie du pied

Les pieds peuvent révéler au réflexologue une foule d'histoires. Leur structure – ainsi que les points réflexes – montre les faiblesses et les forces émotionnelles et physiques. Les pieds soutiennent le poids du corps. Si on permet aux muscles de s'affaiblir, ceux des pieds seront eux aussi affectés. Toute déficience ou changement du fonctionnement du corps déplace le centre de gravité. Un bon exemple est la manière dont les problèmes du dos, des genoux et des pieds se développent pendant la grossesse, où le centre de gravité du corps et la répartition du poids changent au fil des neuf mois de gestation.

Le pied comporte 26 os, 100 ligaments, 20 muscles et un réseau complexe de nerfs et de vaisseaux sanguins. Le tissu conjonctif, les vaisseaux sanguins et les nerfs connectent les os, couverts par les couches successives de la peau. Les deux fonctions importantes des pieds – soutien du poids et propulsion – exigent une grande stabilité. De plus, les pieds doivent être souples pour pouvoir s'adapter aux surfaces irrégulières. Les problèmes se rapportant à la structure des pieds peuvent affecter la posture.

RÉFLEXOLOGIE ET CIRCULATION DANS LES PIEDS

Au niveau le plus basique, la réflexologie améliore la circulation. Le stress, la tension, la mauvaise posture et les chaussures inadaptées limitent la circulation du sang et ralentissent les systèmes lymphatique et circulatoire. Des infections comme le pied d'athlète ou l'ulcère du pied ou de la jambe risquent de prendre des semaines à guérir. Lorsque la circulation du sang et de la lymphe est mauvaise, le sang riche en oxygène, en substances nutritives et en globules blancs atteint difficilement les diverses zones du pied pour combattre l'infection, tuer les germes, éliminer les toxines et les déchets. Un traitement régulier de réflexologie favorise la santé des pieds ainsi que l'amélioration de la circulation globale du corps.

Os des pieds

L'avant du pied comporte cinq os métatarsiens et cinq phalanges (orteils).

- **Le premier os métatarsien** porte la plupart du poids et joue un rôle essentiel dans la propulsion du corps. Le deuxième, troisième et quatrième métatarsiens assurent la stabilité.
- **Les sésamoïdes** sont deux petits os de forme ovale proches de l'extrémité supérieure du premier métatarsien, sur la surface plantaire du pied. Ils sont maintenus en place par leurs tendons et soutenus par des ligaments.
- **Les tarsiens** sont situés au milieu du pied. Cinq de ces sept os s'y trouvent (le naviculaire, le cuboïde et les trois cunéiformes). Ils rejoignent l'avant-pied au niveau des cinq articulations tarso-métatarsiennes.
- **L'astragale et le calcanéum** forment l'arrière pied. Le calcanéum (le talon) est le plus grand os tarsien. L'astragale qui repose sur lui constitue le pivot de la cheville.

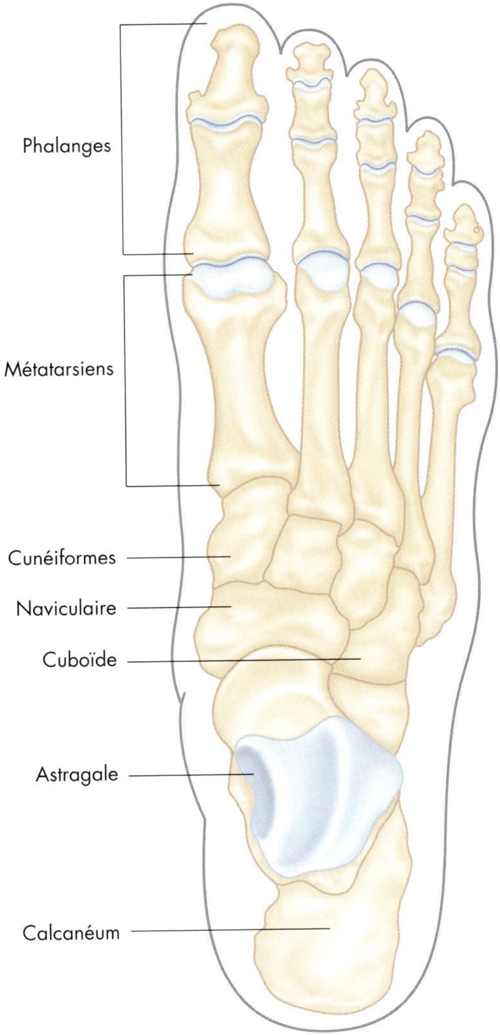

Voûtes du pied

Les trois voûtes du pied sont entretenues par la forme des os, des muscles, des tendons et des ligaments.

- **La voûte transversale**, en dessous du pied, est composée des os cunéiformes, cuboïde et des cinq métatarsiens. Elle contribue à l'équilibre.
- **La voûte latérale longitudinale** est plus basse et plus plate que la voûte médiane. Elle est composée du calcanéum, du cuboïde, des quatrième et cinquième métatarsiens.
- **La voûte médiane longitudinale** est la plus haute et la plus importante. Elle est composée du calcanéum, de l'astragale, du naviculaire, des cunéiformes et des trois premiers métatarsiens.

VOÛTES DU PIED

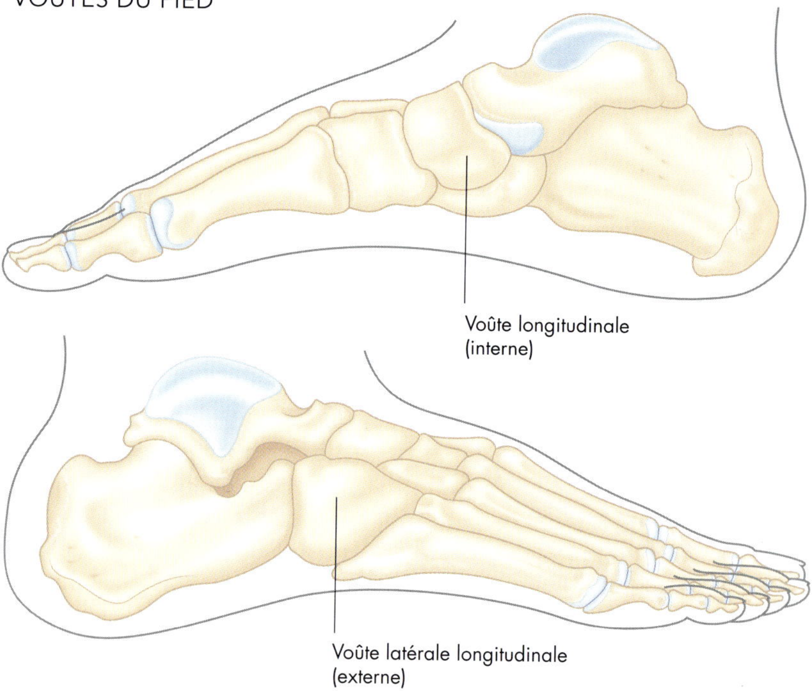

Voûtes saines

Les problèmes des pieds risquent de déplacer le centre de gravité, ce qui affectera l'ensemble de la colonne vertébrale. En plus d'avoir une action sur les chevilles, les genoux et les hanches (en raison de la marche difficile), les problèmes tels que les oignons suscitent une surcompensation de la posture, susceptible de causer des maux de tête et des acouphènes. Une structure correcte du pied constitue la fondation de la colonne vertébrale et aide à maintenir un alignement spinal sain et fonctionnel. Un pied en bonne santé présente des voûtes qui jouent des rôles importants dans le corps :

- Porter le poids du corps et le distribuer sur les pieds.
- Absorber les chocs quand on court ou on fait de l'exercice.
- Agir comme un levier pour propulser le corps en avant lorsqu'il est en mouvement.
- Équilibrer le corps et maintenir l'alignement de toutes les vertèbres.

Voûtes hautes

Les voûtes hautes sont d'habitude héréditaires. Certaines personnes souffrant de spina-bifida ont également des voûtes hautes, autrement dit, leurs orteils n'entrent pas correctement en contact avec le sol lorsque le corps est debout. Cela risque de développer un pied bot. Globalement, les pieds sont raides et peu maniables. Les cors et les callosités sont un problème habituel, car la pression s'exerce sur des parties des orteils et du devant du pied. Cette affection peut être corrigée chirurgicalement.

Pieds plats

Certains naissent avec des pieds plats (sans voûtes), chez d'autres, c'est la conséquence de blessures, d'une manière incorrecte de marcher ou de l'obésité. Les problèmes résultants risquent d'affecter l'ensemble du corps : les ligaments des pieds sont écrasés et s'effondrent, ce qui influence à son tour tous les os des pieds et des chevilles. La plante des pieds ne joue plus son rôle d'amortisseur, ce qui débouche sur des douleurs des pieds, des sensations de brûlure au niveau de la plante des pieds, une fatigue générale et un mal de dos. Normalement, les voûtes protègent les 7 000 nerfs des pieds, ainsi que les vaisseaux sanguins – en soutenant tout le poids du corps. Le mieux est de consulter un podologue pour des semelles intérieures à mettre dans les chaussures et des exercices fortifiant les muscles.

Anatomie du corps

Cette partie présente quelques éléments de base de l'anatomie, permettant de comprendre comment fonctionne le corps. Pour apprécier les effets de la réflexologie, il est nécessaire de connaître la structure du corps et le fonctionnement de ses systèmes. En se posant des questions comme : Que s'est-il passé avant que le corps régisse ainsi ? Quelle action récente a été susceptible d'affecter le corps ? Qu'est-ce qu'on a mangé ou bu ? Avec quoi est-on entré en contact ou quels produits ont-ils été ingérés ?, on devient une sorte de détective de la santé.

Vue globale du corps

Le corps humain est formé de plusieurs niveaux de structures associés l'un à l'autre :

- **Le niveau chimique** est le plus bas. Il comprend toutes les substances chimiques essentielles au maintien de la vie. Réunies, elles forment le niveau suivant d'organisation
- **Le niveau cellulaire** comporte les unités structurelles et fonctionnelles de base du corps.
- **Le niveau tissulaire** est formé de groupes de cellules similaires et du matériel intercellulaire remplissant une fonction spécifique ; lorsque les cellules sont réunies, elles forment un tissu (des exemples sont le tissu musculaire, le tissu conjonctif, le tissu nerveux). Chaque cellule tissulaire a une fonction spécifique.
- **Le niveau organique** – différents types de tissus constituent des organes, chacun d'une forme distincte et remplissant une fonction spécifique – par exemple, le cœur, le foie, les reins, le cerveau et l'estomac.
- **Le niveau systémique** réunit les organes ayant des fonctions communes. Par exemple, le système digestif – qui décompose et digère les aliments – est composé de la bouche, des glandes salivaires, du pharynx (gorge), de l'œsophage, de l'estomac, de l'intestin grêle, du gros intestin et du rectum, plus le foie, la vésicule biliaire et le pancréas.
- **L'organisme** comporte toutes les parties du corps fonctionnant de concert pour former la personne vivante.

L'apparence, les sensations et l'état de santé dépendent de tout ce qu'on introduit dans le corps ou placé sur lui – parfois, la cause d'un problème peut ne pas être évidente. Par exemple, en cas de grave allergie aux cacahuètes, la réaction sera immédiate, l'allergène affectant le niveau

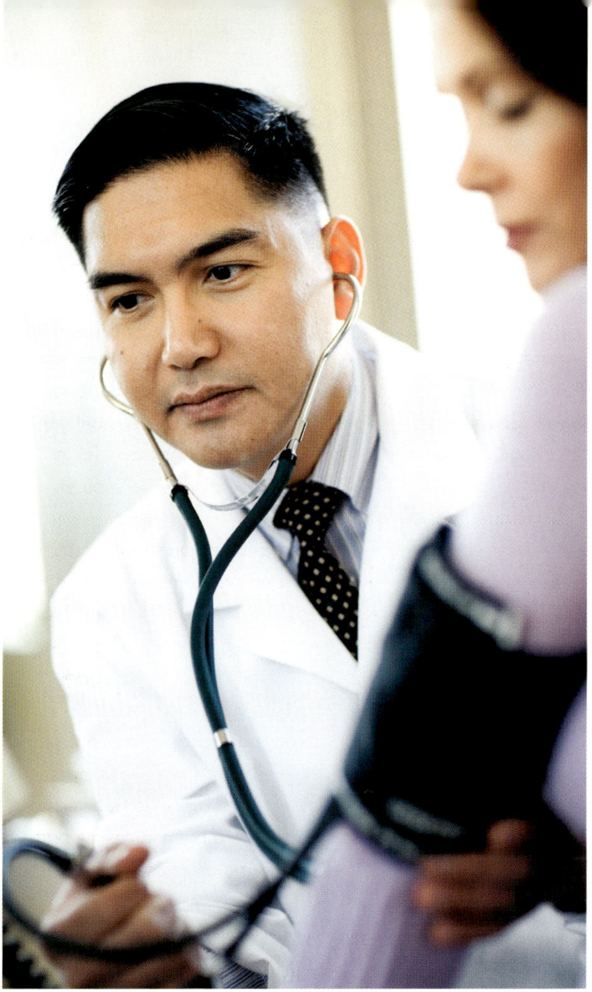

Un médecin détective aura une approche holistique de la santé.

chimique du corps. Toutefois, la perte des cheveux peut être causée par une réaction moins évidente au chlore d'une piscine. On doit toujours essayer de déterminer ce qui affecte l'ensemble des niveaux du corps. Comprendre l'anatomie et la physiologie du corps aidera à prendre des décisions entretenant la santé.

Les cellules du corps

Les cellules sont les éléments essentiels de la vie. Le corps humain est formé de cellules, qui à leur tour forment des fluides, des tissus et des organes. Le sang est formé de diverses cellules (globules rouges, globules blancs, plaquettes) en suspension dans le plasma, qui contient différentes substances (dont lipides, glucose, urée, créatinine).

CELLULE

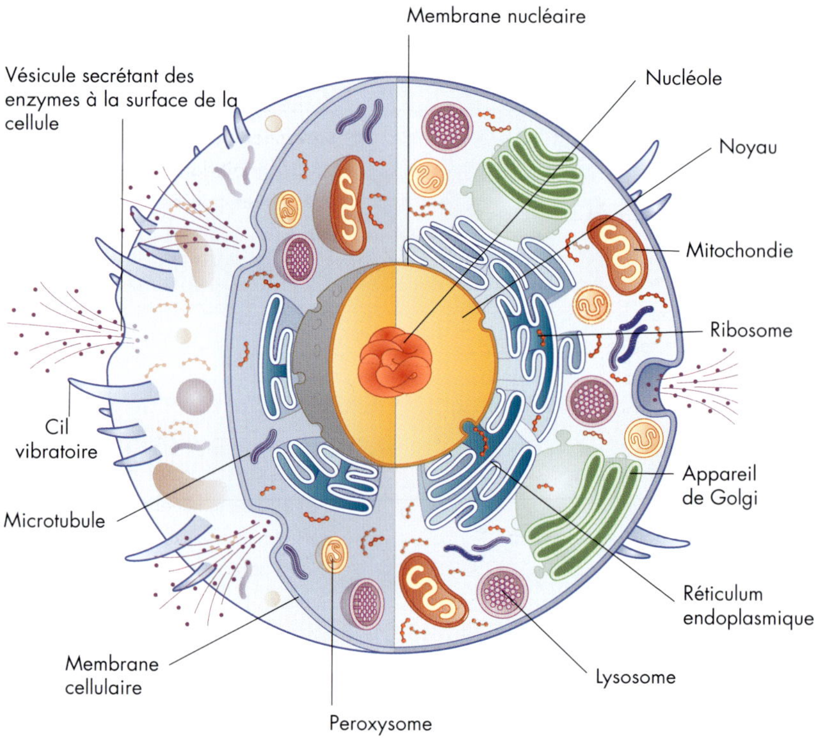

Les cellules vivent indépendamment l'une de l'autre et se reproduisent elles-mêmes. Chacune a une structure et une fonction différente – par exemple, un spermatozoïde se propulse dans le col de l'utérus grâce à son flagelle. L'ADN (acide désoxyribonucléique) forme les chromosomes du noyau cellulaire, gouvernant la croissance et l'héritage génétique de la cellule. Certaines maladies sont transmises sur des générations par des cellules.

Structure cellulaire

Tous les organismes vivant sur Terre sont formés de cellules comportant des éléments plus petits, dont protéines et organelles. Les cellules sont de petits récipients renfermant tout l'équipement biologique nécessaire pour maintenir un organisme en vie.

Chaque cellule est entourée d'une membrane cellulaire, pareille à un filtre, qui laisse entrer et sortir certaines substances et en empêche d'autres d'y pénétrer. Par exemple, la membrane cellulaire laisse entrer l'oxygène et les substances nutritives du sang lui apportant de l'énergie, puis laisse sortir les déchets et le dioxyde de carbone en vue de leur élimination du corps. Le noyau de la cellule gouverne toutes ses fonctions. Le cytoplasme est le matériel cellulaire contenant les organelles.

Les mitochondries sont les centrales énergétiques des cellules, qui décomposent les substances nutritives pour libérer l'énergie nécessaire à la réparation des cellules, aux mécanismes de défense et aux autres processus entretenant le corps.

RÉFLEXOLOGIE ET CELLULES

La réflexologie aide à intensifier la circulation pour transporter de l'énergie à toutes les cellules du corps et améliorer l'élimination des déchets, favorisant ainsi la prévention des maladies. Tout ce qu'on fait dans la vie a un effet sur les cellules de son corps.

La peau

La peau couvre le corps et protège son contenu. Grâce aux terminaisons nerveuses proches de la surface, elle collecte des informations sensorielles dans l'environnement et joue un rôle actif quant à la protection contre la maladie. La peau aide aussi à maintenir le corps à la bonne température.

La peau peut développer des tumeurs, être affectée par un mauvais apport de sang, infectée par des bactéries, des parasites, des virus et des champignons, être irritée par des substances chimiques ou d'autres substances avec lesquelles elle entre en contact.

Structure de la peau

La couche externe de la peau est l'épiderme, dont la strate de base génère en permanence de nouvelles cellules. Celles-ci se déplacent vers la surface de la peau (ce qui prend environ un ou deux mois) en éliminant ce faisant les cellules mortes qui la recouvrent. L'épaisseur de l'épiderme varie, de la plante des pieds et des paumes (1,5 mm) aux paupières (0,05 mm).

Le derme est la couche profonde, composée de cellules vivantes. Ses faisceaux de fibres solides confèrent à la peau son élasticité et sa force. Sa fonction la plus importante est la respiration. Des vaisseaux sanguins lui apportent des substances nutritives vitales. Les terminaisons nerveuses qui s'y trouvent protègent la peau, signalant au cerveau si elle est en contact avec trop de chaleur, de froid, de pression ou de douleur.

La peau contient des glandes sébacées, qui produisent une substance huileuse, le

RÉFLEXOLOGIE ET PEAU

La réflexologie contribue à la revitalisation de la peau en favorisant l'apport sanguin et nerveux correct à toutes ses couches. En stabilisant la production de sébum et en contrôlant le taux de bactéries, elle peut aussi diminuer la fréquence des affections dermiques comme l'acné.

sébum. Celui-ci imperméabilise la peau et l'empêche de devenir trop sèche. La surface de la peau présente une strate acide faite de sébum et de sueur, une sorte de revêtement protecteur contre les bactéries et prévenant les infections et les maladies.

Division cellulaire

Lorsque la densité cellulaire diminue, la division cellulaire intervient pour créer de nouvelles cellules ; lorsqu'elle s'accroît, la division cellulaire ralentit. Ce processus est d'habitude strictement contrôlé dans le corps, mais parfois le mécanisme s'enraye et la division cellulaire se poursuit à une vitesse anormale, provoquant tumeurs et cancers.

La division cellulaire est importante pour la cicatrisation de la peau après une coupure ou une blessure, afin que de nouvelles cellules comblent le vide.

LA PEAU

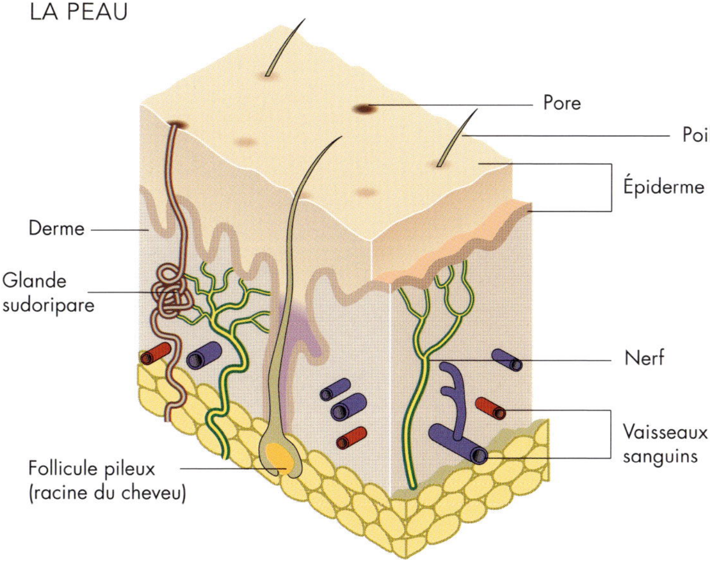

Le squelette

Les os formant le squelette sont légers mais très forts. Ils risquent tous de subir fractures et déformations posturales, causées par des facteurs environnementaux ou congénitaux ou par la maladie. Les os protègent les organes internes, tout en soutenant la structure du corps. Ils emmagasinent aussi la plupart du calcium, magnésium, phosphore et autres minéraux nécessaires au corps. Vivants, les os poussent et changent en permanence, comme toutes les autres parties du corps.

Structure squelettique

À la naissance, le corps du bébé comporte quelque 300 os. À mesure de la croissance, les os s'élargissent et finissent par fusionner pour former 206 os chez l'adulte. Le cartilage souple est lentement remplacé par l'os, se formant grâce au calcium absorbé des intestins. Ce processus est achevé vers les 22 ans, quand les os atteignent leur longueur maximale.

Plus de la moitié des os du squelette humain se trouvent dans les mains et les pieds ; une main comporte 27 os. Alors que certains os (comme le fémur) sont très larges, le plus petit (l'étrier de l'oreille) a la taille de la moitié d'un grain de riz. La force ou la taille d'un os est déterminée par sa fonction.

Le squelette présente deux parties :

- **Le squelette axial**, comportant le crâne, la colonne vertébrale, le sternum et les côtes. Il soutient la tête, le cou et le torse.
- **Le squelette appendiculaire**, incluant la ceinture scapulaire, les membres supérieurs et inférieurs et la ceinture pelvienne. Il soutient les membres et les rattache au reste du corps.

RÉFLEXOLOGIE ET SQUELETTE

La réflexologie aide la distribution et l'absorption dans les os de la vitamine D et des minéraux favorisant la santé osseuse. Elle soulage aussi la douleur articulaire de l'arthrite, améliore la mobilité et favorise la guérison des fractures.

La colonne vertébrale

La colonne vertébrale (l'épine dorsale) permet les torsions et les flexions et maintient la posture verticale. Elle protège aussi la moelle épinière, épais faisceau de nerfs envoyant des informations depuis le cerveau au reste du corps. C'est le support central du corps, formé d'os irréguliers distincts, les vertèbres, séparées par des disques intervertébraux (cartilage), les empêchant de se frotter l'une contre l'autre.

La colonne comporte 26 vertèbres : 7 cervicales, 12 thoraciques et 5 lombaires, plus le sacrum et le coccyx. Bien que chaque vertèbre puisse bouger très peu, l'ensemble de la colonne vertébrale est très souple. Sa forme normale décrit une courbe en « S », ce qui lui permet d'équilibrer le corps sur les jambes.

SQUELETTE

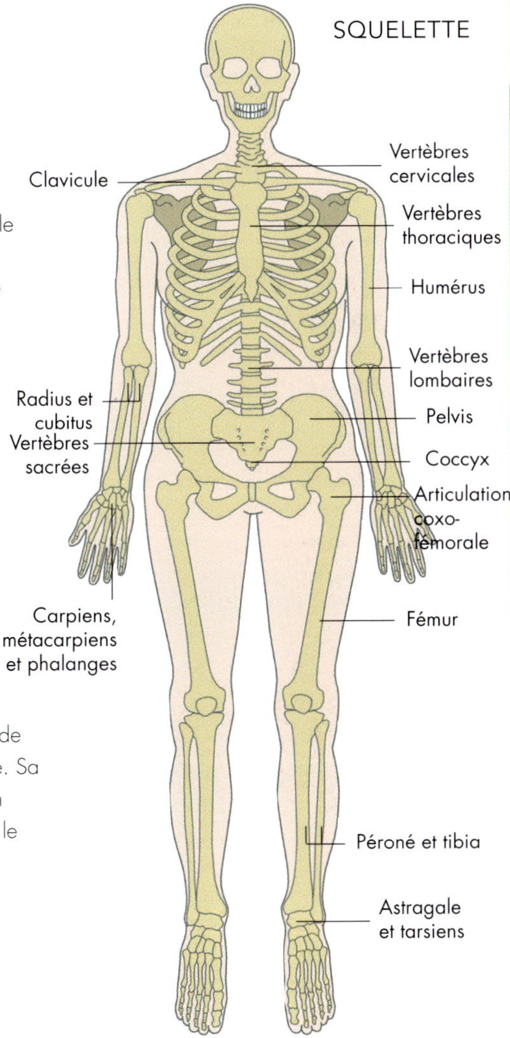

Le système circulatoire

Grâce au sang, combustible du corps, le système circulatoire est responsable du transport des substances nutritives, de l'eau et de l'oxygène aux milliards de cellules du corps et de l'élimination des déchets comme le dioxyde de carbone.

Composantes

Le système circulatoire est formé de muscles et de vaisseaux aidant à contrôler le passage de sang autour du corps. Les principaux éléments de ce système sont le cœur, les artères, les veines et les capillaires.

Moteur du système circulatoire qui pompe le sang autour du corps, le cœur est un muscle particulier. De la taille approximative d'un poing, il est situé un peu à gauche par rapport au centre de la poitrine. Le côté droit du cœur reçoit du sang du corps et le pompe vers les poumons, processus appelé circulation pulmonaire. Le côté gauche reçoit le sang des poumons et le pompe dans le corps, processus appelé circulation systémique.

Les artères et les veines sont des vaisseaux sanguins transportant le sang autour du corps. Les artères véhiculant le sang riche en oxygène, les veines ramènent le sang pour être rechargé en oxygène. Les capillaires sont plus minces qu'un cheveu. Elles connectent les artères aux veines. L'oxygène, les substances nutritives et les déchets entrent dans le sang et en sortent à travers les parois des capillaires.

Battements cardiaques et pouls

Quand on est jeune, les battements du cœur sont plus rapides, mais à mesure qu'on vieillit, ils ralentissent peu à peu. Si on réfléchit à la manière dont le sang

RÉFLEXOLOGIE ET CIRCULATION

La réflexologie peut aider à intensifier la circulation, prévenant ainsi un flux sanguin paresseux susceptible de causer la formation de caillots. L'aspect relaxant de la réflexologie aide à prévenir l'hypertension, l'angine, les crises cardiaques et les attaques d'apoplexie.

remonte par les jambes jusqu'au cœur pour être réoxygéné, on s'aperçoit que cette montée se produit grâce à une action musculaire – lorsqu'on bouge, les muscles des mollets poussent le sang. L'exercice entretient la circulation du sang autour du corps, des doigts ou des orteils vers le cœur et vice-versa.

Le pouls est perçu en plaçant deux doigts sur ses points au niveau du cou ou des poignets. Chez l'enfant, le pouls au repos va de 90 à 120 pulsations par minute ; chez un adulte en bonne santé, la moyenne est de 72 pulsations par minute. Le corps contient quelque 5 à 6 litres de sang, qui le parcourent trois fois par minute. Au cours d'une journée, le sang parcourt ainsi quelque 19 300 km.

PRINCIPAUX VAISSEAUX SANGUINS

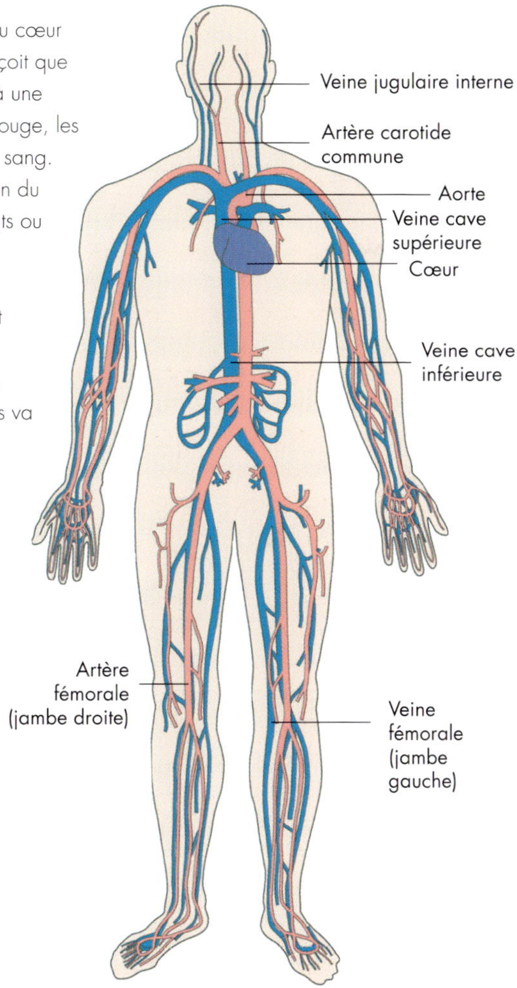

Le système digestif

Le système digestif est formé d'une série d'organes creux joints dans un long tube sinueux allant de la bouche à l'anus. Il est responsable de la nourriture, de la digestion et de l'excrétion. La digestion est le processus au cours duquel les aliments et les boissons sont décomposés afin que le corps puisse les assimiler pour créer des cellules, nourries et chargées en énergie.

La plupart des aliments ne sont pas consommés sous une forme assimilable immédiatement par le corps. Avant que le sang puisse les absorber et les transporter à toutes les cellules du corps, la nourriture doit être transformée en molécules plus infimes. Pour ce faire, nombre d'organes du système digestif la transforment chimiquement en substances solubles simples, que le corps peut utiliser facilement.

RÉFLEXOLOGIE ET DIGESTION

Après un traitement réflexologique, il est habituel d'éprouver un mouvement péristaltique, qui nettoie le côlon. Parfois, ces déchets peuvent être responsables de la montée du taux de cholestérol et d'œstrogène dans le corps. L'élimination efficace des déchets conduit à une meilleure santé et bien-être, ainsi qu'à une bonne absorption des substances nutritives des aliments.

Composantes

Parmi les organes transformant les aliments consommés en substances dont le corps se sert pour sa croissance, réparation et chargement en énergie on trouve la bouche, les glandes salivaires, l'œsophage, l'estomac, le foie, la vésicule biliaire, le pancréas, l'intestin grêle, le gros intestin et l'anus. Après la digestion, les parois intestinales absorbent les molécules nutritives, transportées de là autour du corps. Les aliments non digérés, devenus des déchets, sont excrétés sous forme de matières fécales

La digestion inclut des processus physiques et chimiques. Les processus physiques comportant la mastication qui brise les aliments en petites particules, l'action de digestion de l'estomac et l'action péristaltique intestinale (contractions

LE SYSTÈME DIGESTIF

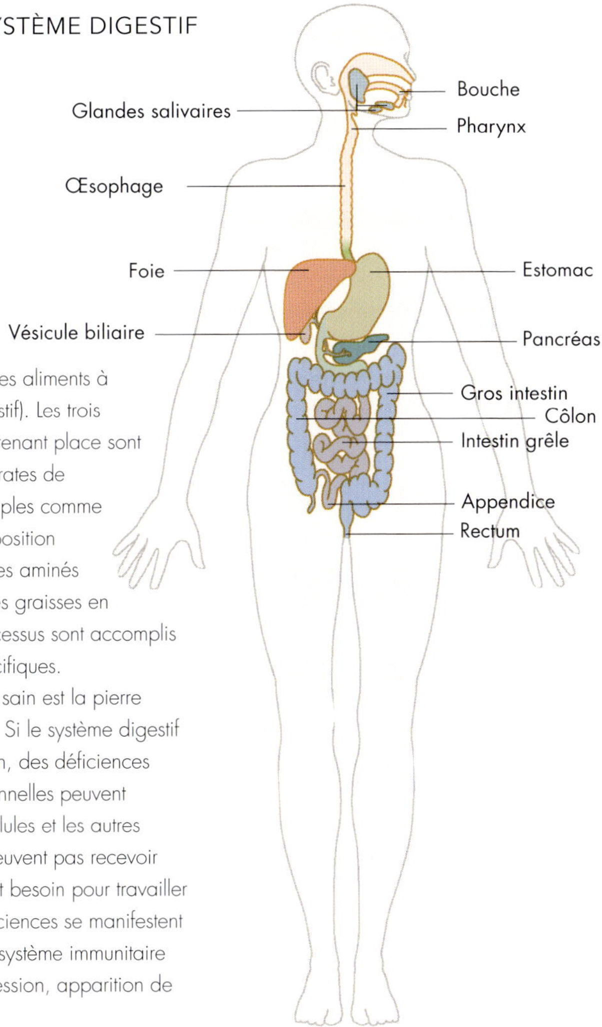

musculaires poussant les aliments à travers l'appareil digestif). Les trois réactions chimiques prenant place sont la conversion des hydrates de carbone en sucres simples comme le glucose, la décomposition des protéines en acides aminés et la transformation des graisses en acides gras. Ces processus sont accomplis par des enzymes spécifiques.

Un système digestif sain est la pierre angulaire de la santé. Si le système digestif ne fonctionne pas bien, des déficiences vitaminiques et nutritionnelles peuvent apparaître, car les cellules et les autres parties du corps ne peuvent pas recevoir l'énergie dont elles ont besoin pour travailler correctement. Les déficiences se manifestent de manières variées : système immunitaire faible, infertilité, dépression, apparition de maladies diverses.

Le système nerveux

Le système nerveux coordonne les activités des muscles d'un bout à l'autre du corps, surveille les organes, envoie des messages aux sens et en reçoit, initie des actions. Les milliards de cellules nerveuses communiquent entre elles grâce à des signaux chimiques et électriques. Voilà pourquoi les drogues, l'alcool et les champs électromagnétiques affectent l'individu. Le système nerveux relaie les messages vers le cerveau et les messages venant du cerveau. De cette façon, le corps réagit et se protège.

Composantes

Le système nerveux est formé du système nerveux central et du système nerveux périphérique. À son tour, le système nerveux central est formé du cerveau et de la moelle épinière, alors que les nerfs périphériques le connectent au reste du corps. Le système nerveux périphérique est formé des segments suivants :

- **Le système somatique**, fibres nerveuses sensorielles qui relaient l'information concernant les sensations internes du corps et les événements extérieurs.
- **Le système autonome**, responsable des activités involontaires du corps, comme la digestion et la respiration. À son tour, il est formé des systèmes parasympathique et sympathique.

Le système sympathique prépare le corps au stress, à la réaction primitive « se battre ou se sauver ». Quand il est activé, on constate que le cœur bat très vite, que la respiration s'accélère ou que l'estomac se serre. Le système parasympathique se concentre sur le maintien de l'homéostasie, l'état naturel d'équilibre du corps, et sa création. La réflexologie vise à activer le système nerveux parasympathique.

La zone de l'hypothalamus à la base du cerveau connecte les systèmes nerveux autonome et endocrinien (voir page 72). De concert avec l'hypophyse, l'hypothalamus contribue à régulariser la température du corps, la prise de nourriture, l'équilibre eau/sel, la pression du sang, le flux sanguin, le cycle sommeil/veille, le comportement sexuel et l'activité hormonale.

RÉFLEXOLOGIE ET NERFS

La réflexologie contribue à l'ouverture des voies neurales, participant au contrôle des niveaux de stress et a un effet analgésique, diminuant la douleur en secrétant dans l'organisme des endorphines (analgésiques naturels).

LE SYSTÈME NERVEUX

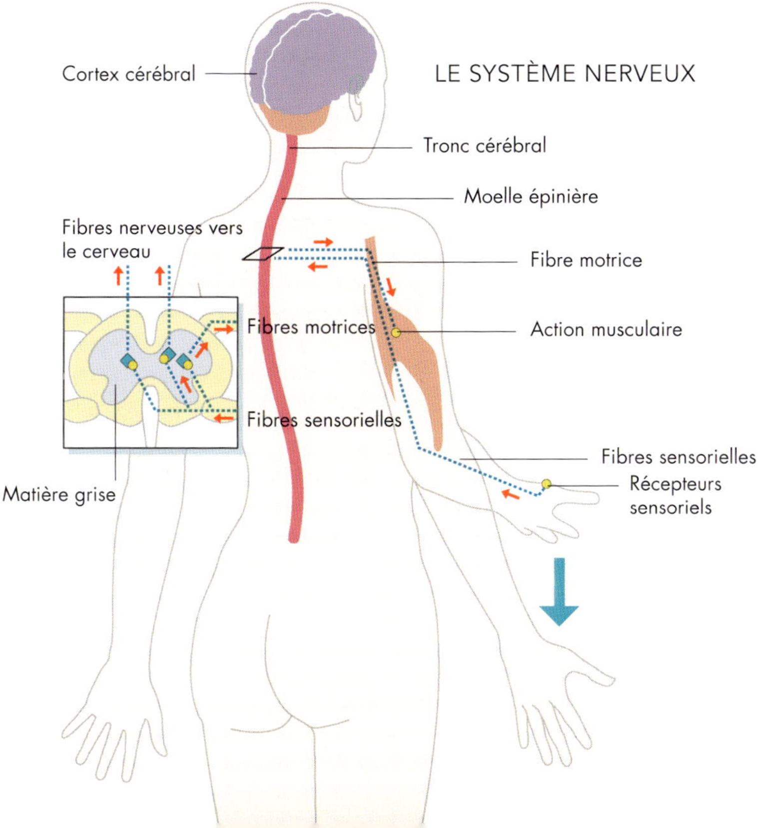

Le système endocrinien

Le système endocrinien est formé de glandes qui sécrètent des hormones directement dans le sang. Les hormones sont les messagers chimiques internes du corps, transportant les informations contrôlant l'allure de son fonctionnement et la manière dont travaillent les glandes et les organes, le comportement.

Chaque glande sécrète une hormone spécifique remplissant une tâche particulière – dont la régularisation du métabolisme, du taux de sucre sanguin, des réactions au stress et de l'ovulation.

Composantes

Parmi les principales glandes et fonctions du système endocrinien on trouve :

- **L'hypophyse** : connectée à l'hypothalamus (voir page 71). Parmi ses fonctions, on compte la régulation de la taille et de la croissance, de la pression du sang, du contrôle du cortex surrénal, du développement sexuel, de l'ovulation, de la stimulation de la production de sperme, d'œstrogène et de testostérone, ainsi que l'adaptation de la production de lait et le déclenchement de l'accouchement.
- **La thyroïde** : contrôle les niveaux d'énergie, le poids et l'absorption du calcium par les os.
- **Les parathyroïdes** : maintiennent la santé osseuse.
- **Les glandes surrénales** : règlent la pression du sang et le taux de sels dans le corps, spécialement ceux de chlorure de sodium et de potassium. Elles sécrètent aussi de l'hydrocortisone, qui contribue à la diminution de l'inflammation et de la douleur, et l'hormone androgène, qui stimule le développement des caractéristiques

RÉFLEXOLOGIE ET HORMONES

Traitement non invasif, la réflexologie aide à la distribution et à l'équilibre des hormones dans le corps. Un traitement efficace aide à accroître les niveaux d'énergie, à stabiliser l'humeur, à contrôler les habitudes alimentaires et à atténuer les problèmes menstruels ou ménopausaux.

GLANDES ENDOCRINES

masculines. L'adrénaline est secrétée en réaction au stress physique et émotionnel.

- **Le pancréas :** les îlots de Langerhans qu'il renferme sécrètent l'insuline gérant l'utilisation du glucose par le corps. À son tour, celui-ci régularise le taux de sucre sanguin.
- **Les ovaires :** sécrètent l'œstrogène et la progestérone, qui influencent le développement sexuel féminin et la reproduction.
- **Les testicules :** sécrètent la testostérone, responsable des caractéristiques sexuelles masculines et de la reproduction.

La meilleure manière d'appréhender le système endocrinien est de comprendre que toutes les glandes travaillent de concert. Si une glande ne fonctionne pas correctement, les autres glandes en sont affectées. Par exemple, les repas irréguliers peuvent faire varier beaucoup le taux de sucre sanguin, fluctuations associées au diabète, aux humeurs changeantes et au dysfonctionnement thyroïdien.

L'exercice régulier, l'alimentation correcte et l'utilisation de la réflexologie et d'autres thérapies permettant de bien gérer le stress profitent au système endocrinien.

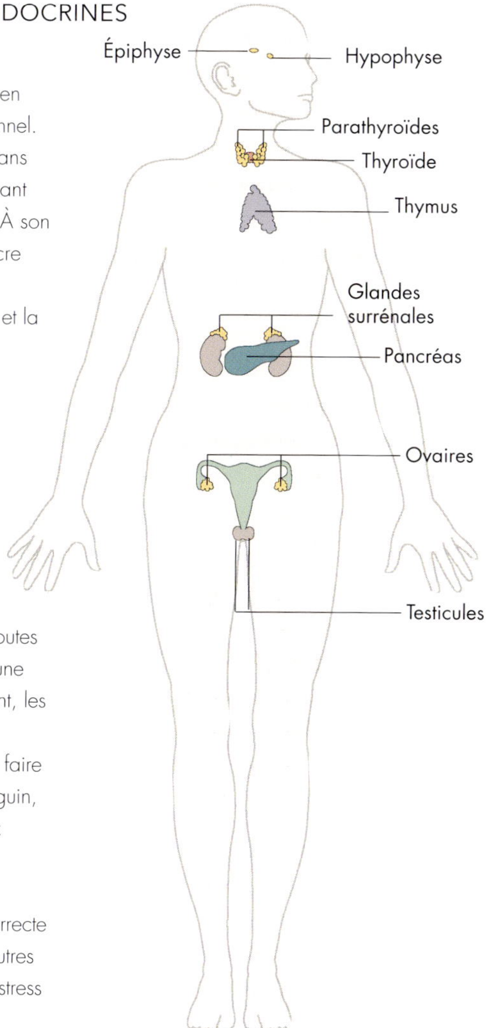

Le système lymphatique

Le système lymphatique est entrelacé avec le système circulatoire. Il draine depuis l'ensemble du corps dans le courant sanguin un fluide incolore, la lymphe. Défendant le corps contre la maladie et l'infection, il est important pour le système immunitaire – c'est un système de sécurité gardant en permanence le corps.

Composantes

Le système lymphatique est formé de minces tubes qui traversent l'ensemble du corps en transportant la lymphe, mise généralement en mouvement par l'exercice et la respiration profonde. L'obstruction du flux lymphatique engendre un œdème – gonflement des tissus dû à l'accumulation excessive de fluide. La lymphe contient nombre de globules blancs. Le plasma provenant des capillaires (voir page 66) baigne les tissus du corps, puis est drainé dans les vaisseaux lymphatiques et revient dans la circulation sanguine.

Les ganglions lymphatiques sont répartis autour du corps et les globules blancs qu'ils contiennent ingèrent les bactéries, les débris et tout autre corps étranger. Ces ganglions filtrent la lymphe venant de la plupart des tissus et des organes, en détruisant les micro-organismes nuisibles, les cellules tumorales, endommagées ou mortes, les toxines, pour que celle-ci passe dans le courant sanguin. Les ganglions lymphatiques enflés signalent la présence d'une maladie. Ils sont situés aux aisselles, au niveau du cou, de l'aine, de l'abdomen, du bassin et de la poitrine.

Le système lymphatique inclut aussi la rate, les amygdales, les végétations adénoïdes et le thymus. La rate filtre le sang pour détruire les cellules sanguines usées ou mortes. Celles-ci sont remplacées par de nouveaux globules rouges générés

RÉFLEXOLOGIE ET LYMPHE

Un traitement de réflexologie régulier aide la stimulation du système lymphatique, ce qui signifie que le corps devint plus capable de lutter contre la maladie, diminuant ainsi la fréquence des rhumes et permettant de rester en bonne santé plus longtemps.

SYSTÈME LYMPHATIQUE

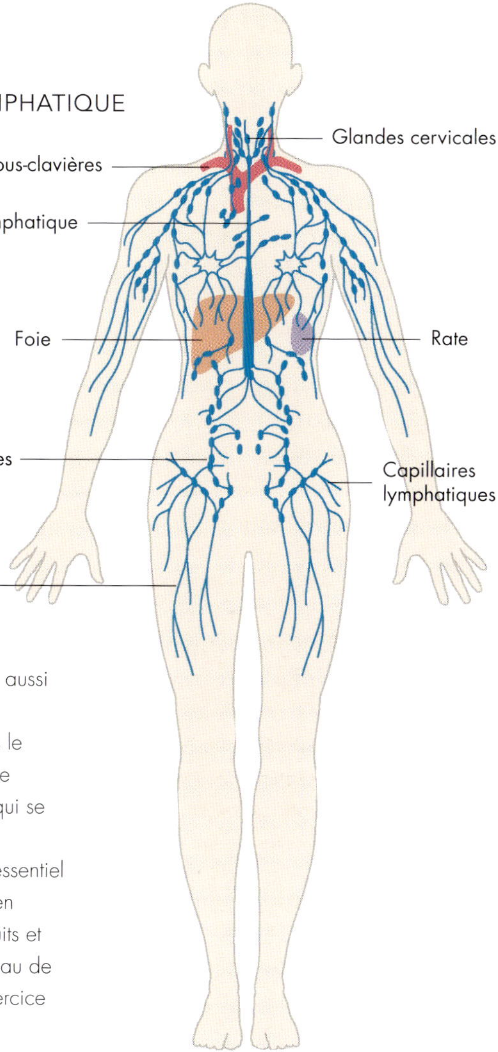

par la moelle osseuse. La rate filtre aussi les bactéries, les virus et les autres particules étrangères présents dans le sang. Les globules blancs de la rate attaquent les bactéries et les virus qui se présentent.

Un système immunitaire fort est essentiel pour la santé. On peut le stimuler en mangeant des aliments bio, des fruits et des légumes frais, en buvant de l'eau de bonne qualité et en faisant de l'exercice en douceur.

Le système respiratoire

Pour fonctionner correctement, les cellules ont besoin d'oxygène. Le système respiratoire comporte les poumons, les voies aériennes, les vaisseaux pulmonaires et les muscles respiratoires. L'hémoglobine des globules rouges extrait en permanence l'oxygène dissous dans le sang et se lie avec lui pour le transporter autour du corps. Le dioxyde de carbone, déchet des tissus du corps, est éliminé par le système respiratoire.

Composantes

La respiration part du nez et de la bouche. Le nez humidifie et échauffe l'air entrant dans les narines, action très importante. En respirant par le nez au lieu de la bouche, les personnes souffrant d'asthme peuvent prévenir les crises déclenchées par l'air froid.

La trachée s'étend du cou au thorax, où elle se divise dans les bronches (voies aériennes) gauche et droite, allant aux poumons gauche et droit. Le poumon gauche est plus petit, car il doit laisser assez de place au cœur. Les poumons sont enfermés dans la cage thoracique et soutenus par le diaphragme qui se trouve au-dessous d'eux. Les bronches se divisent à leur tour en bronchioles (voies aériennes

RÉFLEXOLOGIE ET POUMONS

La réflexologie aide à améliorer le fonctionnement du diaphragme et des poumons, augmentant ainsi le volume d'air inspiré et de déchets expirés, ainsi que la distribution de l'oxygène autour du corps. La réflexologie contribue au rétablissement après des affections respiratoires comme asthme, bronchite, emphysème, grippe et rhume. Une personne détendue respire profondément, une personne nerveuse, superficiellement. Si la personne prend des respirations profondes lorsqu'on traite le point réflexe du plexus solaire sur sa main, sa relaxation sera favorisée.

SYSTÈME RESPIRATOIRE

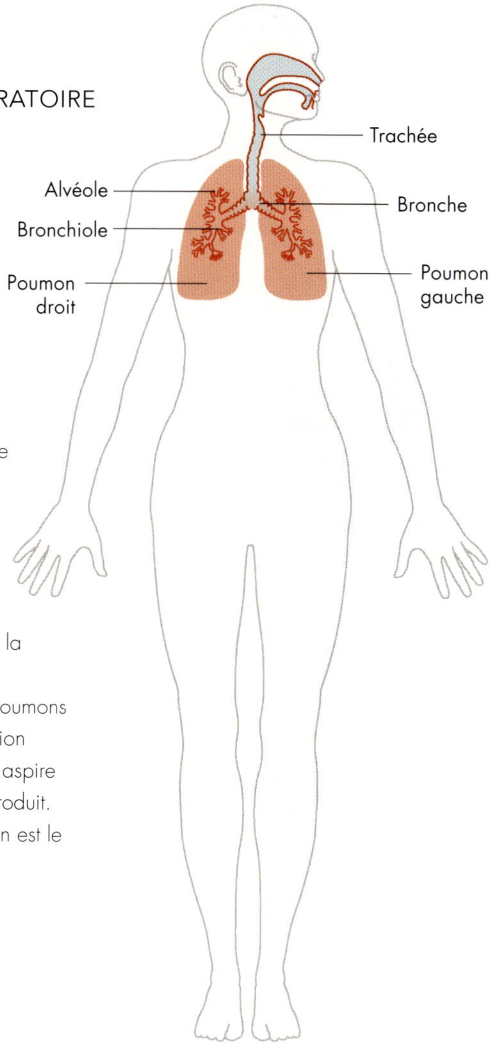

les plus fines) et s'achèvent par de minuscules alvéoles où prend place l'échange gazeux.

L'échange gazeux repose sur la simple diffusion, qui fournit l'oxygène nécessaire et élimine le dioxyde de carbone. La respiration prend place en dilatant la cage thoracique : les strates de la membrane pleurale entourant les poumons glissent l'une sur l'autre, et la pression dans les poumons diminue, ce qui aspire l'air. Sur l'expiration, l'inverse se produit. Le principal muscle de la respiration est le diaphragme.

Le système urinaire

Le corps comporte environ 75 % d'eau, la plus importante substance nutritive. Certains de ses éléments – globules blancs, muscles squelettiques et peau – renferment le plus d'eau. À travers les intestins, la peau, la respiration, la transpiration et l'urine, le corps perd quelque 1,5 litres d'eau par jour.

L'eau est nécessaire à la plupart des réactions chimiques. Elle contribue aussi à la distribution des substances nutritives et des hormones aux cellules du corps. L'eau participe également à la distribution de la chaleur autour du corps. Pendant les activités quotidiennes, les reins utilisent l'eau pour diluer les substances nuisibles auxquelles le corps est exposé. Il est conseillé de boire environ 2 litres par jour pour un bon fonctionnement des reins.

Composantes

Le système urinaire est formé des reins, où se forme l'urine qui élimine les déchets et parfois le sang, des uretères, qui transportent l'urine depuis les reins, de la vessie, qui collecte l'urine avant que celle-ci soit éliminée et de l'urètre, à travers laquelle la vessie se vide. Ce système débarrasse le corps des déchets nuisibles comme l'alcool et l'urée.

RÉFLEXOLOGIE ET REINS

La réflexologie aide le système urinaire quant à la distribution de l'eau autour du corps, contribue au fonctionnement correct des reins et à l'élimination des déchets et du sel. De plus, elle amoindrit efficacement la rétention d'eau et combat les infections de l'appareil urinaire.

Sous l'influence des hormones, les deux reins produisent l'urine et entretiennent l'équilibre de la chimie interne du corps. Ils excrètent l'excès de sel, associé à l'hypertension. À mesure de l'augmentation du taux de sel dans le corps, les fluides se diluent en accroissant leur contenu en eau, ce qui peut déboucher sur la rétention de fluide et l'œdème.

Les uretères transportent l'urine des reins à la vessie. Son blocage par un calcul ou par une infection venant de la vessie provoque une inflammation de l'uretère, l'urétrite. La vessie est un organe musculaire creux collectant l'urine, qui se vide en passant par l'urètre, tube mince partant de là vers l'extérieur du corps. Chez l'homme, l'urètre est plus long que chez la femme (elle court le long du pénis et passe à travers la prostate).

Remèdes naturels

La tisane de camomille est un diurétique naturel, favorisant la diminution de la rétention d'eau. La tisane de pissenlit purifie le sang et, étant également diurétique, est idéale pour un programme de détoxification. Le sel est associé à l'hypertension – une bonne alternative est celui qui contient moins de chlorure de sodium que le sel habituel.

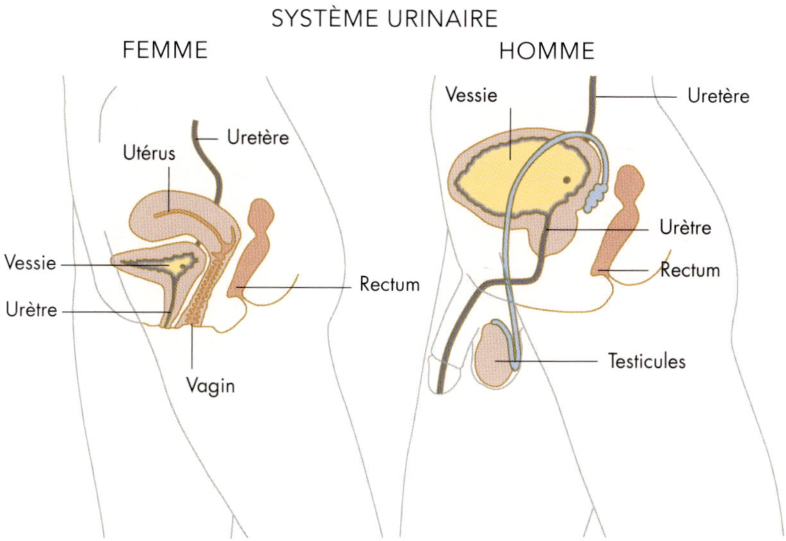

Le système reproducteur

La principale fonction biologique des êtres humains est la perpétuation de l'espèce suite à la fusion d'un spermatozoïde et d'un ovule. Cette fusion (la fertilisation) peut être le résultat d'un rapport sexuel ou d'une conception *in vitro*.

Système reproducteur masculin

Les organes du système reproducteur masculin permettent au sperme d'accéder à un ovule. Le sperme et les hormones sexuelles masculines sont fabriqués dans les testicules, paire de glandes ovoïdes abritées dans une poche, le scrotum. Pendant l'érection, le sperme passe via le canal déférent dans la vésicule séminale. La prostate située à la base de la vessie entoure l'urètre. La prostate produit des sécrétions laiteuses entrant dans la composition du fluide séminal. Ces sécrétions augmentent le volume du sperme, éjaculé par le pénis en érection.

Système reproducteur féminin

Ce système inclut tous les organes permettant à la femme d'ovuler, d'avoir des rapports sexuels, de nourrir un ovule fertilisé et de le garder jusqu'à ce qu'il devienne un fœtus, et d'accoucher. À l'exception de la vulve, organe génital externe, les organes reproducteurs de la femme se trouvent dans la cavité pelvienne. Les ovaires sont deux glandes en forme d'œuf qui secrètent des hormones sexuelles féminines, dont l'œstrogène et la

RÉFLEXOLOGIE ET SYSTÈME REPRODUCTEUR

Le processus de reproduction humaine est complexe mais fascinant. Pour obtenir une grossesse, l'ovulation et la fertilisation doivent se produire de manière équilibrée. De nombreux couples souffrent cependant de problèmes d'infertilité. La réflexologie et l'approche holistique de la santé contribuent à un meilleur équilibre hormonal, à un sperme plus sain et à une ovulation plus régulière.

progestérone contrôlant le cycle reproducteur. Tous les mois, le corps de la femme en âge de procréer libère un ovule de l'un des ovaires, qui passe par l'une des trompes de Fallope jusqu'à l'utérus. L'utérus est un organe musculaire creux dans la cavité pelvienne située derrière et au-dessus de la vessie, devant le rectum. Il offre un environnement propice au développement du fœtus. Si l'ovule est fertilisé par un spermatozoïde, il commence à se diviser et s'implante dans le revêtement de l'utérus. À la naissance, le bébé passe par l'étroit passage du col de l'utérus. Le système reproducteur féminin entre en activité à la puberté, lors du début des cycles menstruels et s'arrête à la ménopause.

FEMME SYSTÈME REPRODUCTEUR HOMME

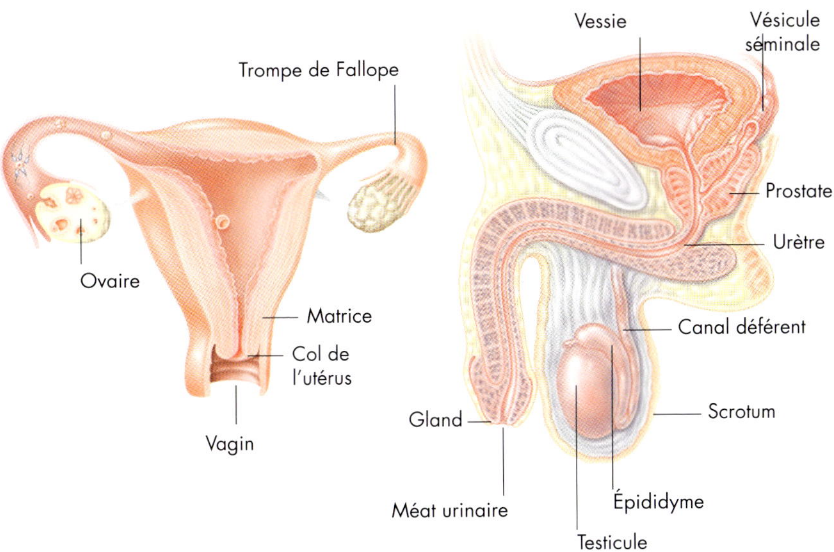

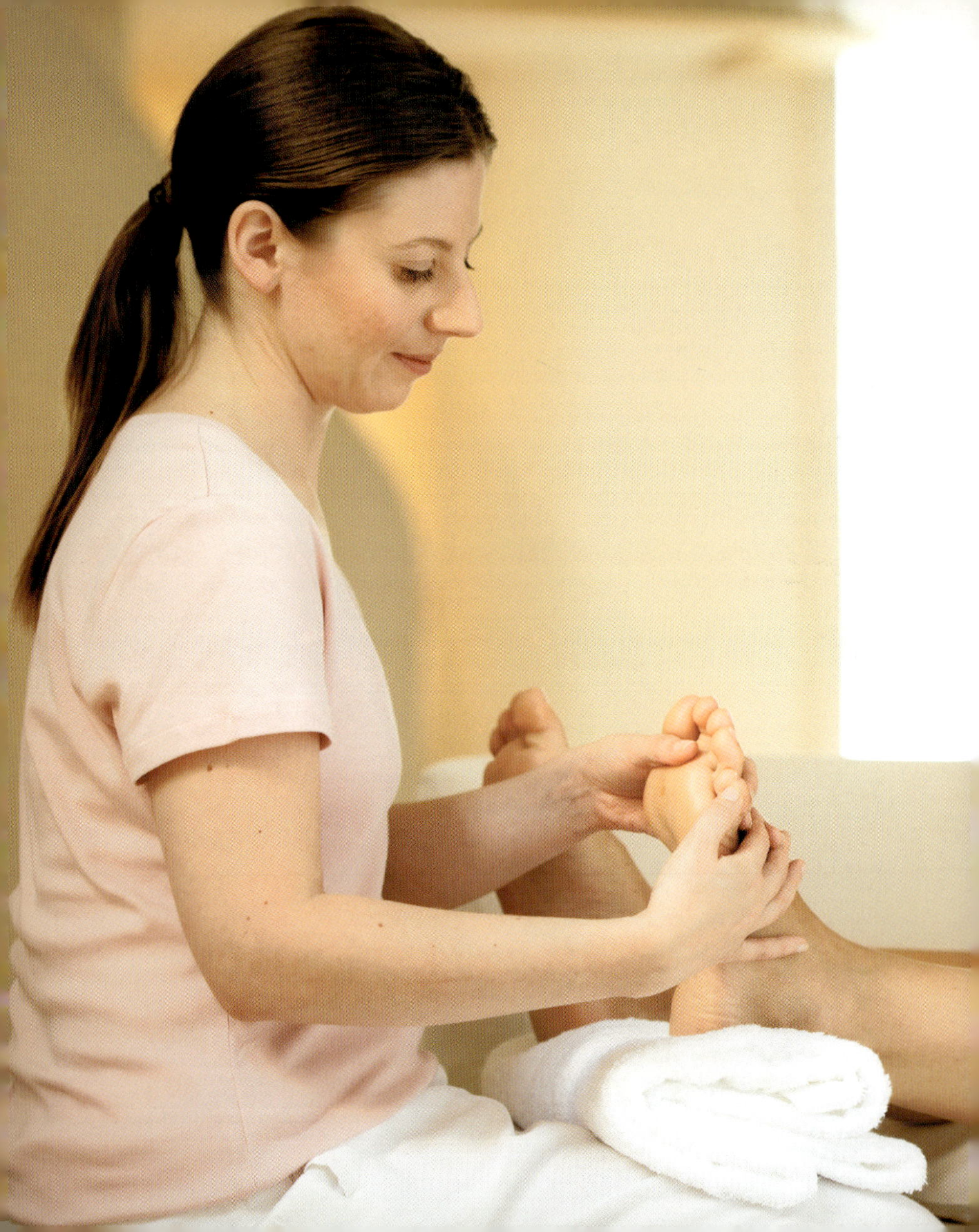

TROISIÈME PARTIE

Préparation à la réflexologie

Ce que révèlent les pieds

Les pieds révèlent l'état de santé du corps, et souvent leurs problèmes se rapportent aux affections de celui-ci. Le mode de vie, l'alimentation, l'exercice, les émotions éprouvées, sont reflétées sur les pieds. Par exemple, les pieds raides indiquent une tension dans le corps, les pieds flasques, un tonus musculaire faible. Les pieds froids, bleuâtres ou rougeâtres signalent une mauvaise circulation. Une personne dont les pieds transpirent (surtout en dégageant de plus une odeur déplaisante) souffre probablement d'un problème hormonal. Les bouffissures et les gonflements autour des chevilles peuvent être liés à nombre de problèmes internes et doivent être examinés par un médecin.

Le mauvais entretien des pieds provoque cors, ampoules, ongles incarnés et oignons, susceptibles d'affecter la posture et le métabolisme. Selon certains réflexologues, c'est juste le contraire : une posture et un métabolisme suscitent ces états. Deux tiers de la population ont des problèmes de pied. Il faut connaître certaines des affections les plus communes afin de pouvoir adresser le patient à un podologue.

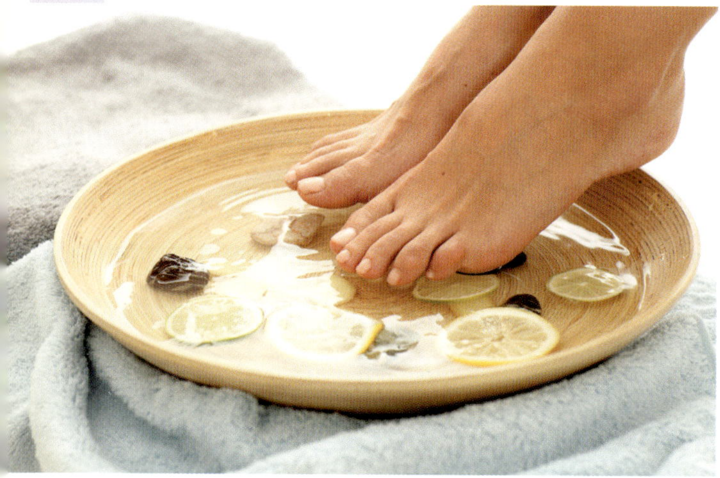

Les pieds révèlent l'état de santé du corps, en plus de révéler les problèmes physiques présents dans d'autres parties de celui-ci.

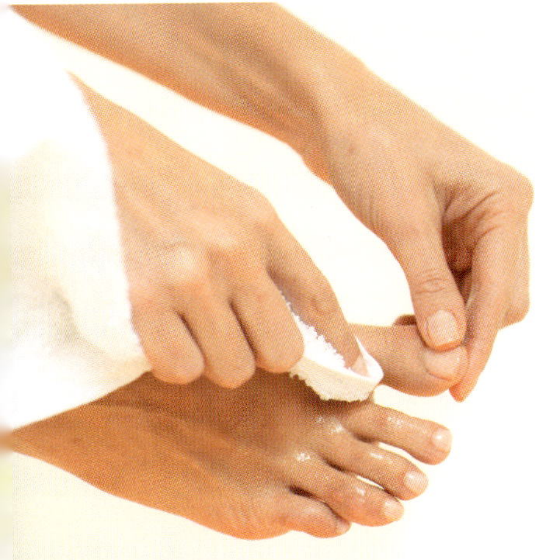

Pour éviter le pied d'athlète, il faut bien sécher l'espace séparant les orteils.

Pied d'athlète

Cette affection fongique affecte la peau à la base des orteils ou entre ceux-ci. La peau devient sensible, démange et présente des craquelures ou des desquamations, spécialement entre le quatrième orteil et le petit orteil. Des zones moites blanches sont visibles. Les pieds ont une odeur distincte, désagréable. Parmi les causes, on compte la mauvaise aération des pieds, l'humidité subsistant entre les orteils, la marche pieds nus dans les bains publics où l'infection risque d'exister ou l'utilisation d'une serviette ou d'un tapis de bain infecté.

Cette affection disparaît parfois sans traitement, mais la plupart de ces infections fongiques doivent être traitées avec des médicaments antifongiques. Après le traitement, il faut changer souvent de bas ou de chaussettes, sécher soigneusement l'espace entre les orteils, ne pas partager ses serviettes et choisir des chaussures bien aérées. En administrant la réflexologie, on doit éviter la zone contagieuse ou traiter de préférence les mains.

Verrue plantaire

Une verrue est une zone plus élevée de la peau, due à un accroissement de la taille des cellules dermiques probablement provoquée par un virus.

Un traitement naturel frotte la verrue avec une gousse d'ail, puis la recouvre d'une bande adhésive inhibant l'apport d'oxygène. La nuit, un petit morceau de peau de banane (placée face intérieure sur la verrue) maintenu en place par une bande adhésive donnera les meilleurs résultats si on répète cette procédure toutes les nuits pendant deux à trois semaines. Pour éviter la transmission de l'infection lorsqu'on traite une personne présentant des verrues, il est préférable de recouvrir la zone ou de ne pas la toucher et d'envoyer cette personne chez le médecin.

Oignon

Bourse épaisse, remplie de fluide, couvrant la jointure de la base du gros orteil (parfois du petit orteil), éventuellement douloureuse et enflammée. L'oignon peut être causé par la pression ou la friction constante d'un agent extérieur, le décalage du pied dû aux chaussures à haut talon, la faiblesse articulaire génétique ou une blessure de l'articulation.

Le traitement inclut le choix de chaussures adaptées, le port de semelles protectrices ou, en dernier ressort, l'enlèvement chirurgical de l'oignon.

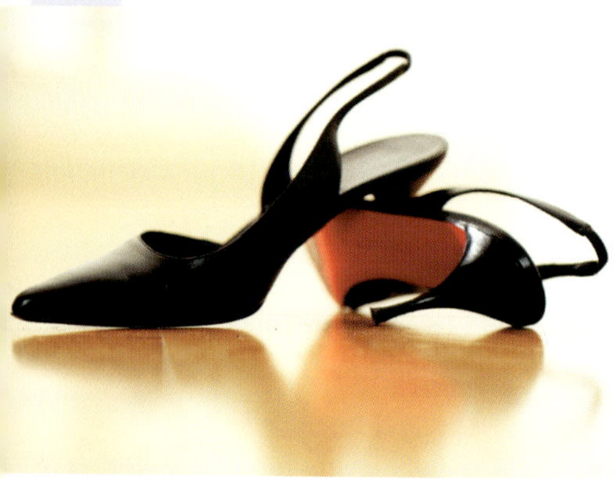

Les chaussures à talons hauts risquent de raccourcir les muscles du mollet, si bien que le port de chaussures plates devient douloureux.

Ongle incarné

Beaucoup de jeunes gens sont affectés par cet état douloureux du gros orteil, où un bord (ou les deux) de l'ongle pénètre dans la peau adjacente, suscitant saignements, infection et inflammation. Cela se produit souvent si on coupe trop l'ongle ou si on coupe ses bords. Les chaussures serrées, mal adaptées, l'hérédité ou la mauvaise hygiène personnelle en sont aussi des causes.

Si l'affection est chronique, le pédicure coupera une petite portion de l'ongle pour soulager la pression. Si elle est aiguë (rouge, enflée et probablement infectée), l'enlèvement chirurgical d'une partie de l'ongle, ou de sa totalité, peut s'avérer nécessaire.

Cor

C'est le problème dermique le plus commun sur les pieds. En forme de cône, sans racine, le cor se développe souvent en tant que protection au point focal de pression, où la peau durcit et s'épaissit. Le cor dur est présent sur le haut des orteils et sur la plante des pieds, surtout sur la partie charnue, signe que la peau a été trop frottée. L'œil-de-perdrix, parfois

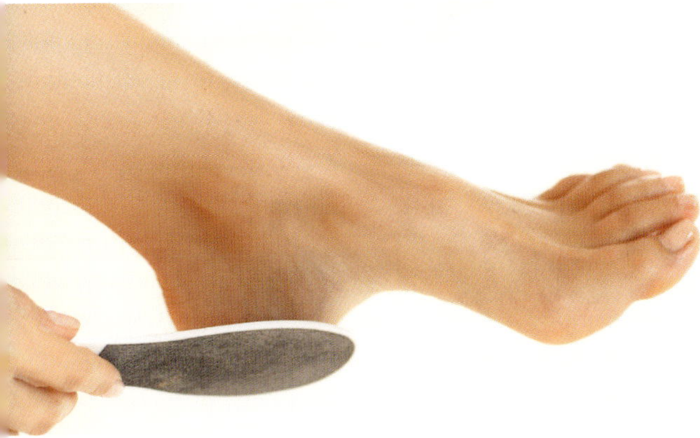

Poncer la peau durcie doit devenir un élément de la routine régulière du bain.

douloureux, apparaît entre les orteils et de temps à autre sous les ongles, causé par l'excès de pression combinée avec une transpiration abondante.

Les cors peuvent être prévenus en portant des chaussures confortables. Un podologue peut enlever facilement un cor et adapter une semelle intérieure pour écarter la pression afin de prévenir sa réapparition. Pour l'œil-de-perdrix, il faut assécher la peau en appliquant quotidiennement de l'alcool à 90°.

Callosité

Une callosité est une zone de peau épaissie, un peu comme de la corne, jaunie ou brun foncé. Apparaît souvent sur le gros orteil, le sommet des orteils, les talons ou la partie charnue du pied, toutes parties soutenant le poids. Aggravées par la pression constante, les callosités peuvent devenir douloureuses. Elles se manifestent souvent parce que les pieds sont soumis quotidiennement à beaucoup de pression.

Les chaussures serrées et mal adaptées, la pression ou la friction régulière constante du jogging, la station debout prolongée ou les variations du poids du corps peuvent provoquer des callosités. Le traitement inclut le choix de chaussures adaptées, le ponçage des zones épaissies de peau ou le port de semelles intérieures. Le ponçage et l'hydratation du pied deux fois par jour aident à s'en débarrasser. L'hydratation des pieds doit être intégrée dans la routine du bain.

Ce que révèlent les ongles

Les ongles poussent plus vite quand les taux d'hormones varient, comme pendant la grossesse ou juste avant la menstruation. En moyenne, les ongles poussent d'environ 3 mm par mois, croissance ralentie ou stoppée durant les périodes de maladie grave. Quand un ongle recommence à pousser, il est moins épais, si bien qu'il est traversé par une ligne, la ligne de Beau, causée par l'interruption de la formation des protéines dans la tablette unguéale.

Les ongles sont principalement formés d'une protéine fibreuse, la kératine, présente aussi dans les cheveux. Souvent, les personnes souffrant d'alopécie (perte des cheveux) constatent que leurs ongles deviennent moins épais ou même tombent. Les molécules de graisse et d'eau situées entre les strates de kératine rendent les ongles flexibles et luisants.

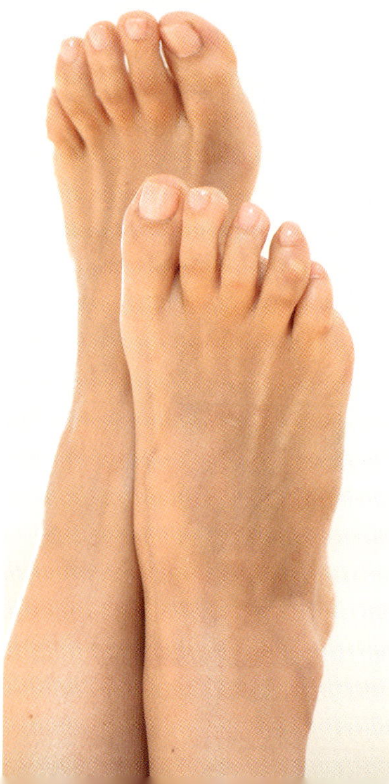

Soigner les ongles

L'hygiène des ongles est importante. Chez le pédicure, les instruments doivent être parfaitement stérilisés pour ne pas risquer de transmettre des infections virales, une hépatite B et C, des verrues.

Avant d'appliquer du vernis à ongles, il est conseillé d'utiliser une base claire pour prévenir le jaunissement des ongles. Pour enlever les taches sur les ongles, il suffit de les plonger pendant 20 minutes dans une demi-tasse d'eau tiède mélangée au jus d'un citron.

Les taches blanches sur les ongles peuvent signaler une consommation excessive de sucre.

LES ONGLES ET L'ALIMENTATION

Les ongles révèlent ce que le corps absorbe :

- Les coupures et les craquelures des ongles peuvent indiquer le besoin de plus de liquides. Il est conseillé de boire au minimum huit verres d'eau par jour.
- Les ongles secs et cassants indiquent une déficience en vitamine A et en calcium. La vitamine A est présente dans le foie, le fromage, les œufs et les poissons gras (surtout sardines et pilchards). Le calcium se trouve dans le lait, le yaourt, les sardines, le saumon en conserve, les brocolis et le fromage.
- Les bords des ongles très secs, arrondis et courbés, ainsi que la couleur foncée des ongles indiquent un manque de vitamine B12. Les végétaliens risquent davantage d'en souffrir, car la B12 se trouve uniquement dans des aliments d'origine animale, viande, poisson, œufs.
- Si le lit unguéal est pâle, ce pourrait être un signe d'anémie, causée par la pénurie de globules rouges – la déficience en fer est la cause la plus habituelle. Il faut consommer plus de viande maigre, sardines, foie, poissons gras, abricots secs et légumes verts à feuilles.
- Les ongles en cuiller, concaves ou présentant des stries indiquent une alimentation manquant de fer, affection appelée koïlonychie. Une analyse de sang est conseillée. Le foie, les poissons gras, les abricots secs et les légumes verts à feuilles sont de bonnes sources de fer.

Bases du traitement

Souvent, les effets d'un traitement de réflexologie sont souvent ressentis juste après la séance. Par exemple, un patient remarquera que son mal de tête a disparu ou son épaule bloquée est devenue plus mobile. Trois à cinq traitements sont nécessaires pour obtenir une amélioration complète (ou considérable) de l'état d'un patient.

Généralement, les troubles affectant une personne depuis des années prendront plus de temps à s'atténuer. Le réflexologue et le patient se mettent d'accord sur un plan de traitement s'étendant sur quelques mois. Cependant, dans la société trépidante moderne, la plupart des gens s'attendent à des résultats immédiats. Un traitement unique est peu susceptible de corriger un problème présent depuis longtemps. Un traitement plus long est conseillé dans ces cas, allant de deux fois par semaine à une fois par mois.

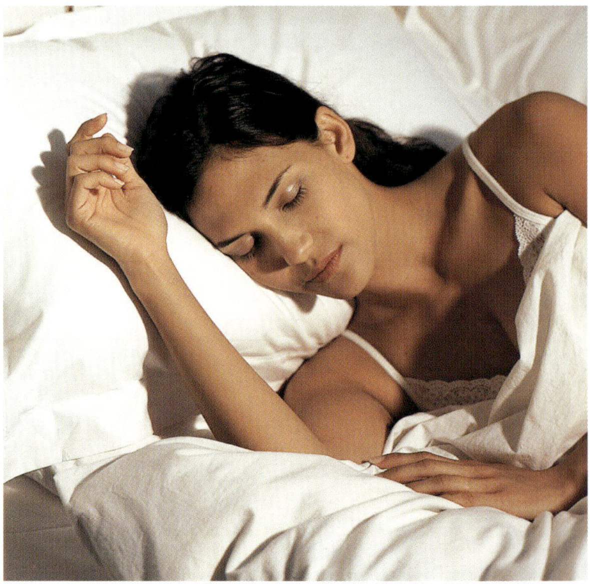

La réflexologie est une puissante thérapie qui aidera à restaurer le sommeil perturbé.

Comprendre la maladie

La réflexologie stimule le processus de guérison du corps – elle risque parfois de perturber son écosystème en modifiant son environnement interne. Le traitement induit souvent des changements dans le corps et le mental. Généralement, les gens constatent qu'après une séance de réflexologie ils dorment mieux, sont plus à même de faire face à la vie et voient s'atténuer les symptômes qui les gênaient.

Les réactions au traitement diffèrent autant que les gens. La vie, l'alimentation, l'exercice, les émotions et la santé influencent les réactions éprouvées après la séance de réflexologie. Même si la réflexologie du pied est bénéfique pour la plupart des gens, il est conseillé de ne pas traiter des personnes présentant les contre-indications suivantes :

- Maladie contagieuse,
- Fièvre élevée,
- Gangrène,
- Thrombose,
- Premier trimestre de la grossesse.

Chaque affection dont souffre une personne est catalysée par ses actions – par exemple, la tasse de café qui aggrave le mal de tête, le petit-déjeuner oublié qui déclenche le syndrome du côlon irritable, la nouvelle crème pour les mains qui provoque une dermatite. Pour comprendre la maladie, la personne doit se focaliser sur ce qu'elle a fait avant d'être consciente de la maladie ou avant que celle-ci s'aggrave.

La réflexologie agit sur les plans émotionnel et mental de même que sur le corps physique en faisant émerger des sentiments refoulés. Le traitement libère d'ordinaire un blocage émotionnel. Toutefois, ces émotions sont normalement temporaires.

AVERTISSEMENT

- On doit éviter de travailler sur les parties des pieds, des chevilles et des jambes présentant des varices, pour ne pas endommager davantage les veines.
- On traite toujours en contournant les zones d'eczéma ou de dermatite ; pour le massage, ces personnes préfèrent l'huile plutôt que la poudre.

Réaction à la réflexologie

Les quelques premiers traitements de réflexologie doivent toujours être administrés avec un toucher léger, réduisant ainsi le risque de déclenchement de toute crise de guérison.

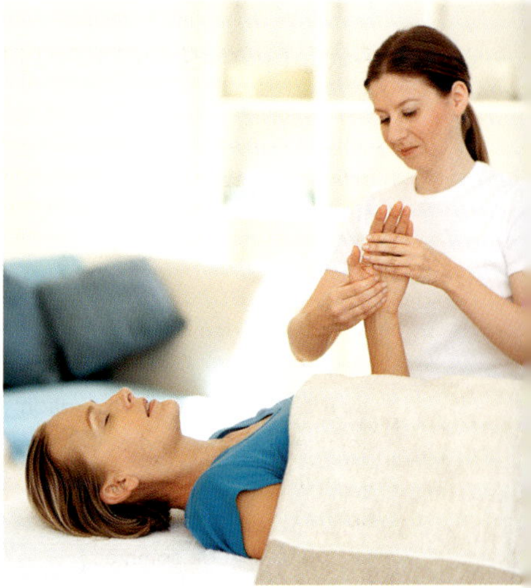

Un traitement en douceur est moins susceptible de provoquer une crise de guérison.

Crise de guérison

La réflexologie favorise les mécanismes curatifs du corps. Le cas échéant, on doit s'attendre à certains types de réactions. La plupart des gens éprouvent une sensation de bien-être et se sentent chargés en énergie, rajeunis et totalement détendus. Parfois, la réflexologie peut susciter une crise de guérison, où les symptômes sembleront pires avant de s'atténuer. Pendant ce processus, le corps se purifie lui-même de toxines. Il faut regarder cela d'une perspective positive, important tournant dans le parcours de la maladie.

Les patients dont l'organisme est saturé d'impuretés ou qui traversent une période émotionnellement difficile, sont plus à même de subir une crise de guérison, qui passe néanmoins d'habitude dans l'espace de 24 heures. En buvant 2 litres d'eau le jour précédant le traitement, le jour du traitement et le jour suivant, la crise est plus facilement supportée. L'eau aide à éliminer les toxines du corps et diminue l'intensité de la crise de guérison. Ce genre de patient pourra trouver le traitement assez douloureux dans certaines zones. Le cas échéant, il faut diminuer la pression.

Réaction hypersensible

Incluant transpiration soudaine, frissons inhabituels, impression de nausée, évanouissement ou détresse, la « réaction

RÉACTIONS POTENTIELLES AU TRAITEMENT

Voici une liste des quelques réactions susceptibles d'être éprouvées après un traitement de réflexologie :

- Aggravation temporaire des symptômes
- Impression de grande relaxation
- Sommeil plus profond que d'habitude
- Sensation de froid
- Grand besoin de sommeil
- Impression d'énergie accrue
- Sensation de chaleur
- Miction/défécation accrue
- Légère diarrhée
- Sentiment d'être perturbé/émotif
- Réactions dermiques
- Sentiment d'irritabilité/agitation
- Nez qui coule
- Excitation
- Transpiration accrue des mains et des pieds
- Nausée/étourdissement
- Soif

En recevant un traitement de réflexologie, le patient peut avoir brusquement froid. Avant de commencer la séance, il est bon de placer une couverture sur le patient. Si celui-ci s'endort durant le traitement – c'est parfaitement naturel.

hypersensible » est plus rare au cours d'un traitement. Si nécessaire, le traitement peut être arrêté à tout moment, une fenêtre, ouverte, un peu d'eau donnée au patient.

La plupart du temps, les gens réagissent bien au traitement et sont souvent étonnés par l'effet positif que la réflexologie a sur leur santé, leur sérénité et leurs relations. Quelles que soient les réactions éprouvées par le patient, elles sont un élément nécessaire du processus curatif et passeront dans les 24 heures.

Adapter le traitement

La réflexologie est cumulative, autrement dit, plus une personne reçoit de traitements, plus ceux-ci auront d'effet sur son corps. La plupart des gens choisissent une série de traitements. La pression utilisée au cours de ces séances passera de douce à forte, en fonction des affections traitées. Dans d'autres cas, on doit adapter le traitement en raison de l'âge ou des problèmes de santé. Parfois, un travail lent est préférable,

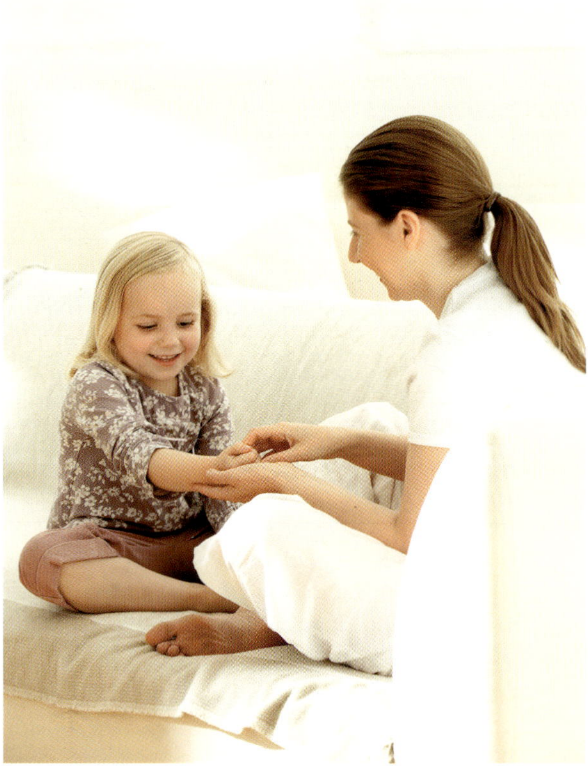

Administrer à son enfant un traitement de réflexologie resserrera les liens avec lui.

ainsi qu'un traitement plus en douceur sur une période de temps plus longue, car mieux vaut d'éviter à certains patients la gêne d'une crise de guérison (voir page 92).

Traiter les enfants

La réflexologie a un effet tout à fait soporifique sur les enfants. Elle aide à rétablir une routine du soir chez les très jeunes enfants, si nécessaire. Comme les énergies des enfants tendent à être plus claires, ils régissent plus rapidement aux traitements. Je conseille toujours des traitements plus légers pour les enfants de moins de 16 ans, bien entendu avec l'accord des parents.

Il est important d'installer la scène avant le début du traitement. La musique et l'éclairage utilisés doivent être soigneusement choisis : la musique classique apaisante relaxe souvent bien l'enfant. Il faut avoir à portée de main livres et jouets ou demander aux parents d'apporter le jouet favori de l'enfant. L'équipement devra probablement être adapté, avec plus de coussins pour que l'enfant soit confortable. Une bonne méthode utilise de l'huile sur les pieds de l'enfant. Les mouvements du praticien sont lents et relaxants – lorsqu'il utilise la technique de reptation (voir page 130), il peut même raconter une petite histoire en administrant le traitement, par exemple à propos d'une petite chenille se frayant un chemin dans le jardin en mastiquant. Pour des détails sur le traitement par la réflexologie des affections spécifiques chez les jeunes enfants, voir pages 322 à 335.

Traiter les personnes âgées

La réflexologie vise à fournir ce dont le corps a besoin – plus d'énergie, efficacité accrue des systèmes corporels, meilleure mémoire, nature plus enjouée. À mesure du vieillissement, les énergies internes du corps sont affectées par la mauvaise posture, l'alimentation inappropriée, la pollution, la maladie, les idées noires, les inquiétudes et le stress. Le courant d'énergie parcourant le corps stagne et risque de générer davantage de toxines. La réflexologie s'efforce d'éliminer ces toxines, car plus le corps en contient, plus le risque de crise de guérison est accru.

Chez les personnes âgées, il faut utiliser une pression plus légère, selon un rythme lent, gentil. On ne doit pas rester trop sur un point réflexe – 5 secondes sur un point suffisent, avant de passer à l'étape suivante

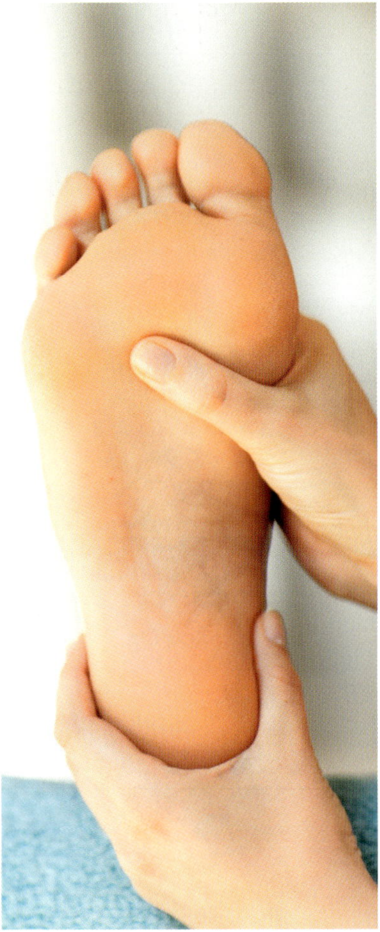

Si nécessaire, on peut traiter un patient deux fois par jour par une pression douce.

de la séquence. Au début et à la fin du traitement on accorde plus de temps aux techniques de relaxation, jusqu'à 10 minutes de la durée totale de celui-ci. Pour d'autres détails sur le traitement par la réflexologie des personnes âgées, voir pages 336 à 345.

Diminuer la douleur

Si une personne souffre d'une affection douloureuse, la réflexologie aide à atténuer cette sensation en stimulant la production d'endorphines, analgésiques naturels du corps. Les endorphines, sécrétées par l'hypophyse (voir page 72), sont dix fois plus fortes que la morphine. La pression légère encourage cette sécrétion, tout en minimisant le risque d'aggraver la douleur. On doit faire particulièrement attention au point réflexe de l'hypophyse (voir page 42) et le traiter de nouveau 20 autres secondes, juste avant d'achever le traitement par une rotation de l'orteil.

Traiter les patients en phase terminale

La réflexologie rend la douleur plus supportable. Le traitement se concentre sur l'atténuation du stress suscité par la maladie, sur tout problème de sommeil et sur la diminution des effets secondaires des médicaments.

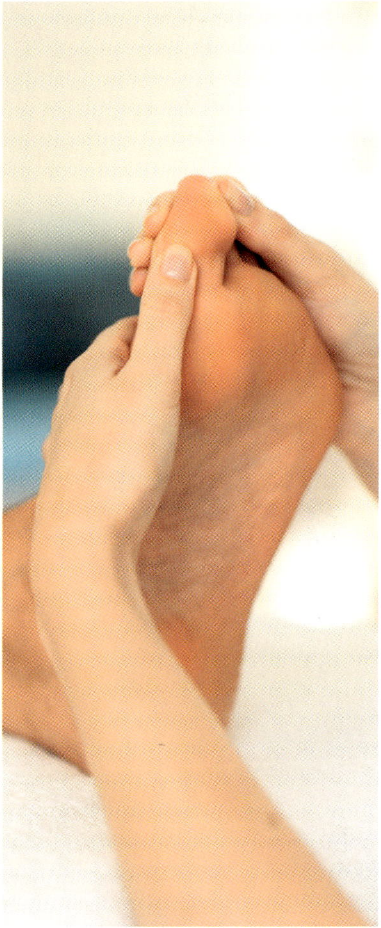

On utilise toujours une pression plus légère sur les patients prenant des médicaments, dont les sens sont émoussés par ceux-ci.

Beaucoup de patients en phase terminale trouvent que les séances de réflexologie les aident à respirer plus facilement et à mieux contrôler leurs intestins et leur vessie. Voir un tel patient se sentir physiquement et émotionnellement mieux après un traitement est une expérience remarquable. Il faut essayer de débuter le traitement par deux minutes de respiration profonde en travaillant sur le point réflexe du plexus solaire (voir page 42). Avant et après la séance, on doit réserver assez de temps pour discuter avec le patient – cela lui permet de parler de tout besoin spirituel.

Traiter les patients sous traitement médicamenteux

Si une personne prend des médicaments, la pression doit être toujours douce pour des raisons de sécurité, car ses réactions aux points réflexes ont pu être émoussées par ce traitement. L'allure doit rester fluide. La plupart des gens ressentent les effets secondaires des médicaments, allant des chevilles enflées à l'hypertension. Dans ce cas, le réflexologue se concentre sur l'affection présente, et envoie le patient chez son médecin pour discuter des effets secondaires.

Sur le plan le plus simple, la réflexologie intensifie la circulation dans le corps, ce qui rend parfois les médicaments plus efficaces

Il faut toujours être au courant de tout médicament que le patient prend et de ses éventuels effets secondaires.

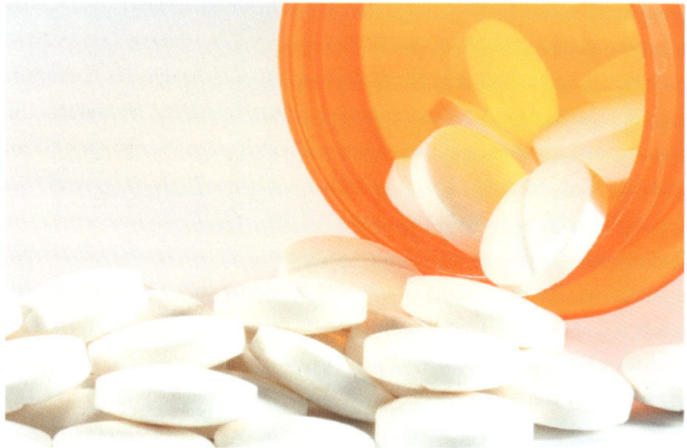

– en cas de changements, le médecin du patient doit être prévenu. Selon certaines théories, loin d'avoir été confirmées, le traitement par la réflexologie peut éliminer le besoin de médicaments. On doit prêter surtout attention aux points réflexes du foie et du rein (voir page 42), qui ont besoin d'aide pour détoxifier le corps, et les traiter doucement plusieurs fois pendant la séance.

Traiter les patients avant et après une opération

Plusieurs études intéressantes conduites dans les services orthopédiques des hôpitaux du Pays de Galles (Grande-Bretagne) ont examiné la façon dont la réflexologie influence le rétablissement après une opération. Elles montrent que la réflexologie réduit le temps de guérison postopératoire, atténue la douleur et favorise une hospitalisation plus brève. De plus, comme la réflexologie vise à fortifier le système immunitaire, elle contribue à la diminution du risque d'infections nosocomiales.

Le traitement doit débuter environ dix semaines avant l'opération et se concentrer sur la mise en équilibre des émotions du patient. C'est là chose très importante, car il est bien connu que l'issue positive d'une opération accélère la faculté d'autoguérison du corps. Dans le moins précédant l'opération prévue, on traite en douceur les zones concernées, au moins deux à trois fois par semaine. Après l'opération, les traitements commencent aussitôt que possible, la première semaine tous les jours, ensuite deux fois par semaine. Pour diminuer les contusions et la douleur, on conseille de manger au goûter de l'ananas frais tous les jours pour ses propriétés anti-inflammatoires. On peut aussi montrer au patient les points réflexes des surrénales sur les mains (voir page 357) et lui demander de les stimuler et de les masser au cours de la journée, pour atténuer la douleur et l'inflammation.

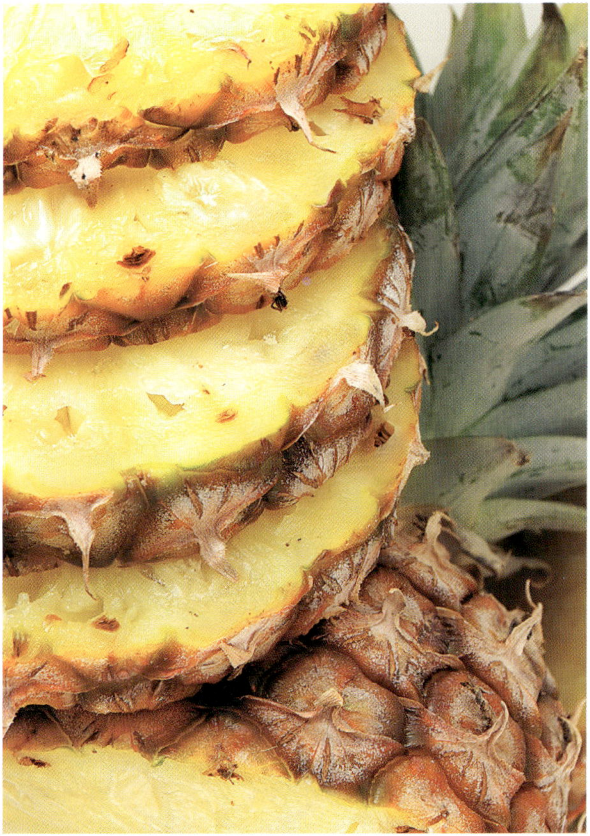

La broméline, enzyme présente dans l'ananas, diminue l'inflammation et les contusions.

Où traiter

Un réflexologue professionnel traite ses patients dans une clinique ou chez lui, en se servant d'une table de massage ou d'un fauteuil spécial. Il n'est cependant pas nécessaire d'investir dans cet équipement. Le budget limité n'empêche pas d'administrer un traitement de réflexologie professionnel. Le traitement à domicile est parfait pour le patient, qui pourra ainsi se détendre confortablement après la séance.

Installation confortable

Le praticien et le patient doivent être assis confortablement pendant toute la durée du traitement, avec les pieds faciles d'accès. Voici quatre positions de base utilisées en lors d'un traitement de réflexologie.

Il est très relaxant de recevoir un traitement alors qu'on est allongé sur le lit où on peut s'endormir après la séance.

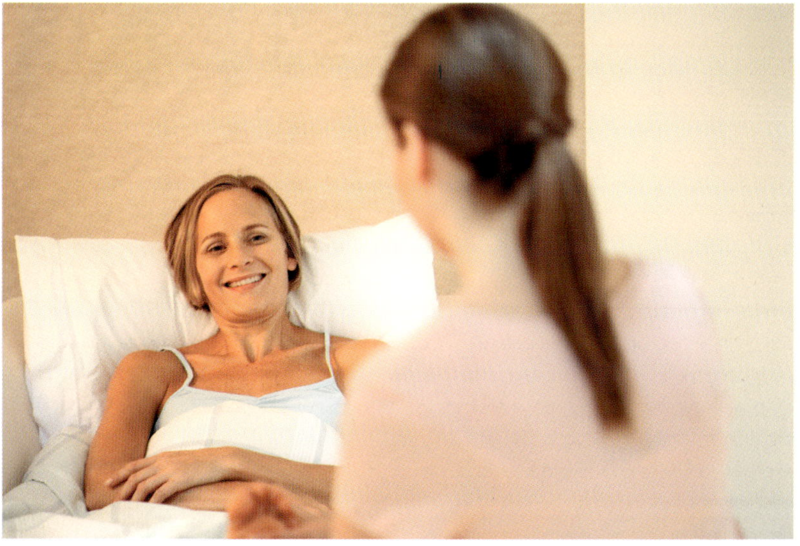

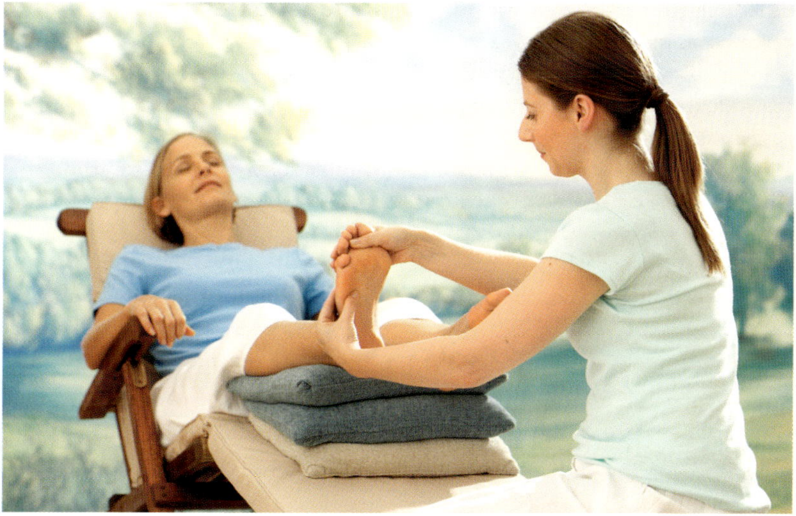

Les traitements sont relaxants dans toute position tant que le réflexologue et le patient sont à l'aise.

1 Utiliser un lit

On peut utiliser soit une table de massage, soit un lit, en posant un tabouret à côté pour accéder facilement aux pieds. La tête du patient est soutenue par deux oreillers, afin que le praticien puisse observer ses expressions faciales durant la séance. Le contact visuel est important, car la plupart des gens réagissent d'une manière ou d'une autre lorsque le praticien travaille sur un point réflexe sensible. Un autre oreiller est placé sous les genoux du patient pour soutenir son bas du dos, deux autres sous les pieds, qui sont ainsi assez élevés pour qu'on y travaille à l'aise. Une serviette sous les pieds du patient permet de respecter les règles d'hygiène et couvre ceux-ci quand on ne travaille pas dessus.

2 Utiliser une chaise de jardin

Si on ne dispose pas de chaise-longue, une chaise de jardin recouverte d'un drap blanc fera l'affaire. Un tabouret bas soutiendra les pieds du patient, posés sur un coussin.

3 Utiliser un fauteuil

La meilleure façon de traiter les personnes âgées et moins mobiles est d'utiliser un tabouret bas posé à côté d'un fauteuil. Les pieds du patient doivent être bien soutenus et confortables. Si le praticien est obligé de s'asseoir en tailleur sur le plancher, il doit essayer de garder le dos droit pendant toute la séance.

4 Utiliser un canapé

Administrer un traitement sur un canapé est très relaxant pour le patient. Comme il ne faut qu'une minute ou deux pour s'installer, le canapé est pratique pour les séances imprévues. Un oreiller soutient la tête du patient, d'autres ses genoux et encore un autre ses pieds. Une chaise est posée au bout du canapé. Les pieds du patient doivent être à la bonne hauteur pour le traitement.

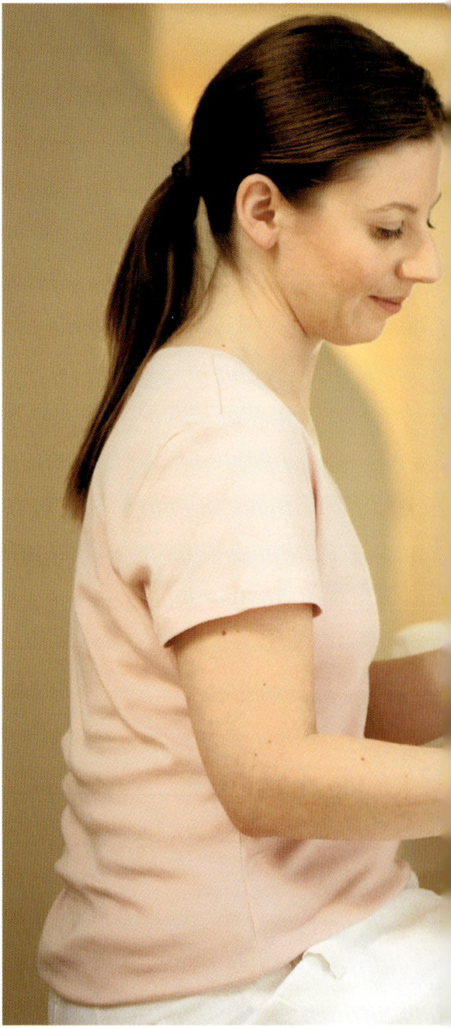

Il est important pour le réflexologue de garder une bonne posture pendant le traitement, afin d'éviter d'avoir mal au dos.

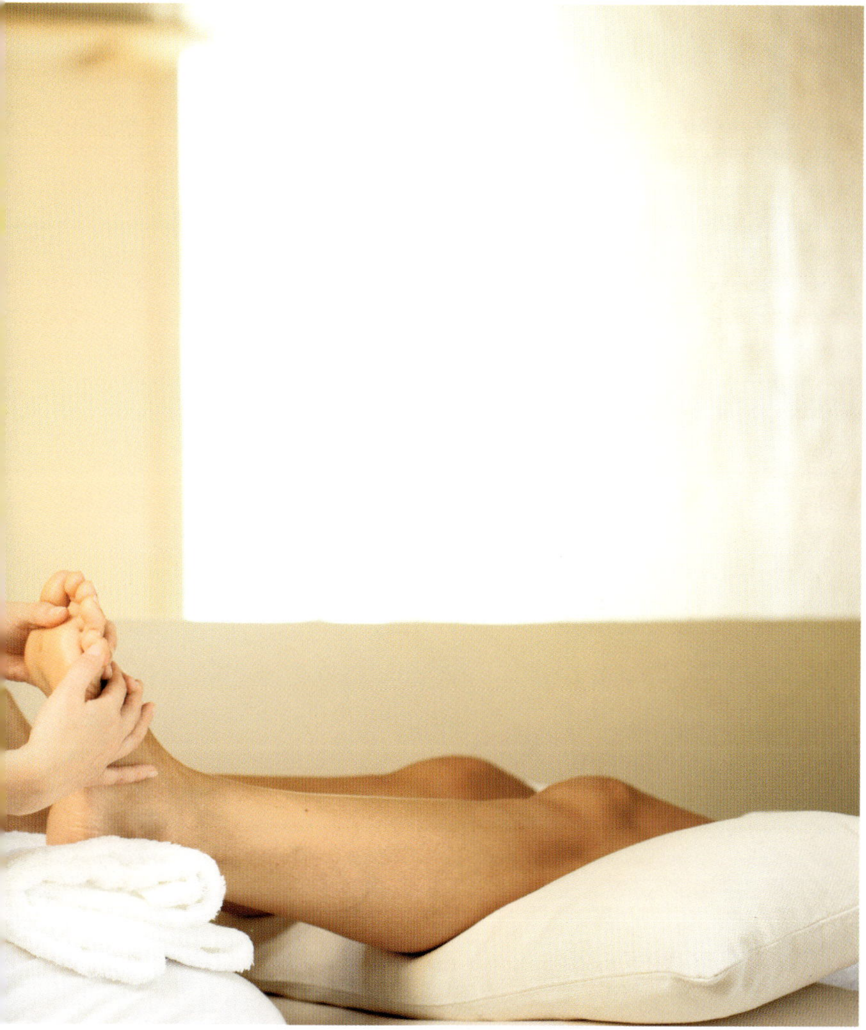

Installer la scène

L'espace de guérison installé de manière soigneuse et professionnelle donnera confiance au patient.

Musique

La musique douce aide souvent à créer une ambiance relaxante. Il est préférable de choisir un morceau qu'on connaît, qui ne surprendra pas par un brusque changement de rythme. La musique d'ambiance n'est pas toujours une bonne idée, car elle risque d'aggraver les phobies – comment un patient craignant de se noyer réagira-t-il en entendant un CD imitant le bruit de l'eau, ou un patient souffrant du rhume des foins supportera-t-il une musique évoquant une clairière en été.

Arôme

Une excellente manière de parfumer son espace de travail est de faire brûler des huiles essentielles relaxantes ou d'allumer une bougie parfumée pendant 30 minutes avant la séance. Il faut tout éteindre au moins 5 minutes avant le début du traitement, pour qu'aucune odeur forte n'aggrave des éventuelles affections respiratoires.

Si on traite un patient asthmatique, il est préférable de ne pas parfumer la pièce, mais de bien l'aérer avant le traitement. Les fleurs sont à éviter, car le pollen peut induire un rhume des foins ou une allergie.

Éclairage

Attention à l'éclairage : les lumières voilées aideront à créer une ambiance relaxante et professionnelle. Éventuellement, on peut installer des lumières au sol, qui ne gêneront pas les yeux du patient. Ceci est particulièrement conseillé si on traite un patient souffrant d'épilepsie – maladie affectant une personne sur 2000, dont les crises ont été associées à la lumière clignotante.

Eau

Un verre d'eau doit être posé à portée de main, pour être offert au patient après la séance. L'eau aide à éliminer du corps toute toxine libérée pendant le traitement. La plupart des gens ont soif après une séance de réflexologie.

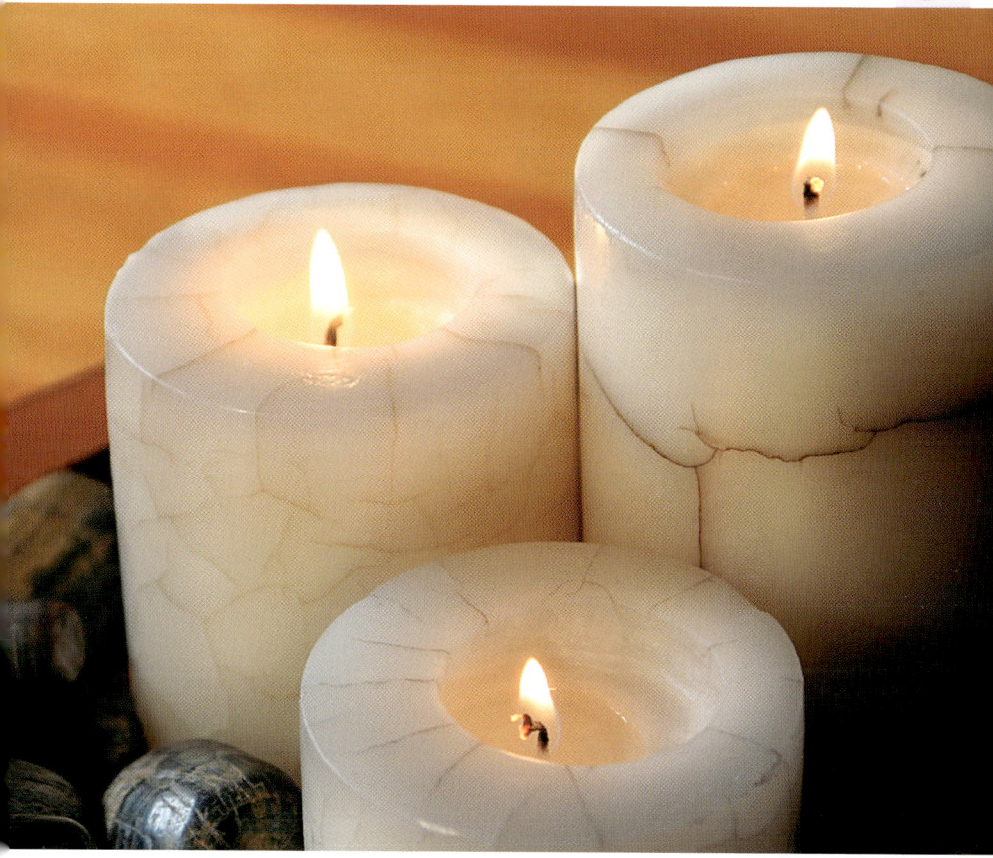

Les bougies parfumées permettent de créer une atmosphère relaxante avant un traitement de réflexologie.

Se préparer

L'image qu'on présente peut indiquer le type de traitement administré. Si on veut avoir une approche professionnelle, on doit donner cette impression. Un tee-shirt ou une chemise blanche, un pantalon ou une jupe classiques véhiculent une impression de professionnalisme et aident les patients à considérer ainsi le praticien.

Hygiène

Les ongles doivent être courts et propres, pour ne pas griffer la peau du patient en administrant un traitement. Les mains sont toujours lavées avant et après le traitement. Les cheveux longs doivent être retenus en arrière pour ne pas tomber sur les pieds du patient pendant la séance. Les bijoux sont enlevés avant de commencer.

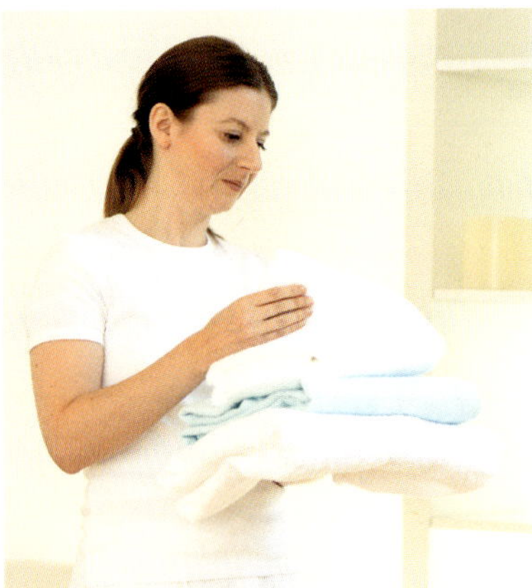

Les standards professionnels pour les vêtements, la santé, l'hygiène, le soin et la sécurité du patient sont très importants.

Respiration et posture

Le praticien doit respirer profondément d'un bout à l'autre de la séance, apportant de l'oxygène à ses muscles, les rendant ainsi capables d'administrer un excellent traitement et permettant à son mental de se concentrer sur le travail des points réflexes. La chose merveilleuse à propos de la réflexologie est qu'en l'administrant, le praticien en bénéficie aussi. Si la posture est correcte, la respiration régulière et le centrage présent durant tout le traitement, ces techniques stimulent physiquement et émotionnellement.

Créer des frontières

On doit se concentrer totalement sur le patient traité, éteindre les téléphones portables et la télé et se débarrasser de toute distraction. Les conversations sur soi-même, ses inquiétudes et sa journée sont à éviter. L'attitude, l'image, l'ambiance et les intentions du praticien sont toutes importantes, avant et après le traitement, car il affecte son patient sur de nombreux plans.

LISTE DE CONTRÔLE DE LA PRÉPARATION

- L'environnement est-il chaud et bien ventilé ?
- L'éclairage est-il apaisant ?
- Les téléphones et la télévision ont-ils été débranchés ?
- Dispose-t-on d'un lieu confortable pour traiter le patient ?
- A-t-on vérifié le confort de l'espace de traitement en s'y asseyant ou en s'y allongeant soi-même ?
- Les oreillers et les serviettes sont-ils propres ?
- Les habits du praticien évoquent-ils une image qui incite le patient à respecter la valeur du traitement ?
- Les ongles sont-ils propres et courts ?
- A-t-on enlevé tout bijou pouvant interférer avec le traitement ?
- Les cheveux longs sont-ils attachés en arrière pour ne pas tomber sur les pieds du patient ?
- Des bandes adhésives non-allergènes sont-elles à portée de main pour couvrir les verrues, si nécessaire ?
- Une couverture permettant de protéger le patient au cours du traitement est-elle là ?
- La musique est-elle appropriée à la séance ?
- La poudre et l'huile sont-elles prêtes à utilisation (voir page 109) ?
- A-t-on parcouru le plan de traitement (voir page 113) pour se familiariser avec son patient ?
- Un verre d'eau est-il à portée de main pour être offert au patient après la séance ?
- Un verre d'eau est-il à portée de main pour soi-même ?

Préparer son patient

Baigner les pieds du patient avant un traitement est une expérience agréable pour lui, qui relaxe tous les muscles de ses pieds et facilite l'accès aux points réflexes. On peut aussi assouplir les pieds en les enveloppant de serviettes chaudes et en laissant la chaleur les pénétrer. Dans de nombreuses cultures, le bain est un rituel important ? Un bain de pieds merveilleusement aromatisé est un bon soin avant le traitement.

Bains de pieds avec des pierres

On place un choix de grandes pierres dans un bain de pieds, on les recouvre d'eau chaude et on les laisse s'imprégner de chaleur 5 minutes pendant que l'eau refroidit un peu. La température de l'eau

Un bain de pieds avec des pierres chaudes et des clous de girofle aide à soulager les symptômes de l'arthrite.

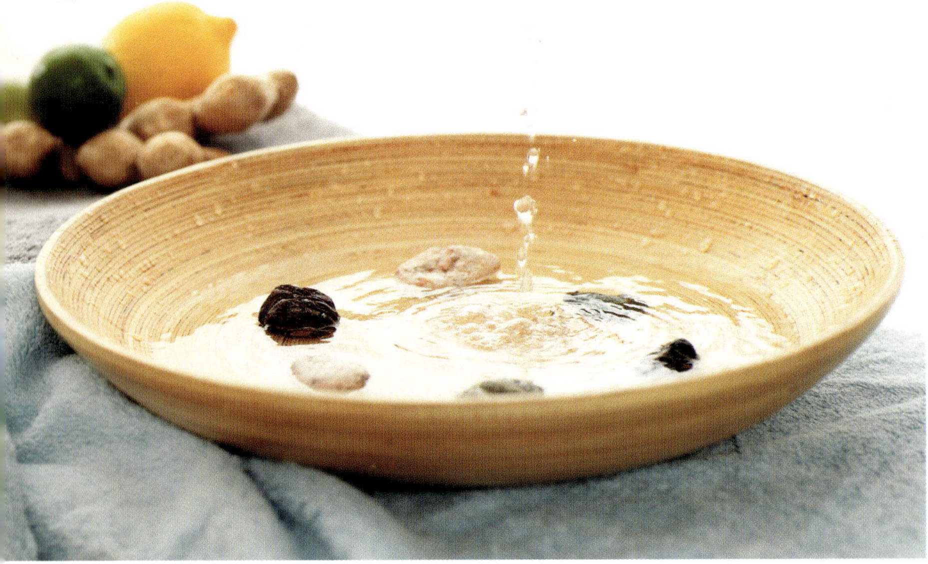

est testée avec le coude, puis on demande au patient d'y plonger ses pieds quelque 2 minutes.

Une plante aromatique, une fleur ou un mélange apaisant de plantes ou de fleurs, profitable au patient, peuvent être mis dans le bain dans un sachet en mousseline attaché avec un fil de coton. Quelques pétales de rose ou quelques fleurs flottant sur l'eau conviennent aussi. Voici quelques suggestions :

- **Gingembre** – stimule la circulation, soulage la raideur des muscles et la fatigue des pieds.
- **Jasmin** – bénéfique pour ses propriétés relaxantes globales, excellent pour atténuer la dépression, le stress, la fatigue, le syndrome prémenstruel et l'irritabilité ainsi que les démangeaisons.
- **Lemongrass** – remède traditionnel pour les affections dermiques, brûlé pour tuer les germes et éloigner les insectes. Utile pour les maux de tête et la mauvaise circulation, accélère le processus de guérison.
- **Clou de girofle** – présente des propriétés antibactériennes, échauffe la peau, aide à réduire le gonflement et soulage temporairement l'arthrite, le rhumatisme, les foulures et les contusions.
- **Citron** – atténue les varices, la mauvaise circulation, la cellulite, les problèmes respiratoires et les infections ; les rondelles de citron placées au fond du bain de pieds sont jolies et sentent très bon.

Après le bain de pieds, on sèche soigneusement les pieds du patient et on les poudre. Cela fera bien glisser les pouces autour des pieds lorsqu'on varie la pression sur les divers réflexes.

MILIEUX DE MASSAGE

Une large gamme de produits est disponible pour le massage, depuis les poudres et crèmes aux huiles. J'aime utiliser la farine de maïs, car les traitements deviennent plus fluides et une pression ferme peut être appliquée sans que le pouce glisse. La farine de maïs est un bon substitut du talc, auquel elle ressemble.

POUDRE PARFUMÉE POUR LA RÉFLEXOLOGIE

On peut créer sa propre poudre parfumée pour la réflexologie. C'est simple, pas cher et drôle. En pensant aux arômes préférés et aux images qu'ils évoquent, on en choisit un qui parfumera sa poudre.

Il faut : un récipient petit à moyen, de la farine de maïs, des produits aromatiques secs pour créer le parfum, une balance, du papier et un crayon, un grand carré de mousseline, un fil de coton pour attacher la mousseline.

1 Le récipient est rempli de farine de maïs.

2 Les fruits, l'écorce d'orange, les graines de cacao, les fleurs, les herbes ou les épices secs sont réunis, puis diverses quantités de chaque produit sont pesées.

3 Les combinaisons et les poids sont notés afin de pouvoir préparer de nouveau cette poudre.

4 Les ingrédients sont placés dans le petit sachet en mousseline attaché avec un fil de coton, qu'on enfouit 48 heures dans la farine de maïs pour la parfumer.

5 On donne un nom à la signature parfumée de sa poudre de réflexologie.

Une fois la poudre personnalisée créée, on en frotte les pieds du patient et on entame le traitement. On peut aussi placer une gousse de vanille et de l'anis étoilé dans un récipient rempli de farine de maïs et les laisser 48 heures.

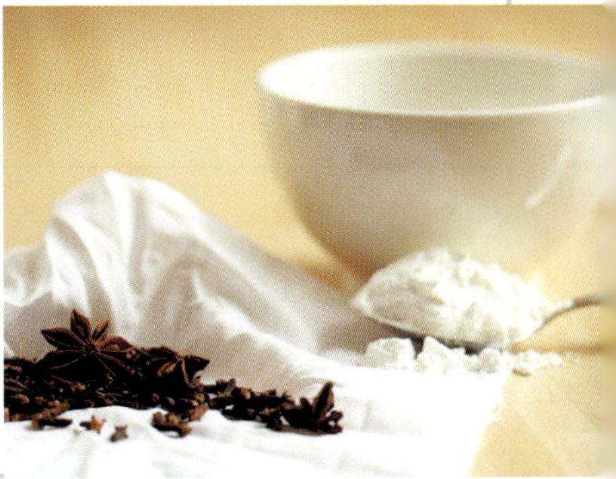

Il est très agréable de créer sa propre signature parfumée.

Huiles et crèmes

Certains constatent qu'ils sont allergiques à la poudre, ou qu'elle les fait éternuer ou tousser pendant le traitement. Si un patient présente de l'eczéma sur les pieds, mieux vaut utiliser de l'huile.

Il est préférable de ne pas se servir d'une huile de noix comme celle d'amandes douces, pour éviter des allergies dont on ne connaît parfois pas l'existence. L'huile de pépins de raisin a une texture fine et est facilement absorbée par la peau. Pour hydrater la peau des personnes âgées, on utilise de l'huile d'onagre diluée à 20 % avec de l'huile de pépins de raisin. Peu formés à l'aromathérapie, les réflexologues professionnels n'utilisent pas des huiles essentielles. De plus, certaines huiles essentielles peuvent être contre-indiquées pour l'état d'un patient.

Serviettes et couvertures

Pendant le traitement, on place une serviette propre et sèche sous les pieds du patient posés sur le coussin de soutien, afin de respecter les règles d'hygiène. Une autre couvrira les pieds écartés de 30 cm pour les garder au chaud. La serviette est écartée lorsqu'on débute les techniques de relaxation. Elle est ensuite placée sur le pied gauche pour le garder au chaud pendant qu'on traite le droit, et vice-versa.

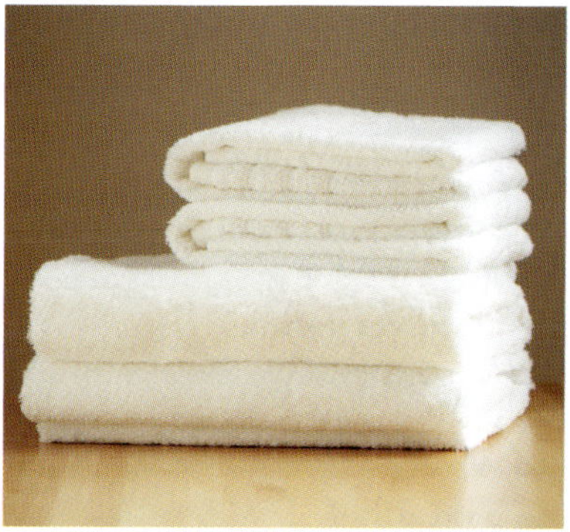

Avant de commencer, on enveloppe les pieds du patient dans des serviettes chaudes pour qu'il se sente bien et se relaxe.

À la fin du traitement, les deux pieds sont de nouveau couverts avec la serviette, maintenue pendant 20 secondes.

Durant le traitement, la température du patient chute souvent et il a froid, car toute l'énergie de son corps a été dirigée vers l'intérieur pour la guérison. Afin de prévenir cette sensation de froid, on place une couverture sur le patient avant le début d'une séance, même s'il fait chaud dehors. On peut réchauffer les serviettes sur le radiateur avant le traitement – geste attentionné à l'égard du patient. Ce sont souvent ces petits détails qui créent une ambiance particulière. La sensation de froid peut aussi refléter la faible énergie émotionnelle et physique d'une personne.

La séance de réflexologie

La plupart des patients ont entendu parler des merveilleux bénéfices de la réflexologie pour la santé. Il est cependant important de donner une définition de la réflexologie avant de commencer le traitement. Les illustrations de ce livre montrent comment on travaille sur les pieds, ainsi que la correspondance entre des points réflexes et des régions du corps.

Il faut expliquer quelle sera la durée du traitement et, après la séance, parler au patient de tout réflexe déséquilibré. On peut lui montrer sur ses mains les techniques qui seront utilisées sur ses pieds, et l'assurer qu'en cas de sensibilité d'une zone la pression sera allégée. De plus, il devra comprendre qu'il est parfaitement normal de s'endormir pendant le traitement.

Noter l'histoire médicale

Découvrir l'histoire médicale d'une personne est tout aussi important que de comprendre pourquoi elle désire être traitée, car cela mettra en lumière son état présent. Toutes les affections suivent un modèle : certaines choses qu'un patient fait aggravent la maladie, d'autres l'atténuent. Par exemple, le café aggrave les états inflammatoires de la peau comme l'eczéma. En sachant cela, on peut adapter le traitement pour prêter une attention particulière aux points réflexes du foie et du rein, tout en conseillant au patient d'éviter le café pour voir si son eczéma s'apaise progressivement.

Noter l'histoire médicale permettra aussi de vérifier toute contre-indication. Le traitement ne doit pas être administré pendant le premier trimestre de la grossesse, en cas de haute fièvre, de gangrène ou de maladie infectieuse telle que la tuberculose. D'autres fois, un traitement très léger est nécessaire pour ne pas susciter une crise de guérison (voir

L'IMPORTANCE DE LA CONFIDENTIALITÉ

Lorsqu'on traite des patients, des amis ou des membres de la famille, il faut noter leur histoire médicale. La confidentialité est à mentionner avant de commencer, afin d'établir une relation de confiance et de professionnalisme dès le départ.

page 92), une contusion ou induire une douleur ultérieure.

Plan de traitement

L'histoire médicale du patient fournit la base du plan de traitement : la fréquence des séances (quotidiens, trois fois par semaine ou une fois par semaine), les zones où le stress est le plus manifeste dans le corps, l'identification des réflexes correspondants.

Pression

Il faut échauffer toujours ses mains avant de les placer sur les pieds du patient. La pression doit aller de douce à ferme, selon la personne traitée. Une prise gentille sur les pieds réconfortera le patient pendant qu'on

Comprendre le modèle des symptômes du patient aide à identifier la cause de son problème.

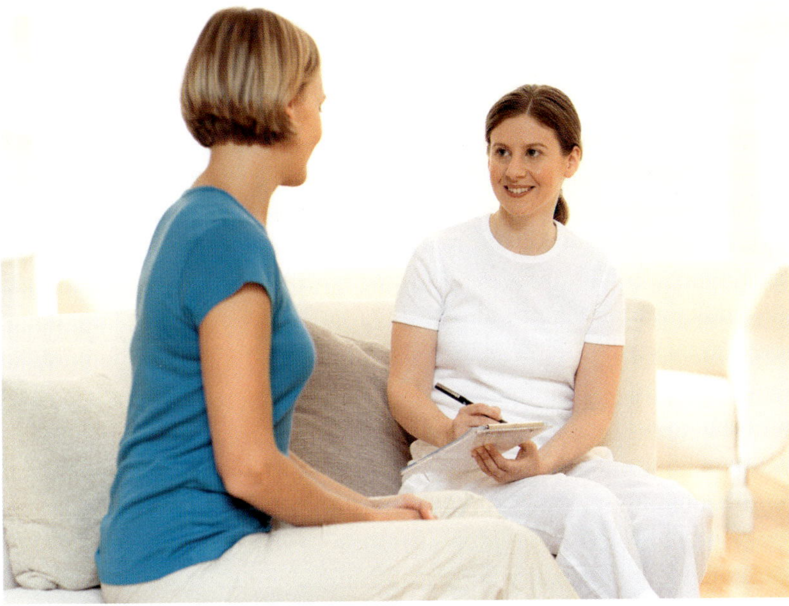

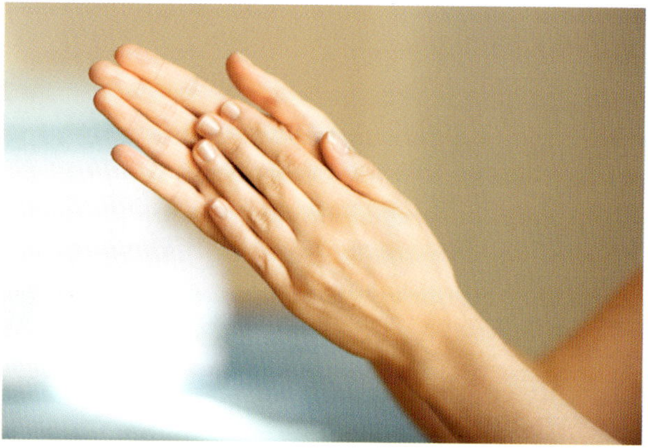

Il est important d'échauffer ses mains avant d'administrer un traitement.

le traite. Si la pression est excessive, on risque d'endommager ses pouces ou de faire mal au patient. La pression doit être adaptée en fonction de ce qui se passe au cours du traitement afin d'éviter toute gêne.

Si une zone est douloureuse au toucher, cela signale que la zone correspondante du corps fonctionne mal. Si le patient montre qu'il n'est pas à l'aise, la pression doit être diminuée immédiatement et la zone ou le point réflexe stimulé pendant 10 autres secondes, laps de temps après lequel la gêne disparaît normalement.

Si on traite une personne malade, âgée ou très jeune, la pression doit être légère. Si un patient a eu une crise de guérison après le traitement précédant, la pression doit être plus légère lors des séances suivantes. S'il prend des analgésiques ou des drogues douces, ceux-ci sont susceptibles de désensibiliser les points réflexes des pieds – on évite donc d'utiliser une pression ferme. Une bonne astuce pour fortifier ses mains et les garder saines est de tenir le pouce aussi proche de la main que possible durant tout le traitement, ce qui diminue par ailleurs le risque de blessures des muscles et du poignet.

Sensations de toucher

Les sensations perçues durant le traitement varient d'après la santé du patient au moment respectif. Si une partie de son corps ne fonctionne pas bien, la zone réflexe sera sensible. Les réactions du patient varient d'une douleur sourde ou d'une gêne à un élancement ; dans ce cas, il s'agit d'un cristal (voir ci-dessous). Les sensations éprouvées deviennent moins douloureuses à mesure que les traitements se poursuivent et que la zone affectée du corps devient plus forte.

Si une zone semble sensible, on doit décrire en douceur de petits cercles dessus avec le pouce, jusqu'à ce que la gêne disparaisse. Si on perçoit des cristaux, on dissipe autant que possible. Plusieurs traitements seront cependant nécessaires pour dissiper tous les cristaux. La liste suivante permet de vérifier les sensations à mesure de leur perception :

- Éclatement, comme un emballage à bulles
- Cristaux qui semblent être du sucre ou du sable quand on les dissipe
- Zones spongieuses
- Zones semblant vides
- Sensation de présence de grumeaux
- Sensation de présence de granules
- Zones dures.

Visualisation pour la guérison

Au moment de commencer le traitement, le praticien se concentre sur l'endroit où il est maintenant dans son mental et dans son corps. Il est important de vivre de manière heureuse et optimiste, car on doit pouvoir diriger en permanence son mental dans une direction positive et bénéfique et aider les autres à faire pareil. Quoi qu'il arrive, il faut s'efforcer de se créer une vie pleine de joie.

En fermant les yeux, on fait partir une lumière positive depuis le centre de son corps, en la faisant rayonner à travers ses bras, ses jambes, ses orteils et ses doigts. Maintenant, on est prêt à commencer le traitement.

DURÉE CONSEILLÉE DE LA SÉANCE

Installer la scène	5 à 10 minutes
Noter l'histoire médicale	5 à 20 minutes
Techniques de relaxation	5 minutes
Traitement de base du pied par la réflexologie	15 à 30 minutes
Techniques de relaxation à la fin	5 minutes
Réaction après le traitement	5 à 10 minutes

Soins après le traitement

Pendant le traitement, certains réflexes se sont montrés douloureux pour le patient ou des cristaux ont été détectés dans le pied. Cela signifie qu'il y a eu, il y a ou il y aura un déséquilibre dans la partie correspondante du corps, et signale qu'un point réflexe est mal équilibré.

Parfois, on peut s'attendre à ce qu'un réflexe soit sensible – par exemple, si la personne a souffert de maux de tête, les points réflexes de la tête, de l'occiput et du cou seront déséquilibrés. Toutefois, si la raison de la sensibilité n'est pas connue, on doit l'identifier en passant par une approche holistique. Quels aspects du mode de vie du patient ont affecté son bien-être, sa santé ou le fonctionnement d'une partie de son corps ?

Identifier les problèmes

Pour commencer, on explique au patient que certains de ses points réflexes peuvent être déséquilibrés par les problèmes dont il a parlé. Par exemple, s'il souffre de brûlures d'estomac, le point réflexe de l'œsophage sera sensible. Pour les réflexes déséquilibrés sans raison apparente, le patient doit répondre à quelques questions :

1 Pendant le traitement, ce point réflexe particulier a été douloureux – peut-il faire penser à une raison ?
2 Un problème s'est déjà manifesté ou se manifeste dans cette zone ?
3 Un médicament non mentionné a-t-il été pris ?
4 Un sport ou un élément du mode de vie peut-il affecter d'une manière ou d'une autre cette zone ?

Une fois ces questions clarifiées, on peut faire quelques suggestions simples de vie qui aideront le patient à accroître son énergie, diminuer son stress ou améliorer son alimentation – parmi elles, exercice, bains chauds avant de dormir, consommation de plus de fruits et de légumes. Bien entendu, certaines questions n'auront pas de réponse. Mieux vaut demander au patient de faire attention aux zones faibles pour ne pas aggraver les problèmes et l'envoyer consulter un médecin, si nécessaire.

La séance s'achève en couvrant les pieds du patient avec une serviette, en se lavant les mains et en lui offrant un verre d'eau pour éliminer toute toxine libérée pendant le traitement de réflexologie.

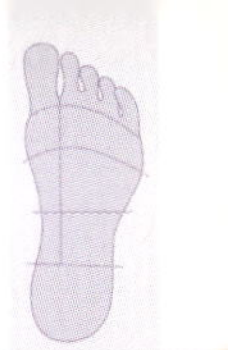

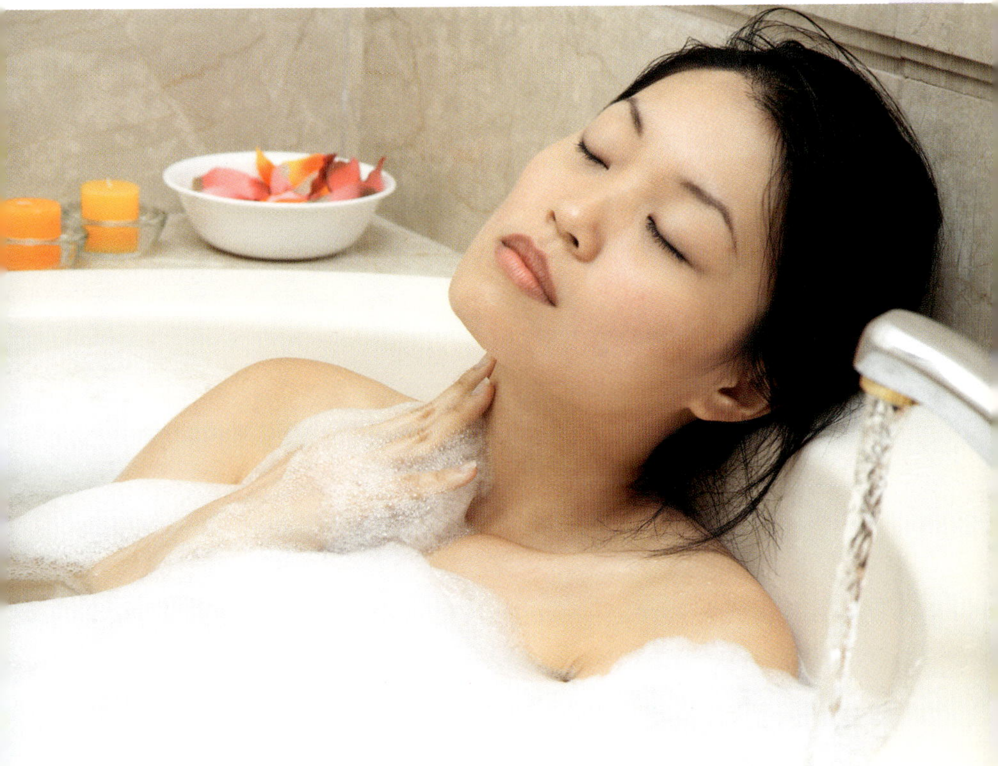

Prendre un bain chaud avant de se mettre au lit peut atténuer les troubles du sommeil.

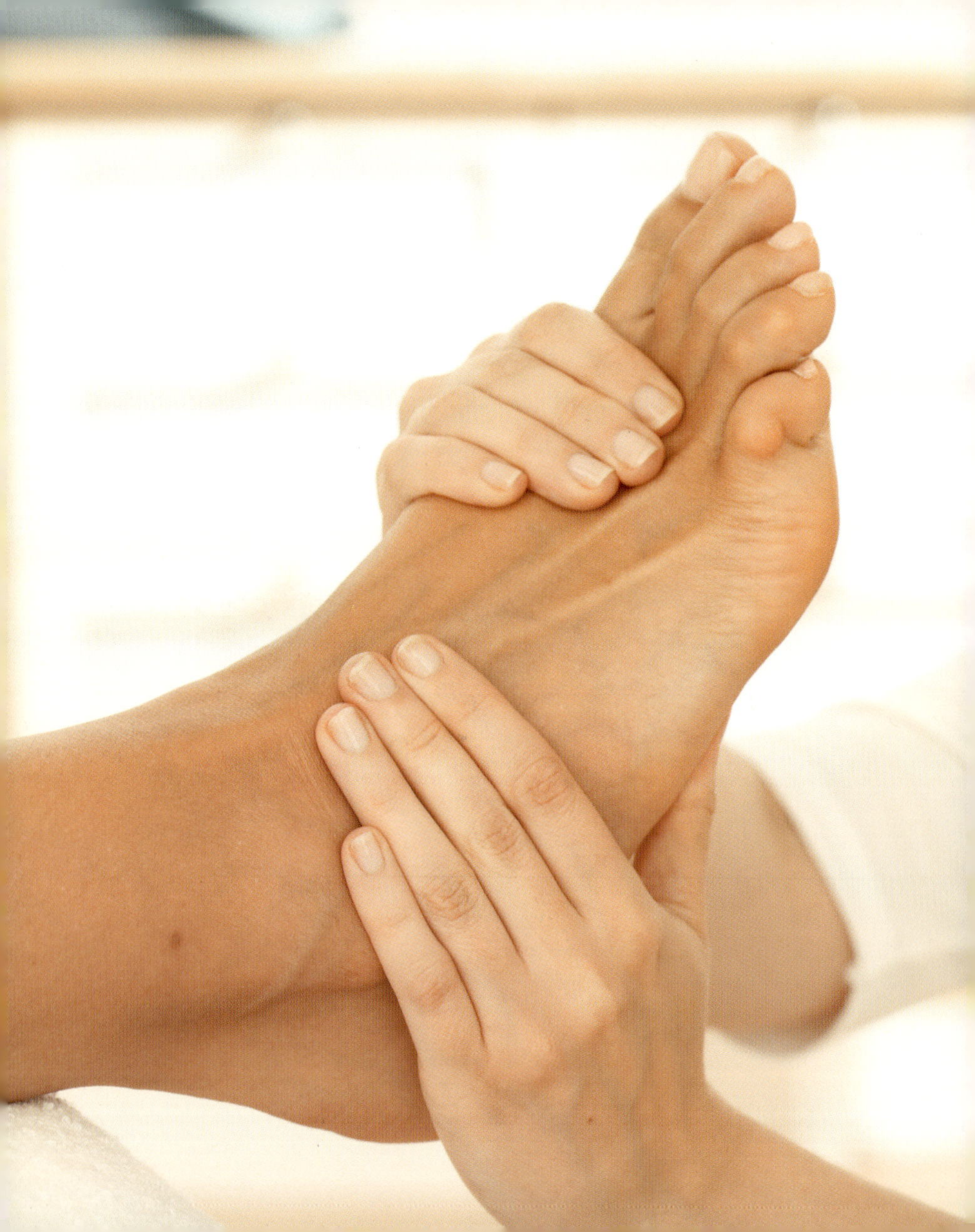

QUATRIÈME PARTIE

Traiter les pieds

Travailler sur les pieds

Cette partie explique comment administrer un traitement efficace de réflexologie sur le pied. On doit faire en sorte que le traitement soit une expérience aussi agréable que possible, pour le praticien et pour le patient. Les traitements spontanés sur les amis et les membres de la famille sont généralement très réussis. La durée du traitement varie de dix minutes (pour un jeune enfant) à une heure (pour un adulte).

Un traitement administré avec la bonne intention apaise et équilibre, tout en fournissant de l'énergie vitale. La « bonne intention » est simplement le désir de guérir la personne traitée. Pour atteindre cet état du mental, du corps et de l'âme, on commence le traitement par une respiration énergétique interne (voir page 123) et on passe un peu de temps à respirer de concert avec le patient. Ce faisant, on perçoit les énergies imprégner son corps, l'entourant d'une lumière curative blanche.

Disperser les cristaux

La réflexologie est l'une des thérapies complémentaires les plus astucieuses, car à mesure de l'administration du traitement, on découvre des indices concernant l'état de santé du patient. Ces indices apparaissent sous forme de cristaux dans les points ou les zones réflexes, ou aux endroits où le patient ressent une gêne, signalant qu'il y a, il y a eu ou il y aura un problème dans la zone correspondante du corps. Parfois, leur présence est attendue en raison de ce qu'on sait de la santé du patient, mais d'autres fois on découvre des problèmes que celui-ci n'a pas mentionnés.

En se servant des pouces et des autres doigts, il faut dissiper pendant le traitement les cristaux découverts dans les pieds. Cela stimule le pouvoir curatif du corps contribuant à la restauration de la santé. Après le traitement, on peut envoyer le patient chez son médecin ou chez un spécialiste qui le conseillera quant à l'alimentation, à la posture, etc. Il faut garder à l'esprit que la réflexologie ne pose pas de diagnostic ni ne soigne.

Le traitement doit débuter par petites étapes, le praticien se fiant à ses capacités.

L'intention de guérir la personne traitée est un aspect important du processus.

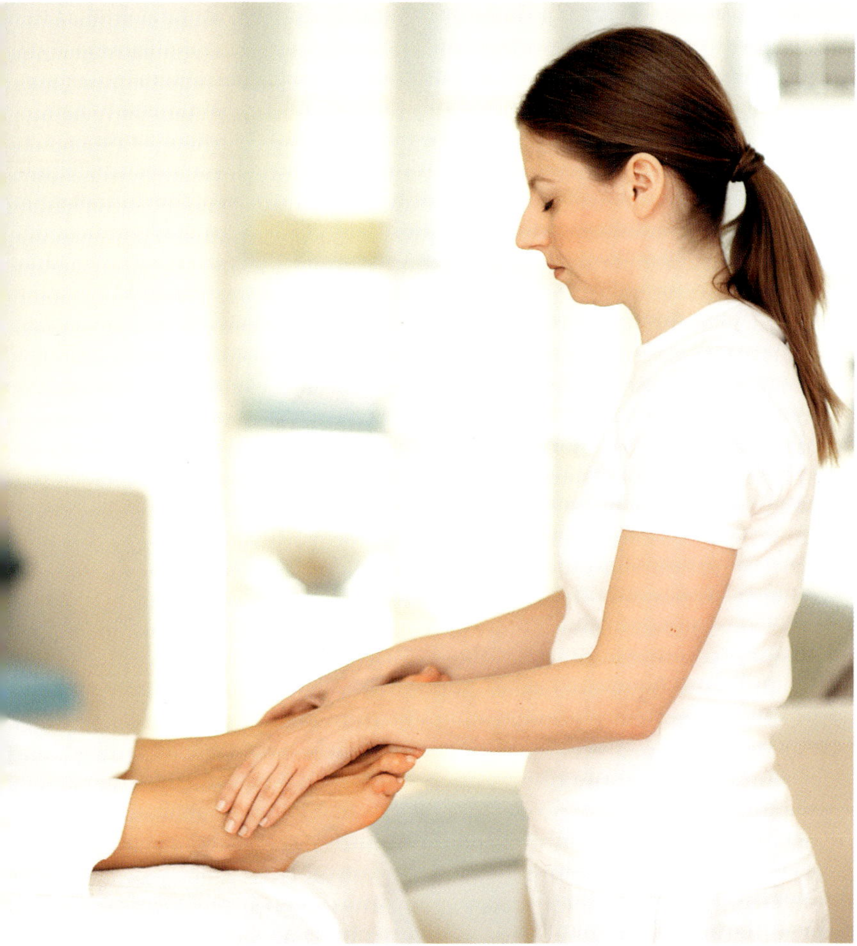

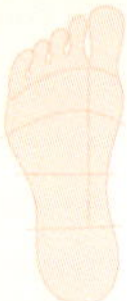

Relaxer les pieds

Ces quelques pages présentent une série de mouvements conçus pour le confort et la dissipation de la tension – non seulement dans les pieds, mais aussi dans l'ensemble du corps.

Ces mouvements peuvent être utilisés pour débuter et achever un traitement. Certaines personnes, par exemple celles plus âgées, préféreront que ces mouvements durent plus longtemps, car ils contribuent à apaiser la douleur et la gêne et intensifient la circulation. Ces techniques de relaxation conviennent en tant que telles pour les jeunes enfants, éléments d'une routine du soir qui les aidera à mieux dormir. La durée passée à ces mouvements est déterminée intuitivement, en tentant de répondre aux besoins immédiats de la personne traitée.

Le pied droit est traité en premier, suivi du gauche. Les mouvements doivent couler l'un de l'autre, grâce à un toucher léger et assuré. Quelques indications sont données pour favoriser l'efficacité de chacun.

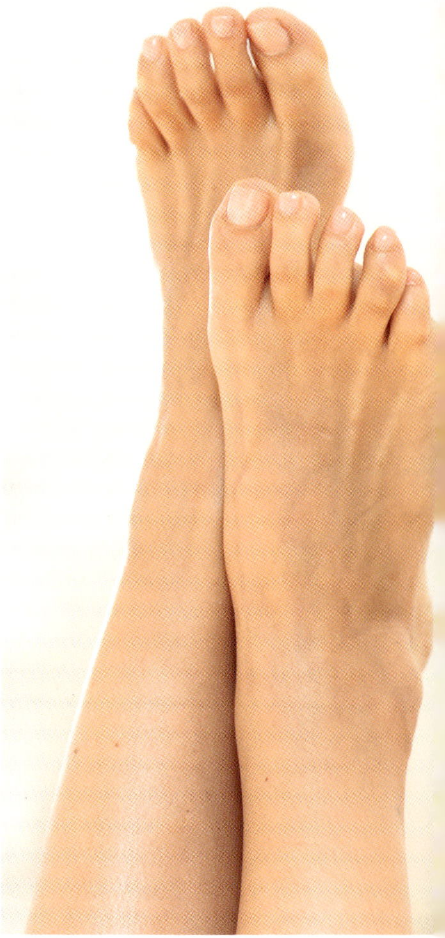

Lorsqu'on administre un traitement, on doit se concentrer d'abord sur la relaxation des pieds.

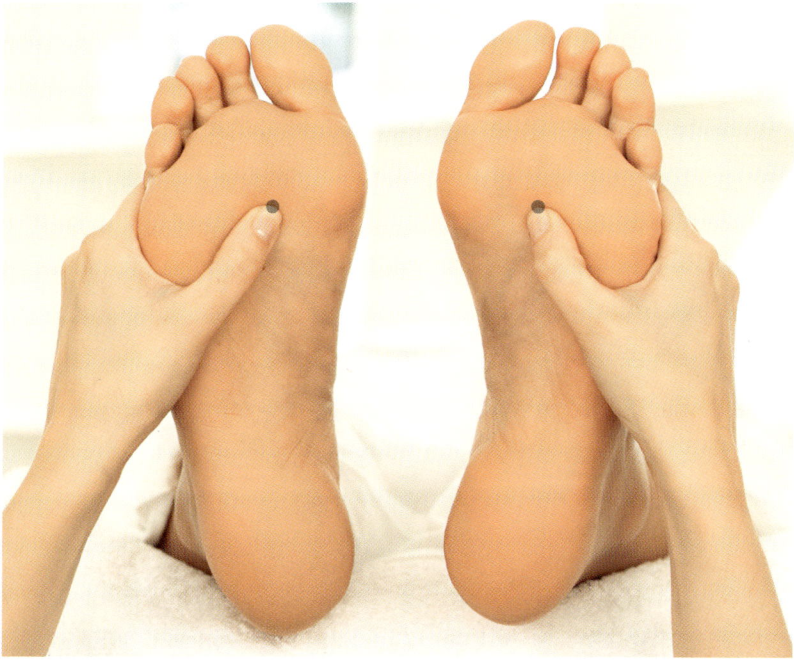

RESPIRATION DE L'ÉNERGIE INTERNE

Placez votre pouce gauche sur le point réflexe du plexus solaire sur le pied droit du patient et votre pouce droit sur le point réflexe du plexus solaire sur son pied gauche. Centrez-vous un moment en fermant les yeux et concentrez-vous sur les énergies descendant depuis la tête vers les doigts et les orteils du patient.

Demandez au patient de prendre une inspiration profonde pendant 5 secondes et de la retenir pendant 5 autres secondes alors que vous décrivez de petits cercles sur le réflexe du plexus solaire. Demandez-lui ensuite d'expirer pendant 5 secondes et diminuez la pression sur ce réflexe. Inspirez et expirez de concert avec le patient. Prenez une inspiration apaisante pour créer l'intention et l'énergie nécessaires au traitement. Répétez ce mouvement 4 fois.

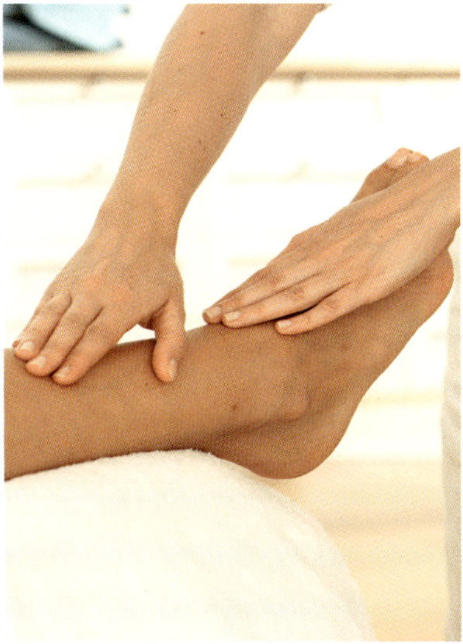

TOUCHER DE L'ANGE

Placez vos paumes sur le pied droit du patient et faites-les monter en douceur sur sa jambe, puis redescendre. Vos mains travaillent ensemble avec une pression moyenne. Traitez ensuite son pied gauche. Continuez ce mouvement pendant 1 minute sur chaque pied.

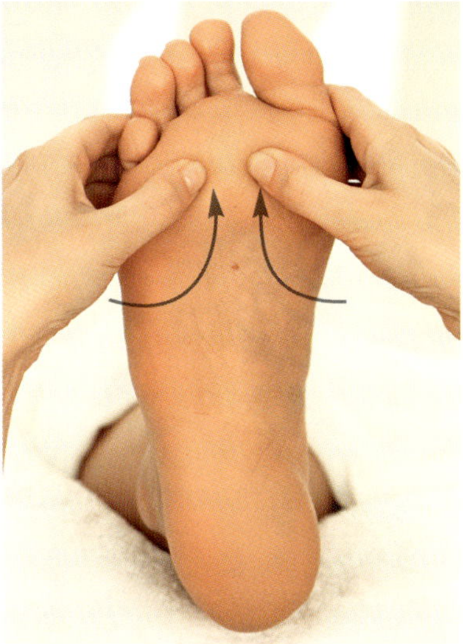

LE SOUFFLE D'APOLLON

Placez vos mains sur le pied droit du patient, doigts sur l'aspect dorsal, pouces sur l'aspect plantaire. Les pouces écartés de 2,5 cm sont dans la zone du poumon. Tirez doucement les doigts vers vous, tout en appuyant un peu plus sur les pouces. Demandez au patient de visualiser son inspiration atteignant et guérissant la zone de son corps qui a le plus besoin d'aide. Effectuez ce mouvement 5 fois. Traitez ensuite son pied gauche. Continuez pendant 30 secondes sur chaque pied.

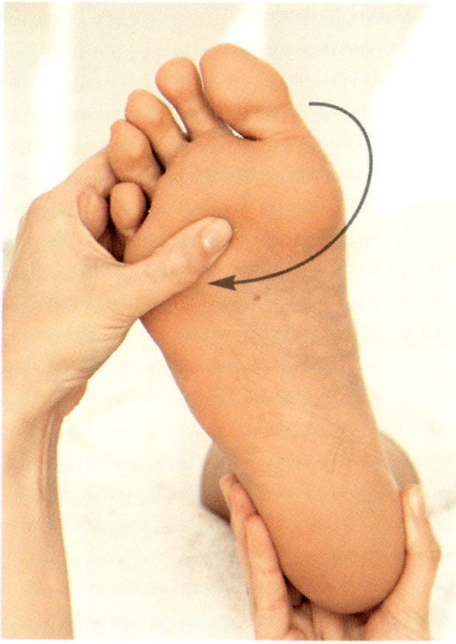

ORBE D'ATLAS

Soutenez le pied droit du patient d'une main placée sous le talon. Votre autre main tient le pied juste sous les orteils et le fait tourner doucement, d'abord dans le sens des aiguilles d'une montre, puis dans le sens opposé, en traçant de grands cercles. Traitez ensuite son pied gauche. Continuez ce mouvement pendant 30 secondes sur chaque pied.

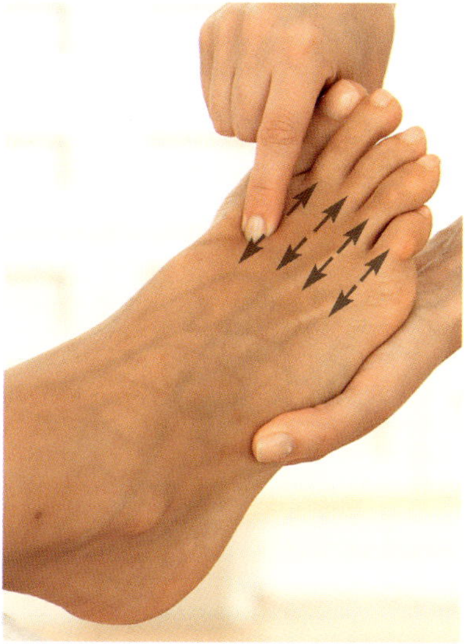

TRACTION DE POSÉIDON

Placez votre index sur l'aspect dorsal, votre pouce sur l'aspect plantaire du pied droit du patient, entre le gros orteil et le deuxième orteil. Secouez en montant dans le sillon séparant les orteils. Arrêtez quand vous êtes arrivé aussi loin que possible. Appliquez une petite pression et revenez en glissant à la base du gros orteil et du deuxième orteil. Traitez ensuite son pied gauche. Continuez ce mouvement pendant 30 secondes sur chaque pied.

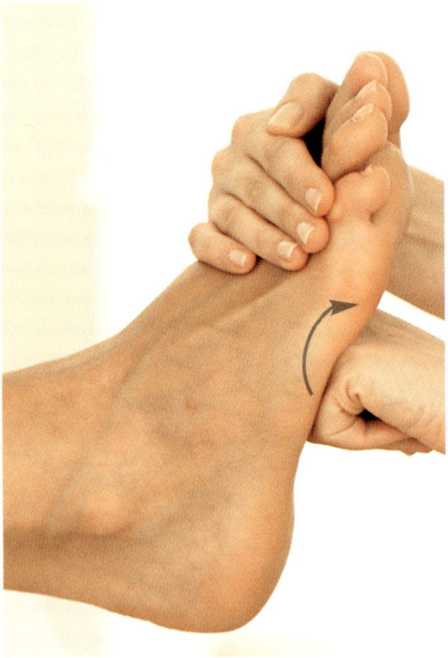

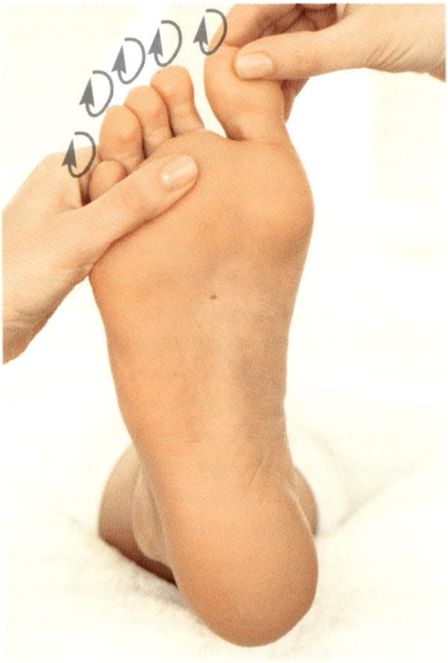

TORNADE CURATIVE

Soutenez le pied droit du patient d'une main et décrivez de votre autre main de petits cercles en montant la moitié de son aspect dorsal. Élargissez progressivement les cercles pour couvrir l'ensemble du pied. Répétez 5 fois avec une pression moyenne et, ce faisant, imaginez l'énergie curative s'accumuler dans vos mains, les préparant à l'administration du traitement ; vos mains deviennent parfois chaudes. Traitez ensuite le pied gauche. Continuez ce mouvement pendant 30 secondes sur chaque pied.

ROTATION DE L'ORTEIL

Soutenez le pied droit du patient et utilisez votre index et votre pouce sur son gros orteil pour décrire de petits cercles dans le sens des aiguilles d'une montre et dans le sens opposé. Répétez avec le deuxième orteil, le troisième, le quatrième et le petit. Traitez ensuite son pied gauche. Continuez ce mouvement pendant 30 secondes sur chaque pied.

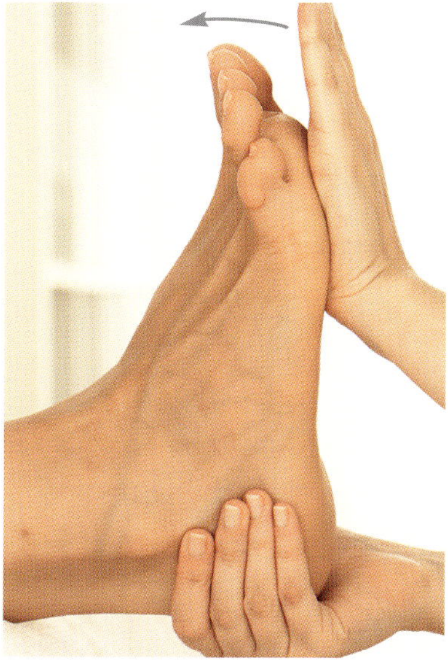

ÉTIREMENT D'HERMÈS

Soutenez le pied droit du patient d'une main. En utilisant votre autre main, poussez doucement son pied en arrière et étirez le tendon d'Achille. Maintenez 10 secondes. Traitez ensuite le pied gauche. Continuez ce mouvement pendant 30 secondes sur chaque pied.

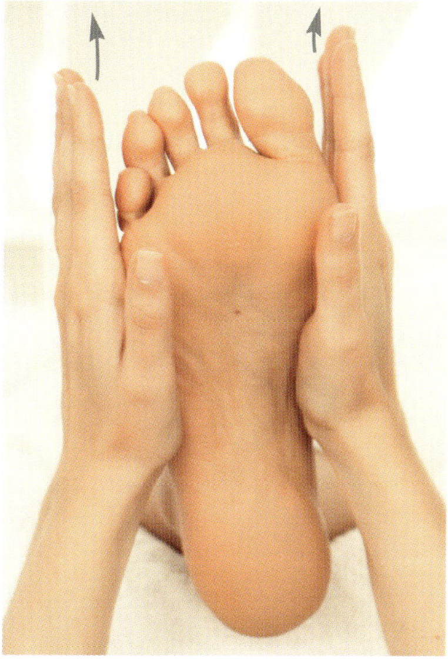

MONTÉE DU PHÉNIX

Placez vos paumes des deux côtés du pied droit du patient. Roulez gentiment vos mains depuis le sommet du pied jusqu'au talon. Tenez le talon et ramenez doucement vos mains vers le sommet du pied. Répétez ce mouvement puissant 5 fois. Traitez ensuite son pied gauche. Continuez ce mouvement pendant 30 secondes sur chaque pied.

Techniques de base

Les pages suivantes présentent quatre techniques de réflexologie puissantes qui aideront à accéder aux points réflexes. Plus on pratique ces techniques, plus la séquence sera fluide – pour la relaxation du patient, il est important de créer un flux régulier.

Le choix de la pression appropriée vient avec le temps, car elle varie pendant la séance de réflexologie. Généralement, si une personne ne se sent pas bien, si elle est âgée, si elle est très jeune, la pression doit être légère, pour éviter le déclenchement d'une crise de guérison (voir page 92). L'allure doit rester inchangée durant l'ensemble du traitement.

Soutenir le pied

Il est important de bien soutenir le pied du patient afin de s'assurer que celui-ci est confortable durant le traitement. Un maintien calme et réconfortant de son pied incitera le patient à se sentir en sécurité et détendu. La pression doit être légère à moyenne.

Le secret d'un bon soutien est d'utiliser une main pour administrer la réflexologie, une main pour soutenir le pied : une main travaille, l'autre soutient. La main de soutien est posée sur le dos de la main, du pouce ou du doigt actif. De cette façon, on a toujours la certitude que le pied du patient est à l'aise.

Si on utilise excessivement les pouces, on risque une lésion de surmenage ou un syndrome du canal carpien. Le meilleur conseil est de garder le pouce près de la main pendant autant du traitement que possible. Si la main ou le pouce fait mal, on doit diminuer la pression. Certains des meilleurs traitements qui m'ont été administrés l'ont été avec un toucher léger, qui traite la cause d'un symptôme, souvent le stress.

Si on utilise pendant la séance la pulpe du pouce au lieu de son bout, on constatera que le traitement reçu est bien plus relaxant.

Apprendre à faire appel au degré correct de pression pour un patient vient avec l'expérience – la pression est allégée pour s'adapter à la situation et aux besoins du patient.

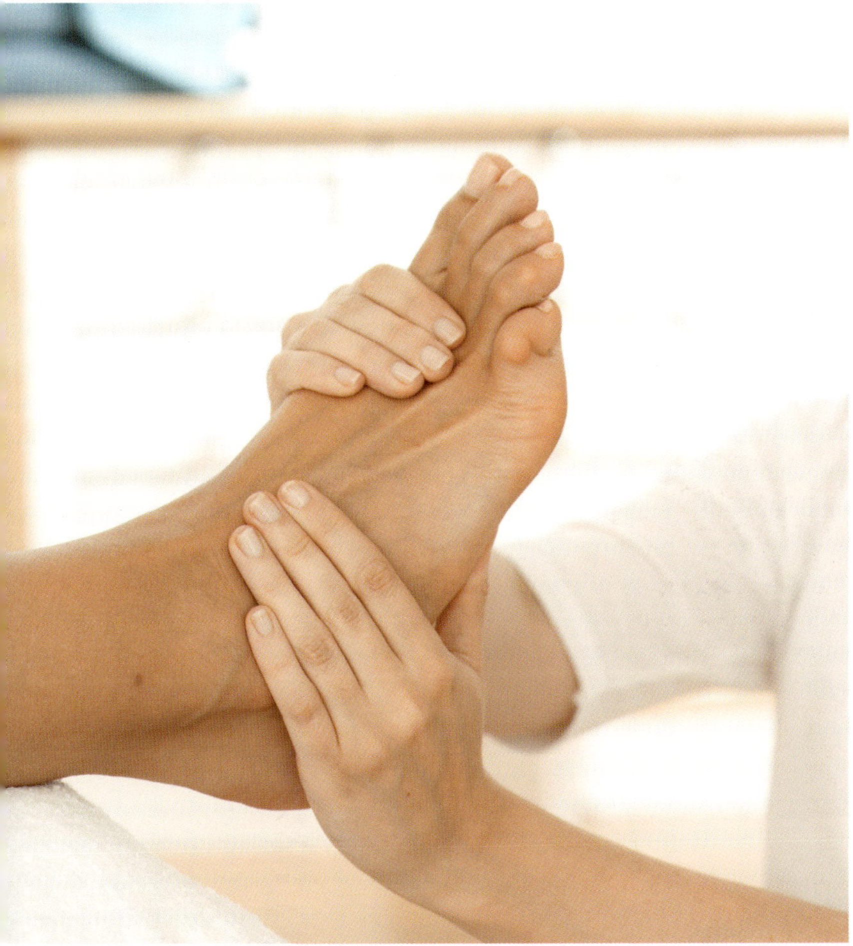

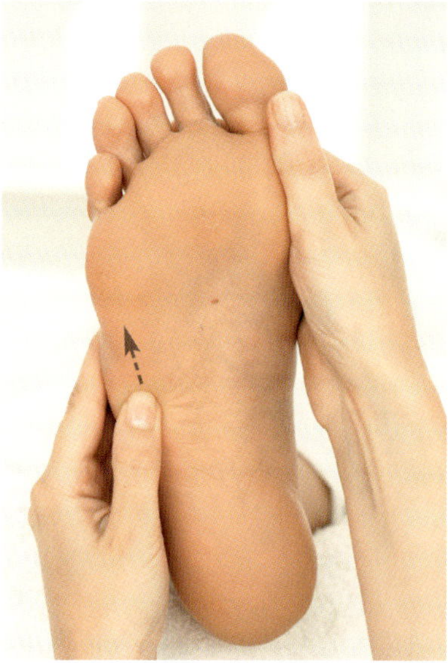

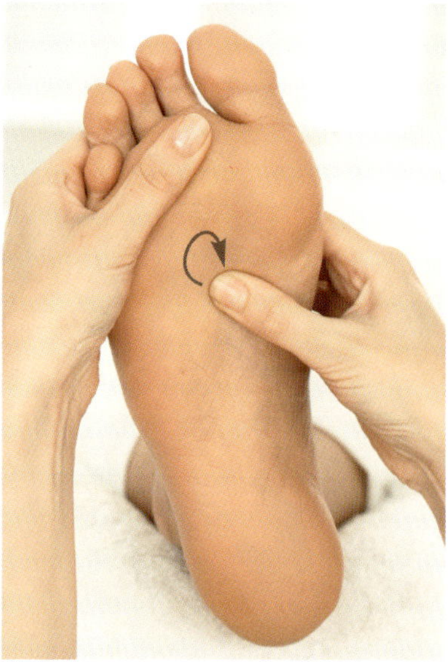

REPTATION

Le pouce (ou un autre doigt) avance en se pliant et en se tendant (ce qui constitue une étape). Le mieux est d'utiliser la pulpe du pouce. Le pouce (ou un autre doigt) traverse le pied par de toutes petites étapes, dans la direction de l'ongle (jamais dans l'autre sens). Le but est de découvrir les cristaux sur une zone réflexe et de les dissiper. Cette technique utilise généralement une pression moyenne.

CERCLES

En travaillant sur un point réflexe, utilisez le pouce (ou un autre doigt) pour décrire des cercles. En plus de stimuler un point, ceux-ci activent les mécanismes d'autoguérison aidant les diverses parties du corps à travailler au niveau optimal. Quand vous trouvez des cristaux, utilisez les cercles pour les dissiper et ouvrir les voies énergétiques. Cette technique se sert généralement d'une pression moyenne et est exercée sur un point de 6 à 20 secondes.

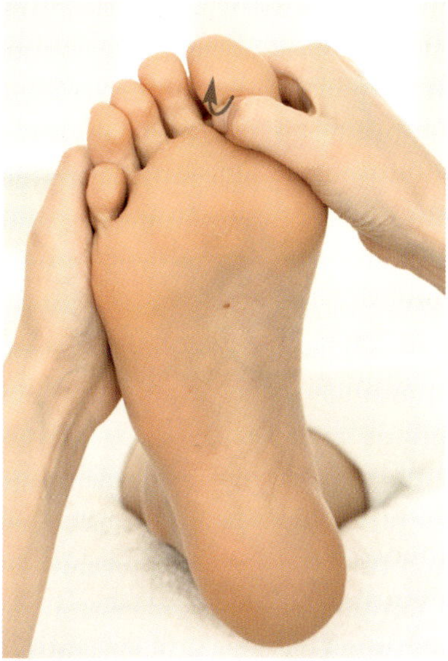

CROCHET

Utilisez cette technique pour accéder aux points réflexes cachés sous les tissus et les muscles. Formez un crochet en pliant le pouce, puis placez la pulpe de celui-ci sur un point réflexe. Le crochet creuse dans ce point. Traitez le point réflexe en déplaçant doucement votre pouce pour dissiper les dépôts d'acide urique et de calcium. Cette technique utilise généralement une pression moyenne.

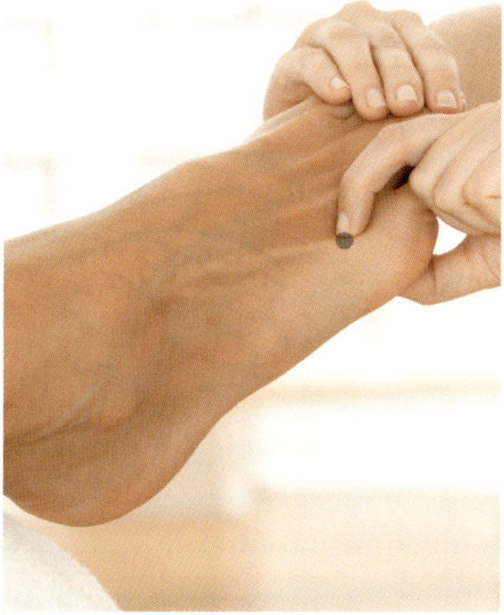

SECOUSSE

Cette technique aide à accéder à un point réflexe profond et fatigue moins le pouce. Placez votre index sur l'aspect dorsal du pied et votre pouce sur son aspect plantaire. Utilisez l'index pour secouer en montant la zone et osciller en avant et en arrière sur un point. Technique très utile si vous ne pouvez pas utiliser les pouces pour une raison ou une autre. Cette technique se sert généralement d'une pression moyenne et est exercée sur un point de 6 à 20 secondes.

Référence rapide

Ces quelques diagrammes permettent de s'orienter rapidement et de se familiariser avec les points avant de commencer un traitement. Une consultation rapide de ces diagrammes facilitera le suivi du traitement général du pied (voir pages 136 à 167). On doit aussi se référer aux pages 40 à 49 pour revoir les divers diagrammes de réflexologie du pied.

Les zones du corps

La zone 1 commence au gros orteil, la zone 5 finit au petit orteil. La zone 1 est la plus importante du corps, car elle comporte le système nerveux central, la colonne vertébrale, l'hypophyse, le cerveau et les organes reproducteurs. Généralement, la zone 1 est la plus sensible.

Les os du pied

Avant de commencer le traitement, mieux vaut relire les pages 54 à 57 pour se remémorer les os du pied, car si un traitement exige de travailler sur un métatarse précis, il faut connaître sa position.

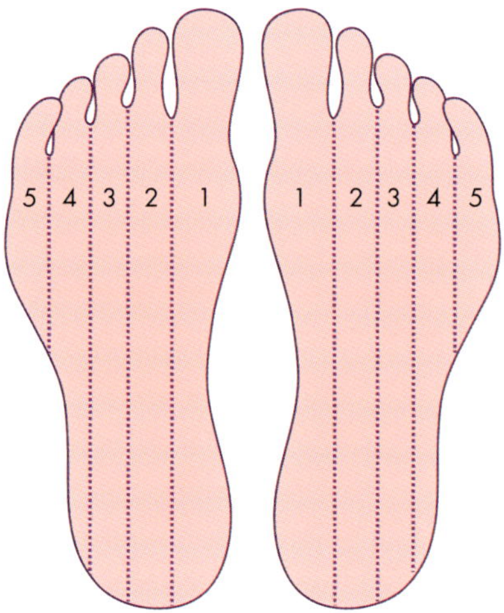

Zone 1 – gros orteil
Zone 2 – deuxième orteil
Zone 3 – troisième orteil
Zone 4 – quatrième orteil
Zone 5 – petit orteil

ASPECT PLANTAIRE – PIED DROIT ASPECT PLANTAIRE – PIED GAUCHE

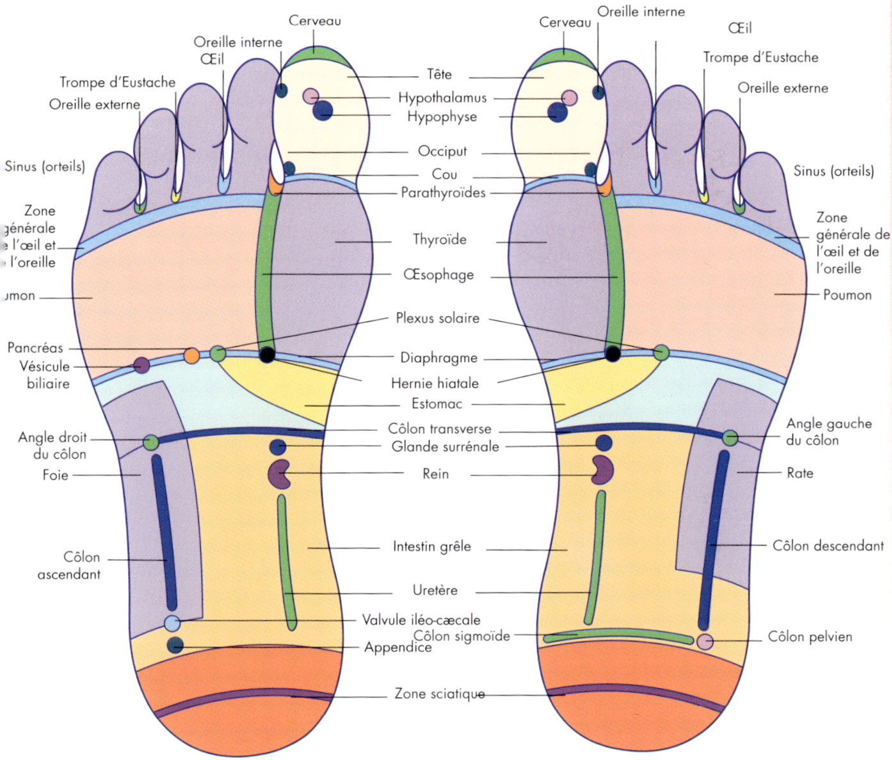

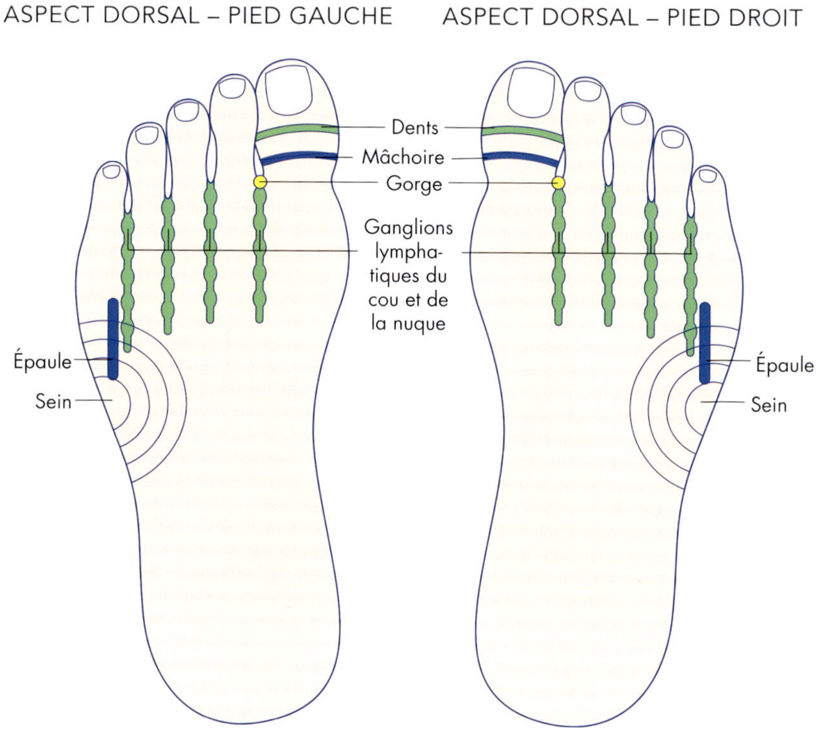

DIRECTION DE PRESSION

Sur les illustrations de ce livre se rapportant au traitement de réflexologie, la direction de pression est montrée par une ligne en pointillé. La pression doit varier en fonction de la personne qu'on traite. On doit toujours utiliser une pression légère sur les enfants, les personnes âgées et les malades.

DIAGRAMME MÉDIAL DU PIED

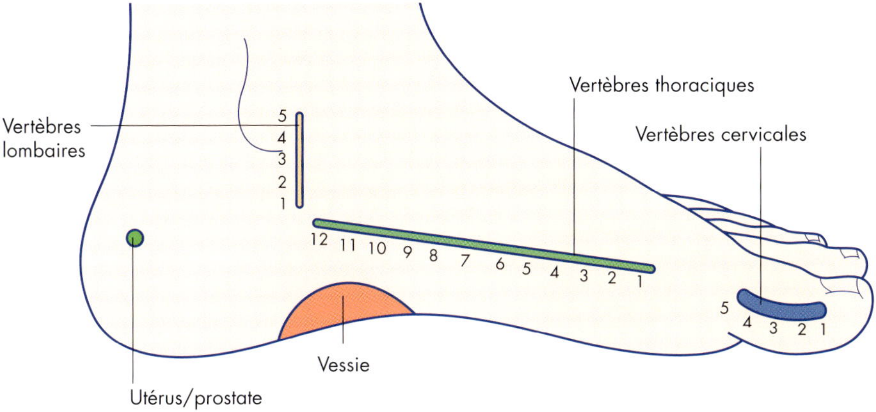

DIAGRAMME LATÉRAL DU PIED

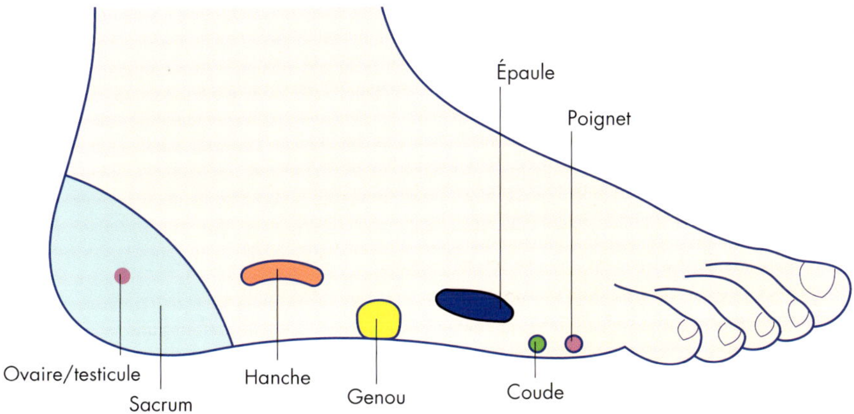

Traitement général du pied

On commence et on finit le traitement par les techniques de relaxation décrites aux pages 122 à 127. La séquence suivante est administrée d'abord au pied droit, puis au gauche, avec des mouvements lents et assurés. Une fois le travail terminé sur le pied droit, on couvre celui-ci d'une serviette pour le garder au chaud et confortable pendant qu'on travaille sur le pied gauche.

Le traitement général du pied est conçu pour créer un sentiment de relaxation absolue, ainsi que pour soulager les symptômes des affections les plus connues. L'utilisation de cette séquence d'une à trois fois par semaine fortifie le système immunitaire, l'aidant à combattre les infections et les maladies. L'ensemble du traitement prend environ 30 minutes. La pression est légère sur tous les points réflexes, et on tient toujours compte de toute contre-indication.

Cristaux et écologie du corps

Il faut garder à l'esprit que tout cristal découvert doit être dissipé. Si le patient ressent une douleur, la pression diminue pour éviter d'autres gênes et la zone est traitée légèrement. Les cristaux et la douleur indiquent un point réflexe déséquilibré, ce qui signifie qu'il y a eu, qu'il y a et probablement qu'il y aura un problème dans la zone correspondante du corps.

Parfois, le praticien gère simplement l'écosystème du corps : quelque chose dans l'environnement du patient a modifié la physiologie de son corps, par exemple, un changement dans l'alimentation, plus ou moins d'exercice, un stress intervenu au cours de la semaine.

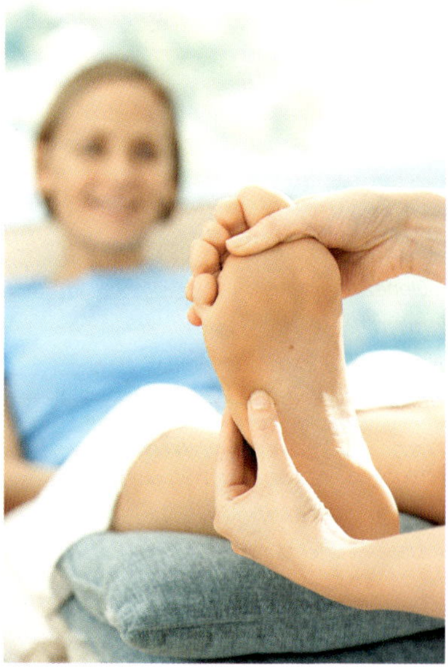

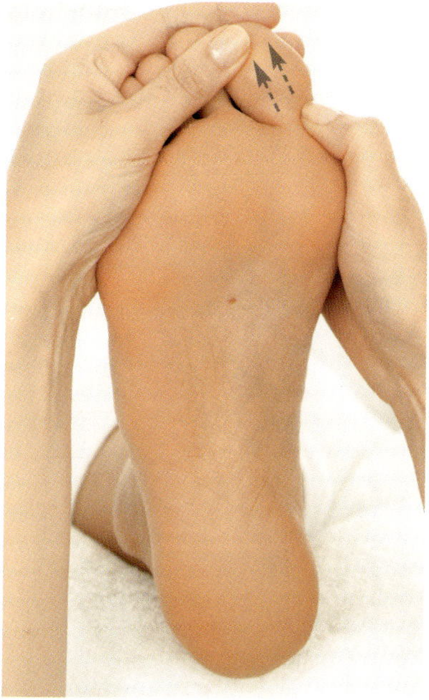

ZONE RÉFLEXE DE LA TÊTE

Soutenez le gros orteil du patient avec les doigts d'une main. Utilisez votre autre pouce pour monter par petites étapes depuis la ligne du cou jusqu'au sommet du gros orteil. Répétez plusieurs fois en montant sur l'orteil, excellent point réflexe pour soulager les maux de tête ou les problèmes affectant cette région.

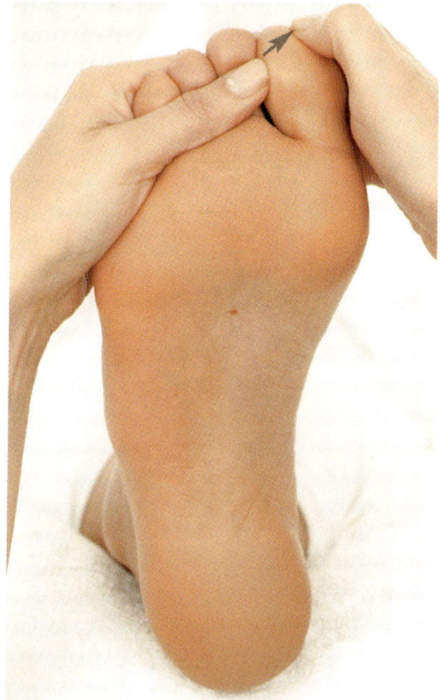

ZONE RÉFLEXE DU CERVEAU

Soutenez le gros orteil du patient avec les doigts d'une main. Utilisez le pouce de votre main active pour effectuer une reptation par petites étapes le long du sommet du gros orteil. Répétez 6 fois ce mouvement, qui confère un sentiment de bien-être et d'équilibre, en plus de soulager les maux de tête et le stress. La zone réflexe du cerveau peut aussi aider à combattre la dépression et à affronter la vie de façon positive.

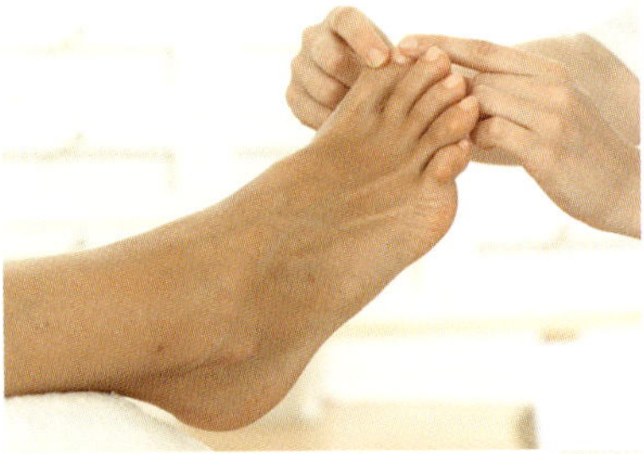

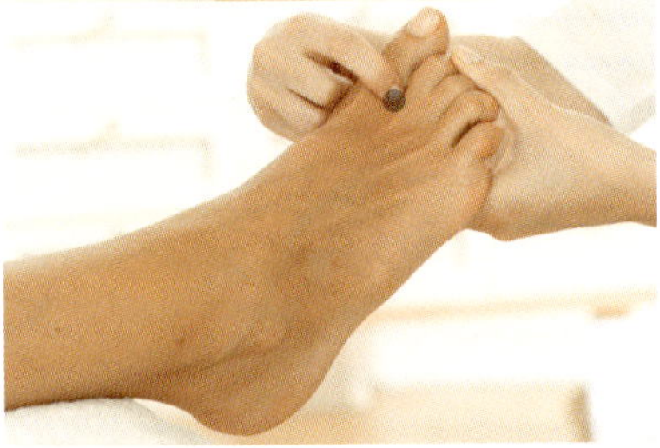

ZONES RÉFLEXES DES DENTS ET DE LA MÂCHOIRE / POINT RÉFLEXE DE LA GORGE

Soutenez le pied du patient d'une main. Pour les dents, en partant juste d'au-dessous de l'ongle, utilisez votre index pour une reptation horizontale à travers le gros orteil. Répétez 3 fois. Pour la zone réflexe de la mâchoire, en partant juste d'au-dessous de la jointure du gros orteil, utilisez votre index pour une reptation horizontale à travers celui-ci. Répétez 3 fois. Appuyez sur le réflexe de la gorge et décrivez de petits cercles pour le traiter. Établissez un contact visuel avec le patient, afin de pouvoir diminuer la pression si nécessaire. Ce point réflexe soigne tout état affectant la gorge.

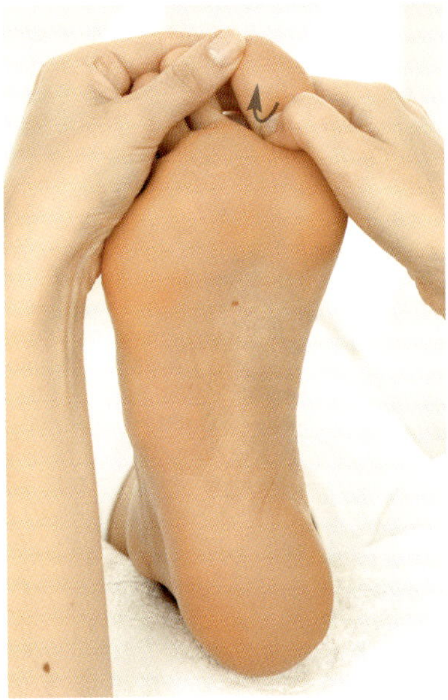

POINT RÉFLEXE DE L'OCCIPUT

Soutenez le pied droit du patient, puis effectuez une reptation horizontale avec votre pouce droit le long de la base du gros orteil et exercez un crochet pendant 10 secondes sur le sillon entre celui-ci et le deuxième orteil. Ce point est sensible chez la plupart des gens, car les stress quotidiens affectent la base du crâne.

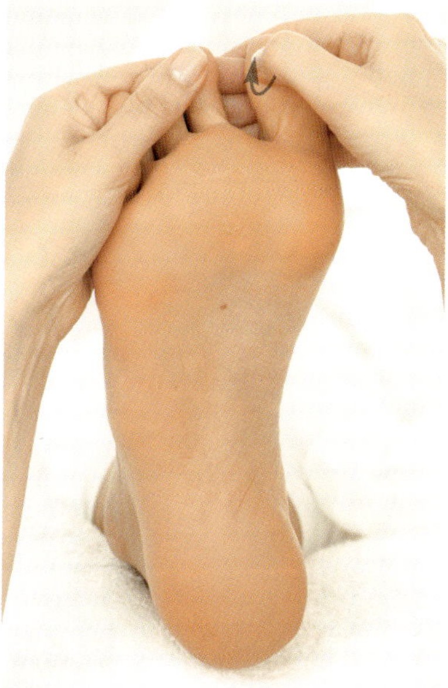

POINT RÉFLEXE DE L'OREILLE INTERNE

Effectuez deux grandes reptations en montant vers le sommet de l'orteil du patient depuis le point réflexe de l'occiput. Placez votre pouce sur le réflexe de l'oreille interne et exercez un crochet dessus pendant 10 secondes.

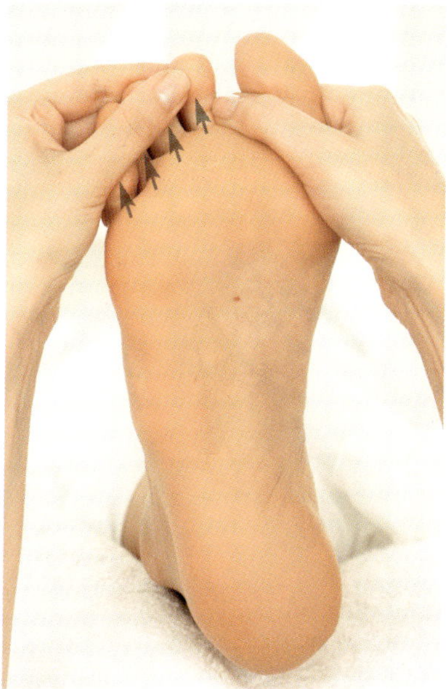

ZONE RÉFLEXE DES SINUS

Soutenez les orteils du patient d'une main. Utilisez votre autre pouce pour monter sur l'aspect médial des orteils, puis sur leur aspect latéral, en partant du deuxième orteil et en allant jusqu'au petit orteil. Utilisez de très petites étapes pour couvrir autant de surface que vous le pouvez. Continuez ainsi sur tous les orteils, répétant 2 fois la séquence. Le travail sur ces points réflexes donne d'excellents résultats quant au drainage et à la fortification des sinus.

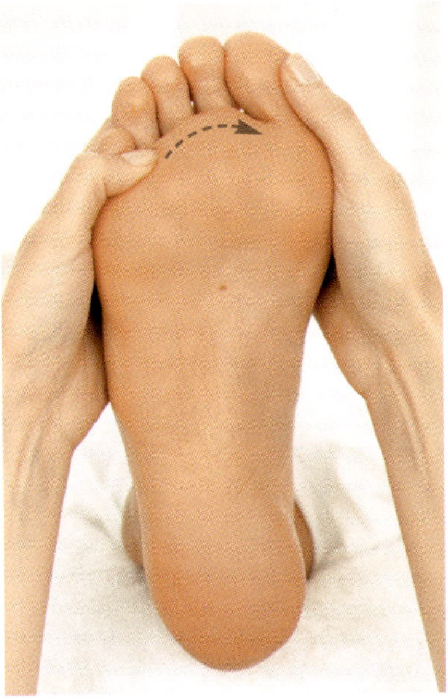

ZONE RÉFLEXE GÉNÉRALE DE L'ŒIL/DE L'OREILLE

Effectuez une reptation avec votre pouce en partant d'au-dessus de la base du deuxième orteil jusqu'au petit orteil du patient. Toute cette zone représente la zone réflexe générale de l'œil/de l'oreille. Répétez 4 fois. Ce mouvement atténue tout problème affectant les yeux et les oreilles.

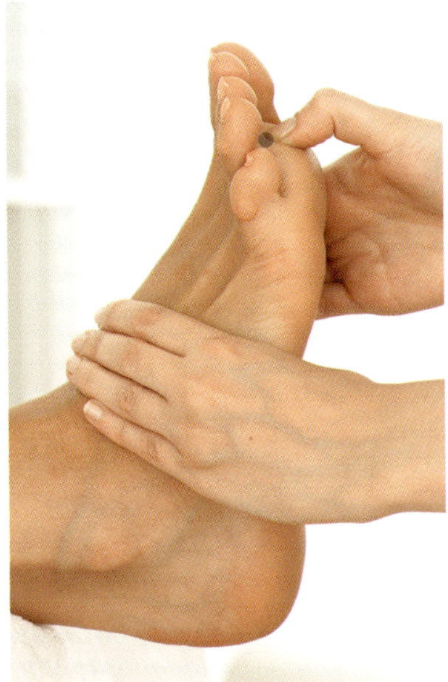

POINT RÉFLEXE DE L'ŒIL

Placez votre pouce entre le second orteil du patient et le troisième. Appuyez vers le gros orteil en exerçant un crochet pendant 6 secondes. Le point réflexe de l'œil sur le pied droit représente l'œil droit, celui sur le pied gauche, l'œil gauche. Ce mouvement atténue tout problème se rapportant aux yeux.

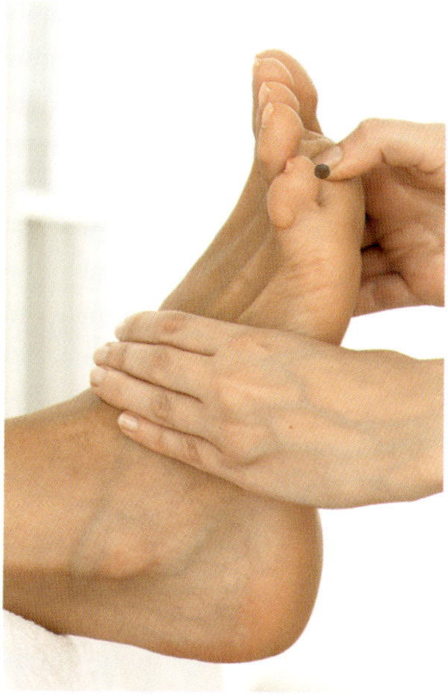

POINT RÉFLEXE DE LA TROMPE D'EUSTACHE

Placez votre pouce entre le troisième orteil du patient et le quatrième. Appuyez et exercez un crochet vers le gros orteil, traitant le point pendant 6 secondes. Ce point soigne les troubles de l'oreille interne, les maux et les infections. Il aide aussi l'oreille interne à équilibrer le corps à des altitudes variées – par exemple, en avion ou en plongée.

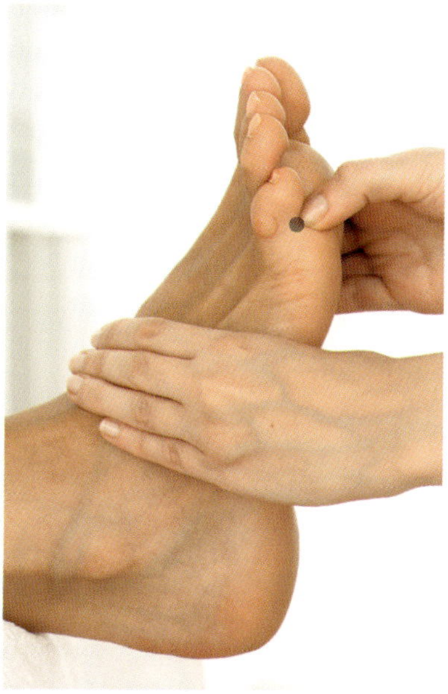

POINT RÉFLEXE DE L'OREILLE EXTERNE

Placez votre pouce entre le quatrième orteil du patient et le petit orteil. Appuyez et exercez un crochet vers le gros orteil, traitant ce point réflexe environ 6 secondes. Vous pouvez identifier là des affections comme l'eczéma.

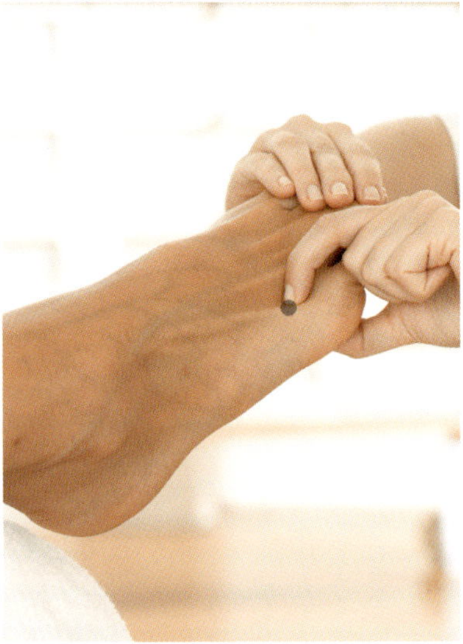

POINT RÉFLEXE DE L'ÉPAULE

Ce point réflexe est situé sur l'aspect dorsal du pied du patient, entre le quatrième métatarsien et le cinquième. Pour le trouver, il suffit de placer votre index et votre pouce à la base du quatrième orteil et du petit orteil. Secouez lentement en descendant le bord du pied en quatre étapes. Arrivé au point réflexe de l'épaule, arrêtez et utilisez la technique de secousse pendant 6 secondes. Traiter ce point soulage de nombreux problèmes affectant l'épaule, tout en atténuant la tension et en accroissant la mobilité de la zone.

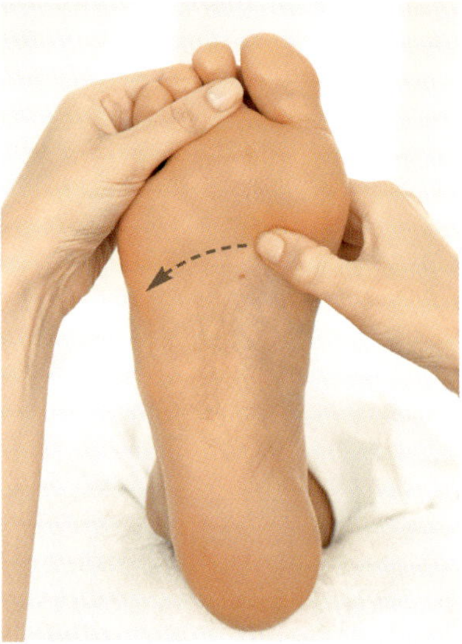

ZONE RÉFLEXE DU DIAPHRAGME

Soutenez le pied du patient d'une main. Utilisez le pouce de votre autre main pour travailler au-dessous les extrémités des métatarsiens à travers l'aspect plantaire, en allant de l'aspect médial à l'aspect latéral. Effectuez une reptation par petites étapes et répétez ce mouvement 4 fois. Ce traitement atténue les crises d'anxiété, le stress global et les problèmes respiratoires.

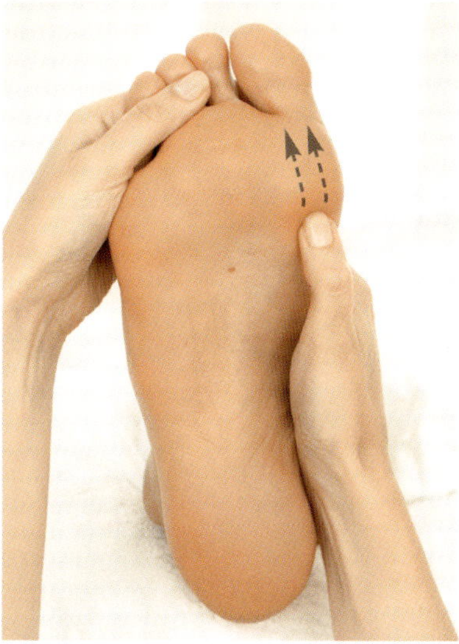

ZONE RÉFLEXE DE LA THYROÏDE

Utilisez une main pour tirer les orteils du patient en arrière, afin de trouver plus facilement tout cristal. Utilisez le pouce de votre autre main pour traiter la partie charnue du pied du patient, depuis la ligne du diaphragme en montant jusqu'à la ligne du cou. Répétez lentement ce mouvement 6 fois sur la zone, pendant 30 secondes. Ce traitement aide à régulariser les niveaux énergétiques du corps, ainsi qu'à maintenir le poids de celui-ci.

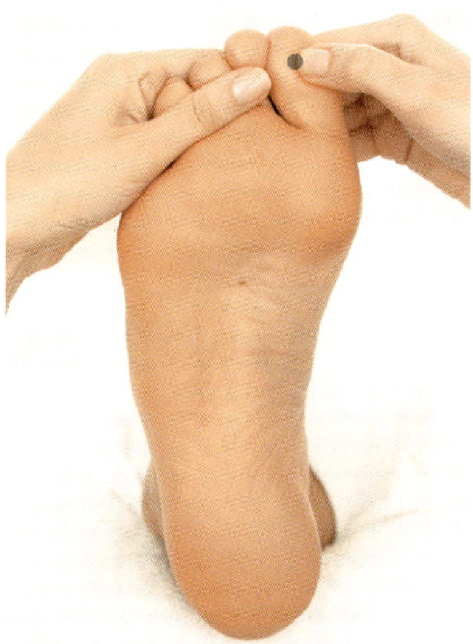

POINT RÉFLEXE DE L'HYPOPHYSE

Ce point est situé au centre de l'aspect plantaire du gros orteil. Soutenez le gros orteil du patient avec les doigts d'une main et utilisez votre autre pouce pour tracer une croix sur le centre du gros orteil. Placez le pouce dessus, puis exercez un crochet pendant 10 secondes avec une pression moyenne. Ce point aide à équilibrer toutes les hormones, en réglant et en contrôlant leurs activités et plusieurs processus corporels. C'est un important point réflexe pour soigner les troubles du système endocrinien.

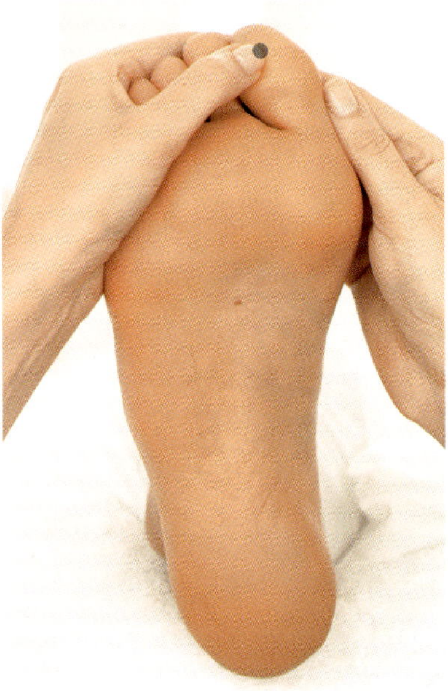

POINT RÉFLEXE DE L'HYPOTHALAMUS

Montez un peu votre pouce vers le bout du gros orteil du patient et faites un petit écart latéral. Exercez un crochet pendant 10 secondes. De concert avec l'hypophyse, l'hypothalamus règle la température du corps et les cycles sommeil/veille et aide à gérer les effets du stress.

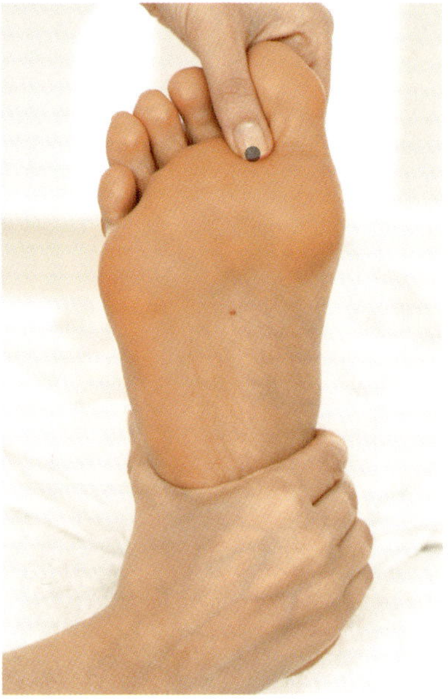

POINT RÉFLEXE DE LA PARATHYROÏDE

Ce point est situé entre le gros orteil et le deuxième orteil. Utilisez votre index et votre pouce pour pincer la peau entre le gros orteil du patient et le deuxième orteil. Maintenez la pression et décrivez gentiment des cercles pendant 6 secondes. Ce point réflexe aide à contrôler le taux de calcium dans le sang, qui régit à son tour la densité musculaire et osseuse ainsi que le fonctionnement des nerfs, tout en soignant les troubles se rapportant aux parathyroïdes.

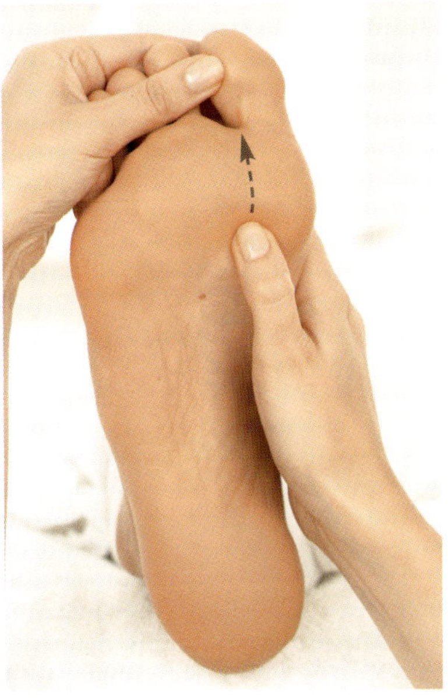

ZONE RÉFLEXE DE L'ŒSOPHAGE

Soutenez le pied du patient d'une main et placez le pouce de votre autre main sur la ligne du diaphragme entre les zones 1 et 2. Faites monter votre pouce entre les métatarsiens, depuis la ligne du diaphragme à la zone réflexe générale de l'œil/de l'oreille (voir page 140). Répétez ce processus 4 fois. Ce traitement soigne les troubles de l'œsophage, la mauvaise haleine, les difficultés à avaler et les brûlures d'estomac.

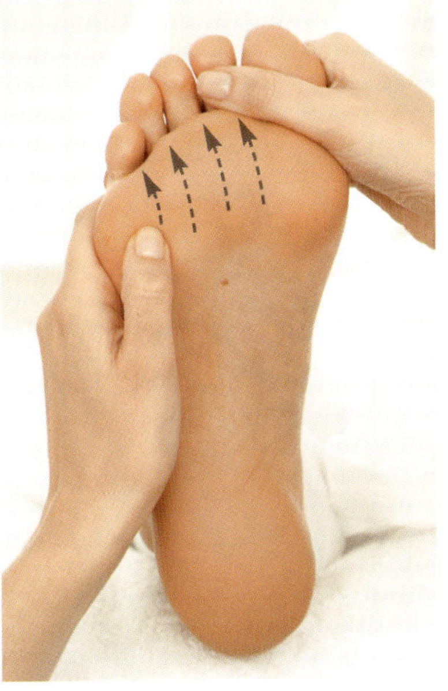

ZONE RÉFLEXE DU POUMON

Soutenez le pied du patient d'une main et utilisez le pouce de votre autre main pour monter depuis la ligne du diaphragme jusqu'à la zone réflexe générale de l'œil/de l'oreille (voir page 140). Pour stimuler correctement le poumon, vous devez travailler entre les métatarsiens. Répétez ce processus 2 fois, en vous assurant d'avoir traité tous les espaces entre les métatarsiens. Ce traitement atténue les problèmes pulmonaires, tout en fortifiant les poumons.

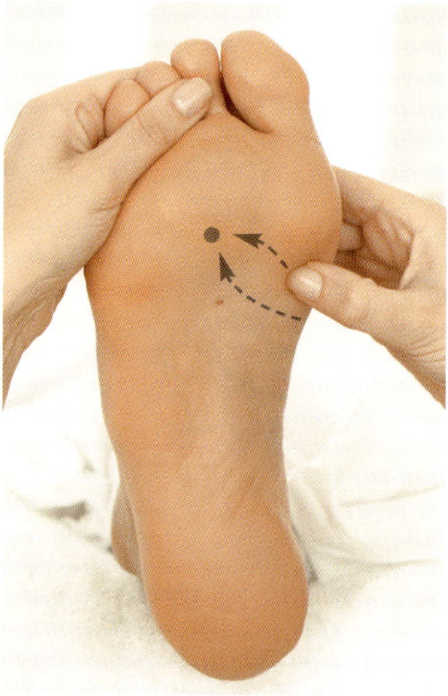

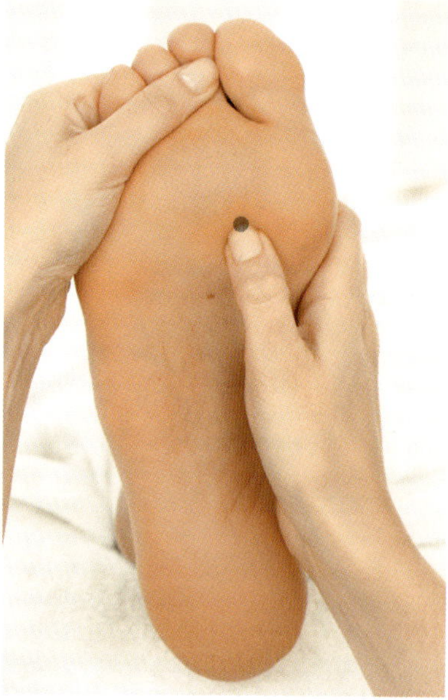

ZONE RÉFLEXE DE L'ESTOMAC

Cette zone réflexe est située juste sous la partie charnue du pied. Soutenez le pied du patient d'une main et placez votre autre pouce juste au-dessous de la zone réflexe de la thyroïde (voir page 143). Traitez en douceur, en montant 3 à 4 fois vers le plexus solaire. Chez les personnes souffrant de troubles gastriques, cette zone est sensible ou renferme des cristaux. Traitez cette zone pour soulager les maladies digestives comme l'ulcère et favoriser la production des sucs digestifs.

POINT RÉFLEXE DE LA HERNIE HIATALE

Ce point est situé le long de la ligne du diaphragme, entre les zones 1 et 2. Fléchissez le pied du patient en arrière d'une main et placez le pouce de votre autre main sur la hernie hiatale. Appuyez dessus en décrivant des cercles pendant 12 secondes. Une hernie hiatale est une affection ordinaire – une partie de l'estomac fait saillie à travers une partie faible du diaphragme. En travaillant ce point réflexe, les symptômes associés, dont reflux acide, brûlures d'estomac et douleur sont atténués.

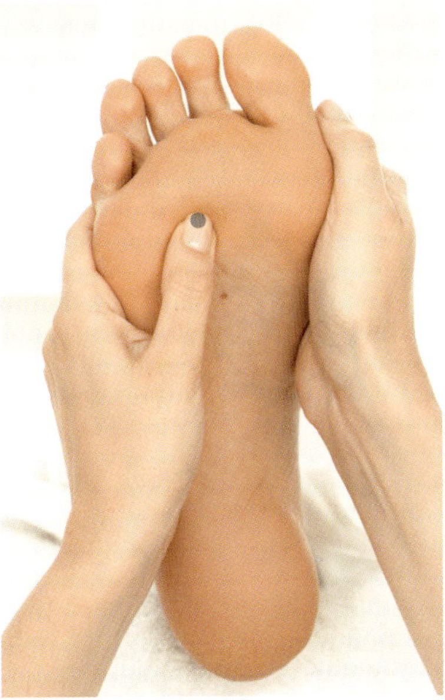

POINT RÉFLEXE DU PANCRÉAS

Ce point réflexe est situé uniquement sur le pied droit. Placez votre pouce sur le troisième orteil du patient et tracez une ligne descendant jusque sous la ligne du diaphragme. En appuyant sur la jointure, exercez un crochet dessus pendant 6 secondes. Ce traitement aide la digestion en sécrétant les enzymes digestifs décomposant les graisses et contribue à l'équilibre du taux de sucre sanguin grâce à la production d'insuline.

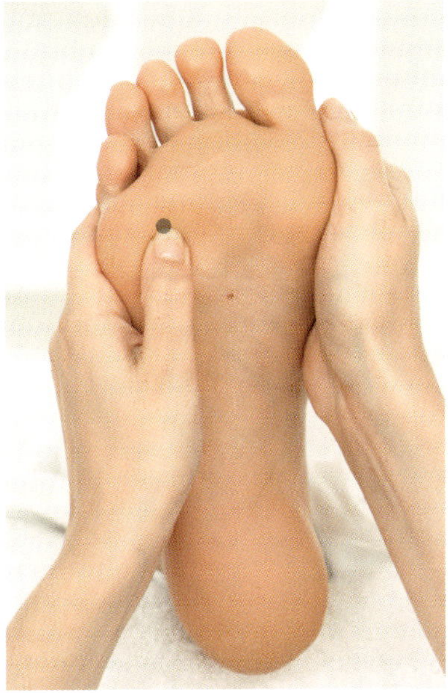

POINT RÉFLEXE DE LA VÉSICULE BILIAIRE

Ce point réflexe est situé uniquement sur le pied droit. Placez votre pouce sur le quatrième orteil du patient et tracez une ligne descendant jusque sous la ligne du diaphragme. En appuyant sur la jointure, exercez un crochet dessus pendant 6 secondes. La vésicule biliaire sécrète la bile, qui agit sur les graisses absorbées. Traiter ce point atténue les problèmes de la vésicule biliaire.

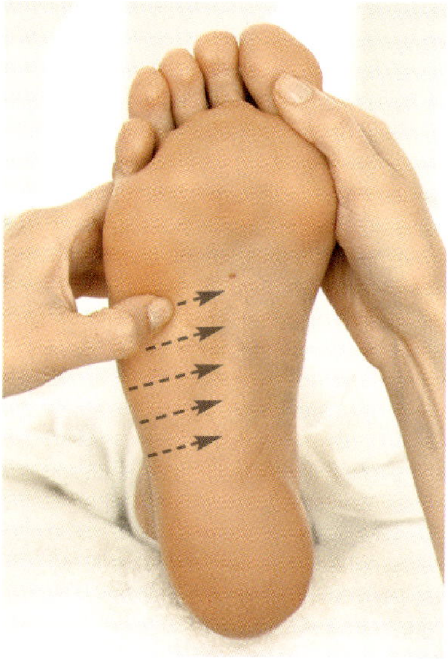

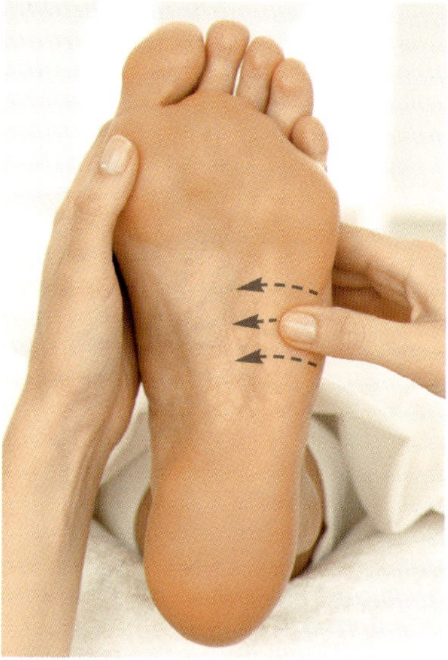

ZONE RÉFLEXE DU FOIE

Cette zone réflexe est située uniquement sur le pied droit. Soutenez le pied du patient avec votre main droite, et placez votre pouce gauche juste sous la ligne du diaphragme. Travaillez lentement et avec précision, en traversant horizontalement le pied depuis la zone 5 à la zone 3, en allant en une seule direction. Continuez ainsi jusqu'à arriver juste au-dessus du calcanéum. Répétez l'ensemble 2 fois. Ce traitement aide à régler les taux de plusieurs substances chimiques dans le sang, dont le glucose, à éliminer les hormones usées et à purifier le sang de toxines et de drogues.

ZONE RÉFLEXE DE LA RATE

Cette zone réflexe est située uniquement sur le pied gauche. Soutenez le pied du patient avec votre main gauche, et placez votre pouce droit juste sous la ligne du diaphragme. Travaillez lentement et avec précision, en traversant horizontalement les zones 5 et 4 ainsi que le début de la zone 3. Allez en une seule direction. Tracez ainsi quatre lignes horizontales. Traitez 2 fois le point réflexe de la rate. Ce traitement aide à combattre l'infection dans le corps et à détruire les cellules sanguines usées.

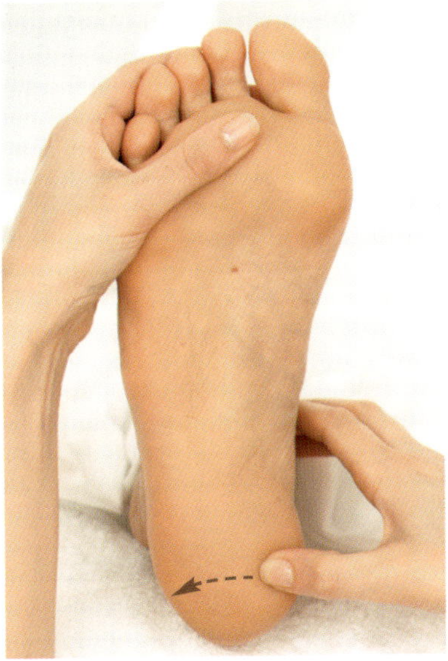

ZONE RÉFLEXE SCIATIQUE

Cette zone traverse horizontalement le calcanéum. Soutenez le pied du patient d'une main et placez votre autre pouce à mi-hauteur du calcanéum. Traversez l'aspect plantaire en allant de l'aspect médial à l'aspect latéral, puis changez de main et revenez par le même chemin. En traitant cette zone réflexe, vous soulagez la sciatique, surtout la douleur rayonnant le long du nerf sciatique et descendant par les jambes jusqu'aux pieds. Répétez 5 fois.

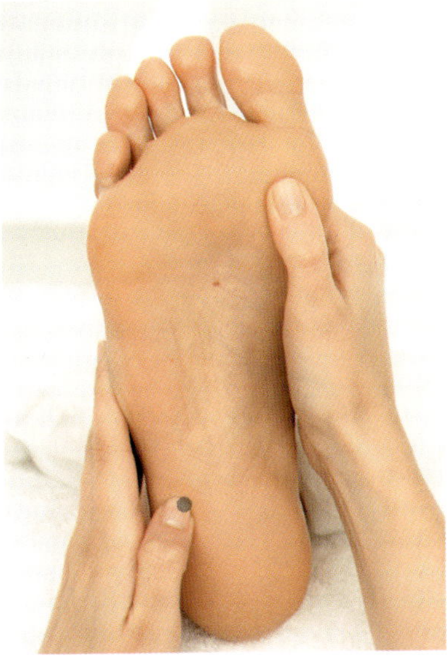

POINT RÉFLEXE DE L'APPENDICE

Ce point réflexe est situé uniquement sur le pied droit. Placez votre pouce gauche sur le quatrième orteil du patient et faites-le glisser en descendant jusqu'au calcanéum. Appuyez et décrivez des cercles pendant 6 secondes. Comme l'appendice contient beaucoup de tissu lymphoïde, en traitant ce point réflexe vous contribuez à la stimulation du système immunitaire, prévenant ainsi les infections locales.

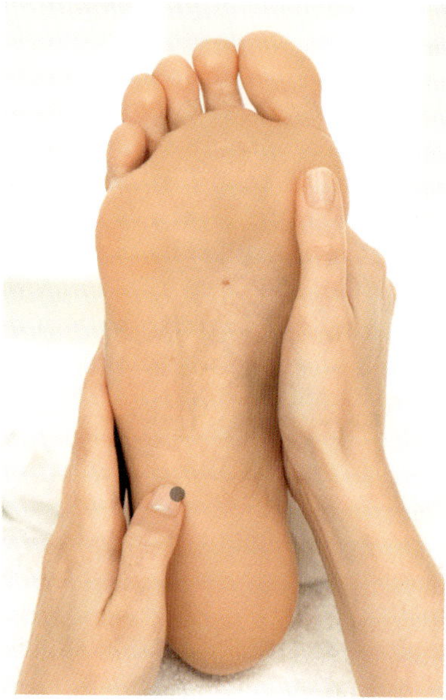

POINT RÉFLEXE DE LA VALVULE ILÉO-CÆCALE

Ce point réflexe est situé uniquement sur le pied droit. Placez votre pouce gauche sur le point réflexe de l'appendice du patient (voir page 149), et montez de la moitié de sa pulpe vers le quatrième orteil. Appuyez et décrivez des cercles pendant 6 secondes. Cette valvule empêche le retour des déchets depuis le gros intestin dans l'intestin grêle et favorise la bonne digestion et l'équilibre du mucus dans le corps.

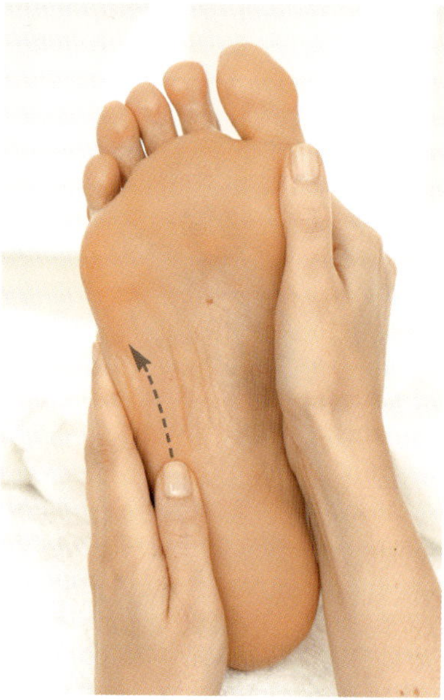

ZONE RÉFLEXE DU CÔLON ASCENDANT

Cette zone réflexe est située uniquement sur le pied droit. Utilisez votre pouce gauche pour monter sur la zone 4 depuis le point de la valvule iléo-cæcale du patient (voir à gauche) pour traiter cette première partie du côlon. Continuez ainsi jusqu'au point réflexe de l'angle droit du côlon (voir ci-contre), trouvé à mi-chemin en montant de moitié le pied. Traitez 2 fois la zone réflexe du côlon ascendant avec des mouvements lents, pour stimuler l'action péristaltique de ses muscles.

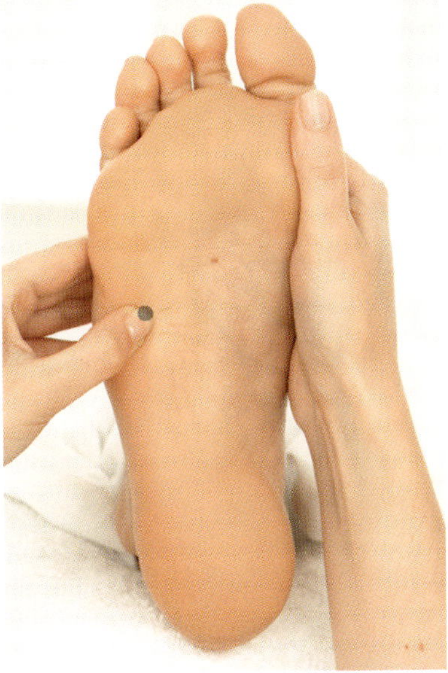

POINT RÉFLEXE DE L'ANGLE DROIT DU CÔLON

Ce point réflexe est situé uniquement sur le pied droit. En montant depuis le côlon ascendant, arrêtez à mi-chemin du pied du patient, au point réflexe de l'angle droit du côlon. Exercez un crochet dessus pendant 6 secondes. En traitant ce point réflexe vous contribuez au fonctionnement correct du côlon, qui à son tour favorise un meilleur travail du foie.

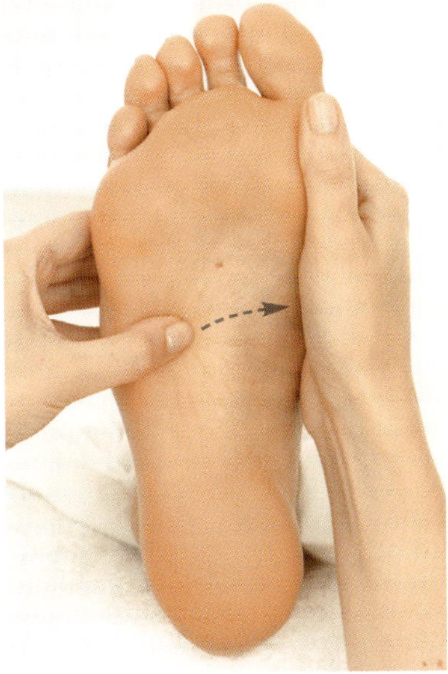

ZONE RÉFLEXE DU CÔLON TRANSVERSE

Cette zone réflexe est trouvée en traversant horizontalement l'aspect plantaire du pied, en allant de l'aspect latéral à l'aspect médial. Travaillez en partant du point réflexe de l'angle droit du côlon jusque sous le point réflexe de l'estomac (voir page 146). Traitez 2 fois le côlon transverse pour favoriser les mouvements péristaltiques.

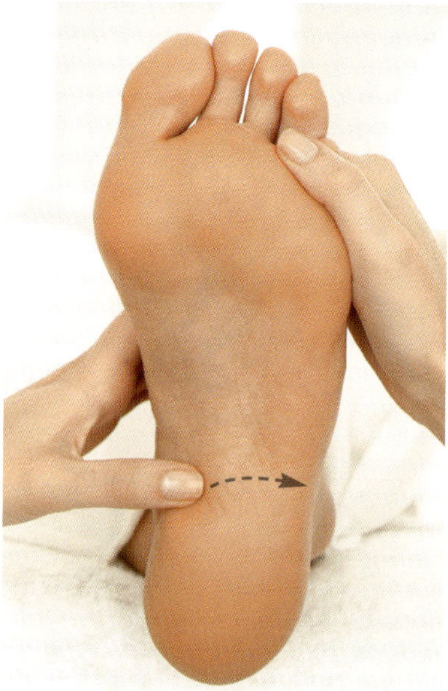

ZONE RÉFLEXE DU CÔLON SIGMOÏDE

Cette zone réflexe est située uniquement sur le pied gauche. Placez votre pouce gauche sur l'aspect médial du pied du patient, juste au-dessus le calcanéum. Traversez le calcanéum jusqu'à la zone 4. Le côlon sigmoïde se contracte vigoureusement pour maintenir une pression élevée et faire avancer les selles dans le rectum. Traiter cette zone réflexe soulage la constipation, les hémorroïdes et la diverticulite.

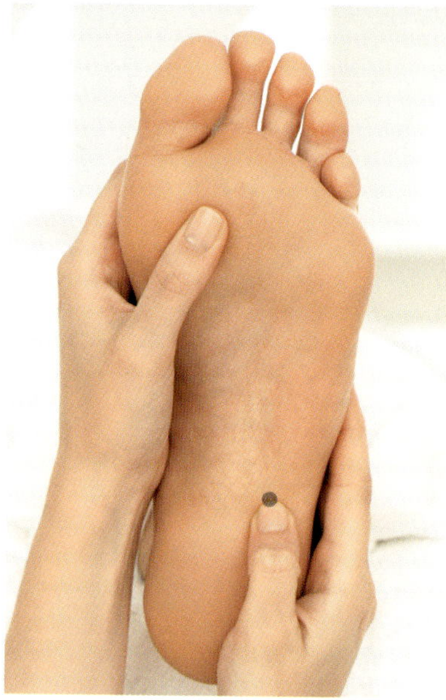

POINT RÉFLEXE DU CÔLON PELVIEN

Ce point réflexe est situé uniquement sur le pied gauche. Échangez vos pouces dans la zone 4, plaçant votre pouce droit sur le point réflexe du côlon pelvien. Appuyez et exercez un crochet pendant 6 secondes. Le côlon fonctionnera ainsi plus efficacement.

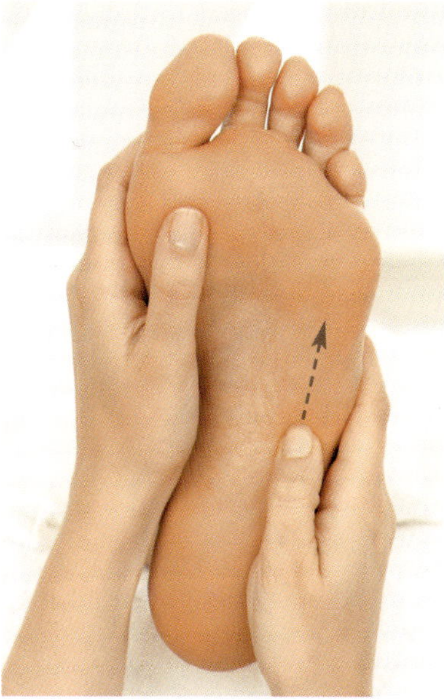

ZONE RÉFLEXE DU CÔLON DESCENDANT

Cette zone réflexe est située uniquement sur le pied gauche. Utilisez votre pouce droit pour monter sur la zone 4 depuis le point réflexe du côlon pelvien, afin de traiter cette partie du côlon. Continuez ainsi jusqu'à arriver à mi-hauteur du pied. Traitez 2 fois la zone réflexe du côlon descendant. Vous favorisez ainsi l'activité appropriée des enzymes dans le côlon, nécessaire à l'ensemble du trajet gastro-intestinal.

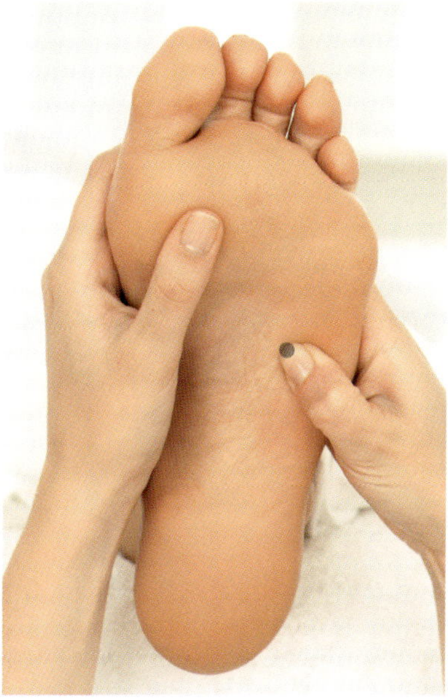

POINT RÉFLEXE DE L'ANGLE GAUCHE DU CÔLON

Ce point réflexe est situé uniquement sur le pied gauche. En montant depuis la zone réflexe du côlon descendant, vous trouverez à mi-hauteur du pied le point de l'angle gauche du côlon. Exercez un crochet dessus pendant 6 secondes. En traitant ce point, vous soulagez son syndrome, qui piège les gaz, causant distension et boursouflement.

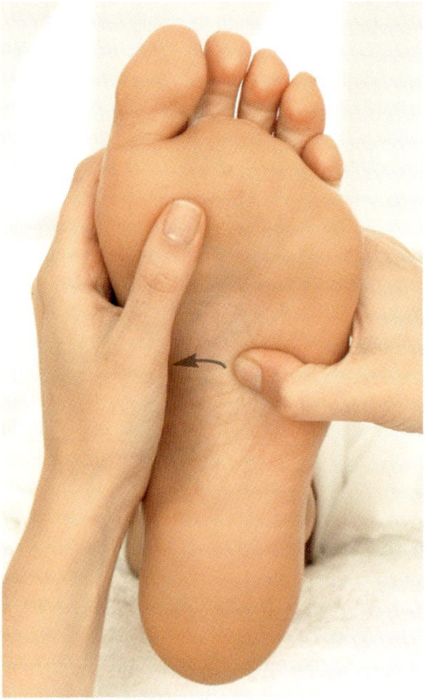

ZONE RÉFLEXE DU CÔLON TRANSVERSE

Cette zone réflexe est trouvée en traversant horizontalement l'aspect plantaire du pied depuis l'aspect latéral à l'aspect médial. Traitez en allant du point réflexe de l'angle gauche du côlon jusque sous le point réflexe de l'estomac (voir page 146). Traitez 2 fois le côlon transverse pour favoriser le mouvement péristaltique. Le traitement de cette zone sur les deux pieds durant une même séance assure les meilleurs résultats.

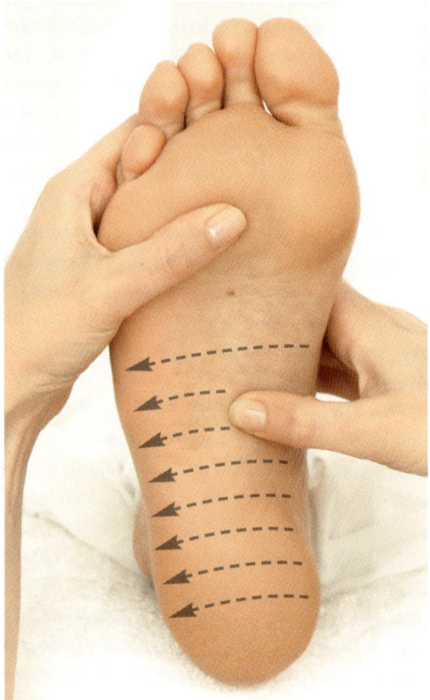

ZONE RÉFLEXE DE L'INTESTIN GRÊLE

Traversez le pied du patient à l'horizontale, avec chacun de vos pouces. Partez d'au-dessous de la zone réflexe du côlon transverse (voir à gauche) et descendez ainsi jusqu'à la base du talon. La majeure partie de la digestion prend place dans l'intestin grêle où sont assimilés presque tous les aliments. Ce traitement favorise l'absorption des vitamines essentielles.

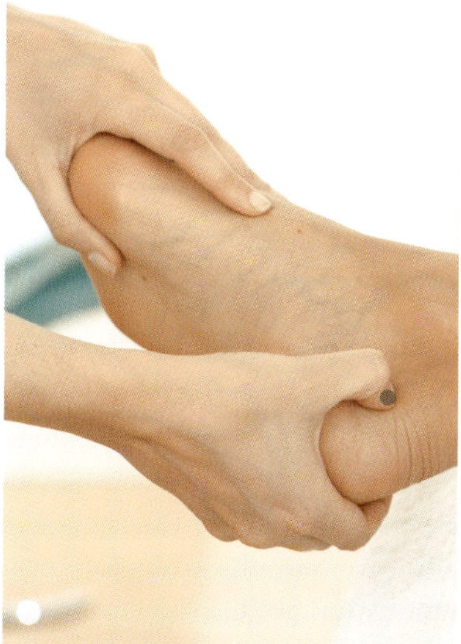

POINT RÉFLEXE DE L'UTÉRUS/DE LA PROSTATE

Travaillez sur l'aspect médial du pied. Placez votre index à environ mi-chemin entre l'arrière du talon et l'astragale. Appuyez doucement et décrivez des cercles pendant 10 secondes. En traitant les points réflexes de l'utérus et de la prostate vous favorisez une bonne reproduction.

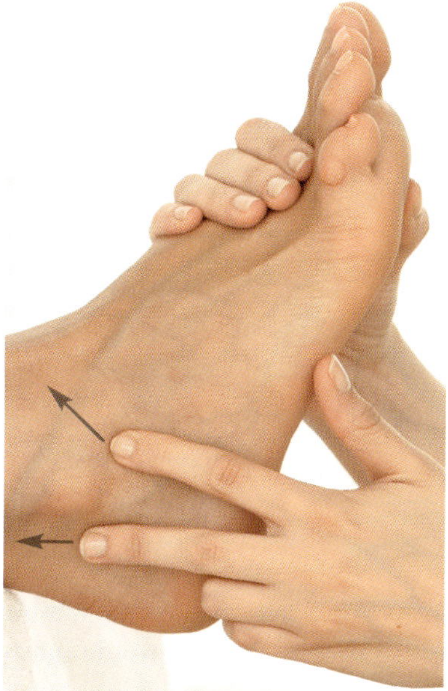

ZONE RÉFLEXE DES GANGLIONS LYMPHATIQUES DE L'AINE

Cette zone est située des deux côtés de l'astragale. Utilisez votre index pour secouer tour à tour les deux côtés de l'astragale en les faisant monter lentement pendant 10 secondes. Le traitement de cette zone réflexe favorise les meilleures défenses contre l'infection et le cancer se déclarant dans la partie inférieure du corps. Chez la femme, cette zone sera sensible pendant le cycle menstruel.

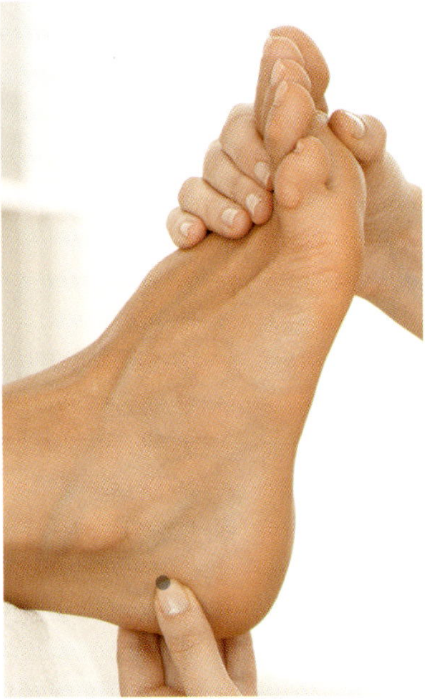

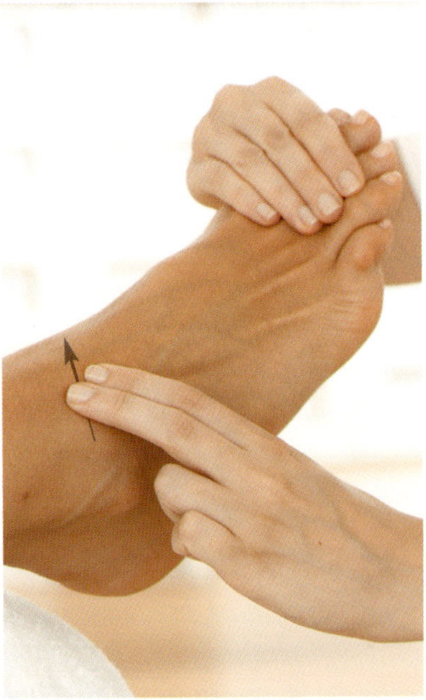

POINT RÉFLEXE DE L'OVAIRE/DU TESTICULE

Travaillez sur le côté du pied du patient. Placez votre index à mi-chemin entre l'arrière du talon et l'astragale. Appuyez doucement et décrivez des cercles pendant 10 secondes. En traitant le point réflexe de l'ovaire et du testicule vous favorisez la production d'hormones sexuelles, tout en régulant l'ovulation et la production d'un sperme sain.

ZONE RÉFLEXE DE LA TROMPE DE FALLOPE/DU CONDUIT DÉFÉRENT

Cette zone réflexe est située à travers le cou-de-pied. Utilisez votre index et votre médius pour effectuer une reptation horizontale en allant de l'aspect latéral vers l'aspect médial du pied, connectant un astragale à votre autre et retour. Continuez ainsi 6 secondes. Excellente zone à traiter pour les problèmes de fertilité.

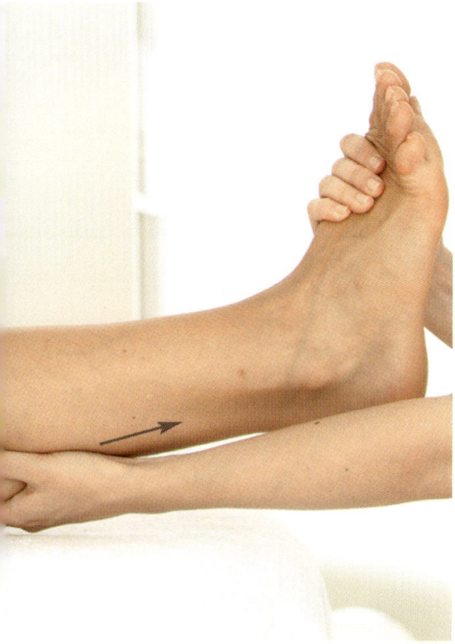

MASSAGE DU MOLLET

En utilisant vos deux mains, massez le mollet en montant vers le genou. Continuez doucement ce mouvement pendant 10 secondes. Favorise la montée du sang et de la lymphe vers le cœur, pour être réoxygénés et débarrassés des déchets.

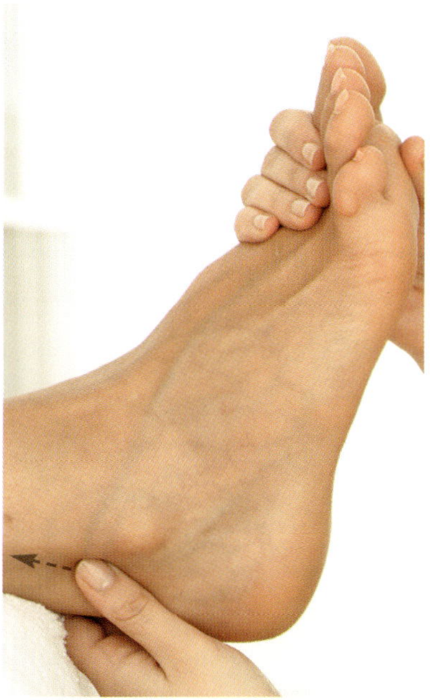

ZONE RÉFLEXE DU RECTUM/ANUS

Utilisez votre pouce et votre index pour comprimer en douceur le derrière du tendon d'Achille, en descendant sur le talon. Le traitement de cette zone réflexe favorise la défécation et soulage la douleur associée à l'inflammation du rectum. Continuez pendant 10 secondes.

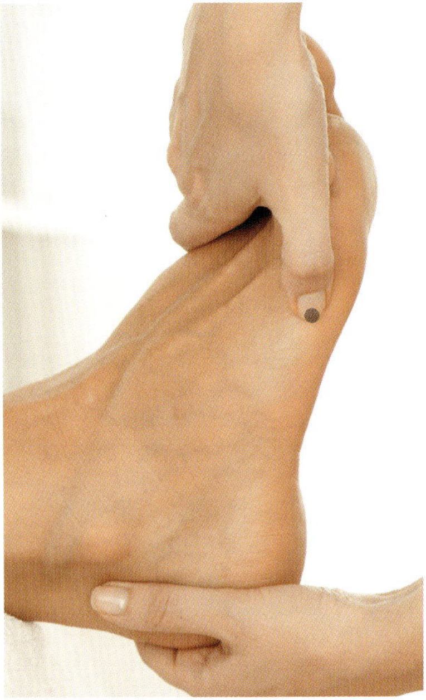

POINT RÉFLEXE DU POIGNET

Utilisez votre pouce pour descendre un peu l'aspect latéral du pied du patient, depuis le petit orteil. Appuyez pour secouer le point réflexe du poignet, puis décrivez des cercles pendant 6 secondes. Excellent pour traiter le syndrome du canal carpien et les lésions de surmenage.

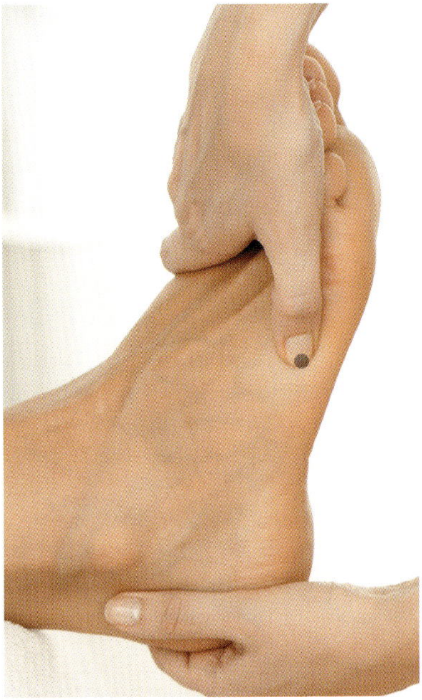

POINT RÉFLEXE DU COUDE

Avancez un peu depuis le point réflexe du poignet pour localiser le point réflexe du coude. Appuyez pour traiter celui-ci et secouez-le pendant 6 secondes. Le traitement de ce point réflexe atténue les problèmes des nerfs dans le bras, l'arthrite affectant le coude, l'épicondylite douloureuse et accélère la guérison des fractures dans cette zone.

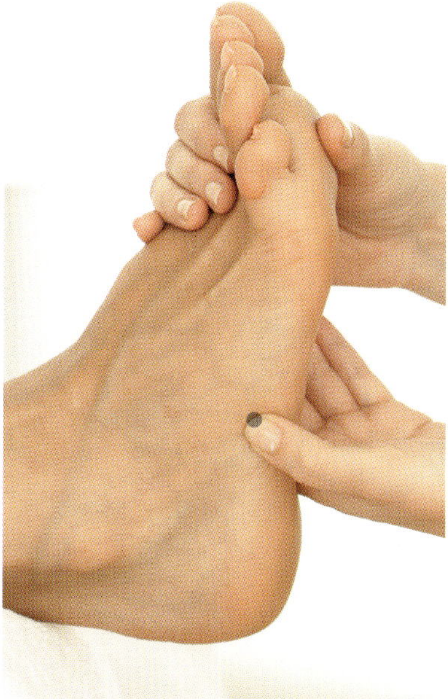

POINT RÉFLEXE DU GENOU

Utilisez votre pouce pour avancer en deux étapes depuis le point réflexe du coude jusqu'au point réflexe du genou, petite saillie osseuse sur le côté du pied du patient. Appuyez pour exercer un crochet pendant 6 secondes. Ce point réflexe aide à atténuer la douleur associée aux entorses des ligaments et à l'arthrite et fortifie l'articulation du genou pour une meilleure performance sportive.

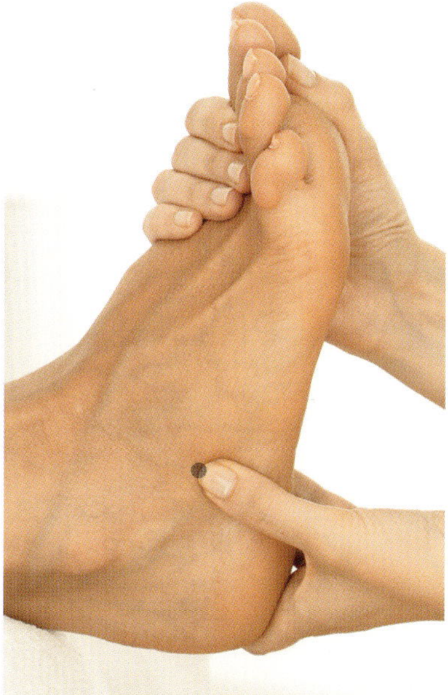

POINT RÉFLEXE DE LA HANCHE

En utilisant votre pouce, avancez en deux étapes en diagonale depuis le point réflexe du genou jusqu'à l'astragale. Secouez ce point pour stimuler cette zone et traitez-le pendant 6 secondes. Ce traitement soulage les affections des hanches comme l'arthrite, favorise la guérison des fractures, aide le rétablissement après une opération chirurgicale de la hanche et atténue la douleur dans cette partie du corps.

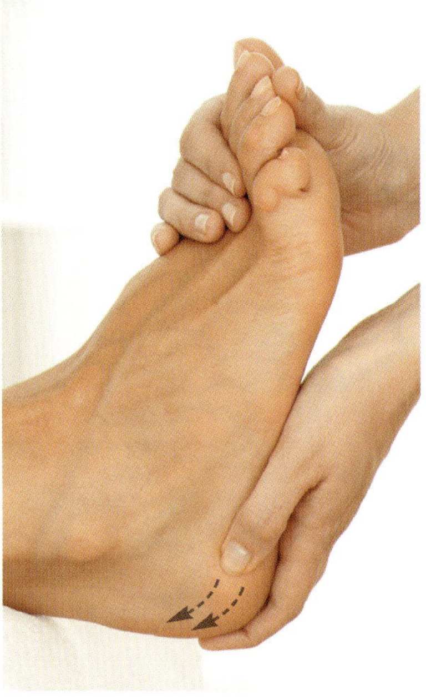

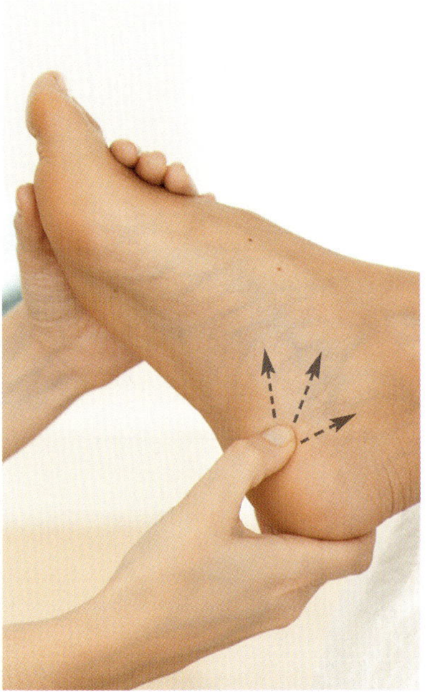

ZONE RÉFLEXE DU BAS DU DOS/DU SACRUM

Utilisez votre doigt dans une technique de secousse pour traiter la région comprise entre le point réflexe du genou (voir page 159) et l'arrière du talon, en travaillant avec des mouvements lents et précis pendant 10 secondes. Continuez ainsi, en couvrant la dernière partie du talon et en restant toujours assez bas pour éviter de toucher le point réflexe de l'ovaire ou du testicule (voir page 156). Ce traitement allège la douleur du bas du dos.

ZONE RÉFLEXE DE LA VESSIE

Utilisez votre pouce pour traiter en éventail la zone tendre située sur l'aspect médial du pied, jusqu'à atteindre le point réflexe spinal du patient. Revenez toujours au point de départ. Traitez cette zone 6 fois. Si le patient souffre de cystite, vous trouverez là des cristaux : dissipez-les.

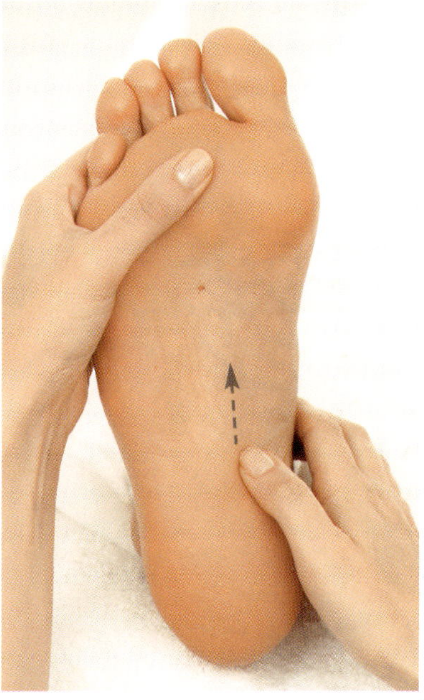

POINT RÉFLEXE DE L'URETÈRE

Fléchissez le pied du patient un peu en arrière et montez lentement sur le tendon situé à un tiers de la longueur du pied. Répétez ce mouvement 4 fois. La plupart des gens ne boivent pas suffisamment d'eau pour satisfaire les besoins de leur corps, ce qui se manifeste par la formation de cristaux dans le point réflexe de l'uretère.

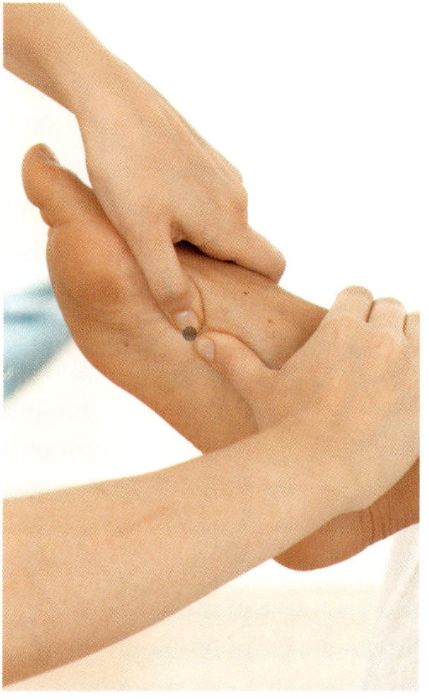

POINTS RÉFLEXES DU REIN/DE LA SURRÉNALE

Les glandes surrénales sont situées au-dessus des reins. Leur point réflexe se trouve au sommet du point réflexe de l'uretère. En arrivant là, placez-y vos pouces joints et tirez doucement la peau d'un côté et de l'autre pour « déchirer » les points réflexes du rein et de la surrénale, augmentant et diminuant la pression exercée. Travaillez ainsi 10 secondes. Ces points sont naturellement sensibles et leur traitement diminue la douleur dans le corps, tout en aidant celui-ci à gérer le stress.

TRAITER LA COLONNE VERTÉBRALE

Les réflexes spinaux sont disposés de sorte que chaque mouvement fait par le pouce ou un autre doigt représente une vertèbre spécifique. Si on travaille soigneusement, on peut identifier précisément la vertèbre causant un problème. Pour accéder à la colonne vertébrale, on travaille sous l'os ou contre lui avec une pression douce. Les traitements légers administrés fréquemment soulagent la douleur. On peut utiliser n'importe lequel des mouvements des pages 164 et 165, en fonction des besoins du patient.

Les vertèbres sont reparties ainsi :

- Les sept vertèbres cervicales soutiennent le cou et la tête.
- Les douze vertèbres thoraciques ancrant les côtes.
- Les cinq vertèbres lombaires portant le poids du corps et offrant un centre de gravité.
- Les cinq vertèbres sacrées fusionnées dans le sacrum et les quatre vertèbres coccygiennes fusionnées dans le coccyx.

Lorsqu'on utilise la réflexologie sur les réflexes spinaux, on travaille sur plusieurs plans différents :

1 On soulage les problèmes comme mal de dos, blessures et affections spinales. Certaines zones de la colonne sont sensibles au toucher : le problème peut être causé par ces vertèbres-là. Les traiter en douceur pendant un certain temps contribue à diminuer la douleur, la tension, les spasmes musculaires, en plus de fortifier la région.

2 On atténue les émotions, car la moelle épinière, protégée par la colonne vertébrale, fait partie du système nerveux central. En traitant la colonne, la réaction « se battre ou se sauver » est annulée et le système nerveux parasympathique, qui favorise l'équilibre et le bien-être, est activé.

3 On traite l'ensemble du corps grâce aux terminaisons des nerfs spinaux qui connectent la moelle épinière à toutes les parties du corps.

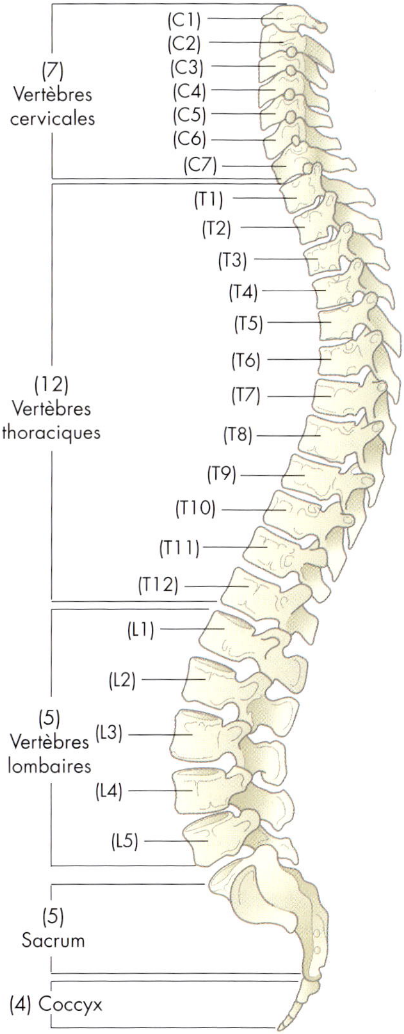

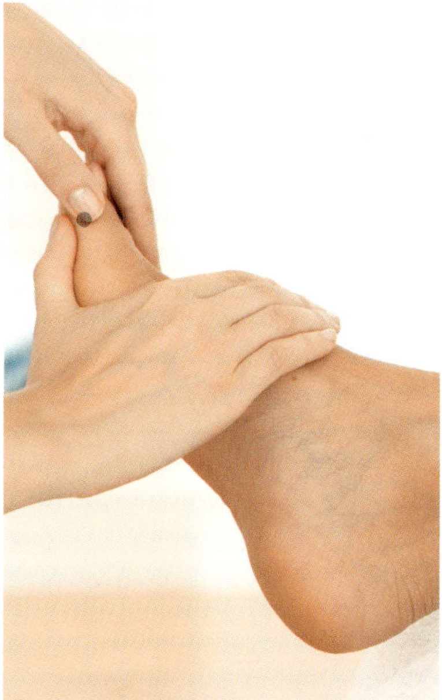

ZONE RÉFLEXE DES VERTÈBRES CERVICALES

Cette zone se trouve sur l'aspect médial du gros orteil et entre les jointures de celui-ci (vous ne devez pas travailler sur les jointures, en raison des nombreux facteurs susceptibles de les affecter). Soutenez le gros orteil du patient d'une main. Utilisez le pouce de votre autre main pour avancer par sept petites étapes, sans oublier que chacune représente une vertèbre spécifique. Effectuez une reptation sur le pied. Répétez le mouvement 5 fois.

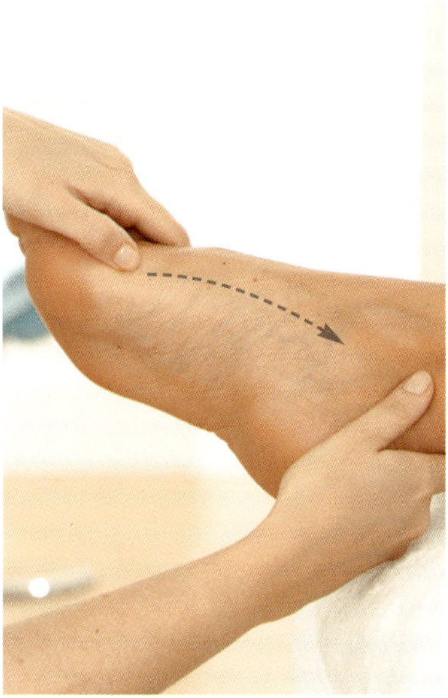

ZONE RÉFLEXE DES VERTÈBRES THORACIQUES

Effectuez une reptation en douze étapes depuis la base de la jointure du gros orteil du patient pour traiter la zone réflexe des vertèbres thoraciques. Vous devez finir sur l'os naviculaire, situé à mi-chemin entre la zone réflexe de la vessie (voir page 160) et la cheville. Le secret du travail sur la colonne vertébrale est l'utilisation d'une pression légère permettant d'éviter une crise de guérison (voir page 92) et la fréquence accrue des traitements – 3 à 4 fois par semaine.

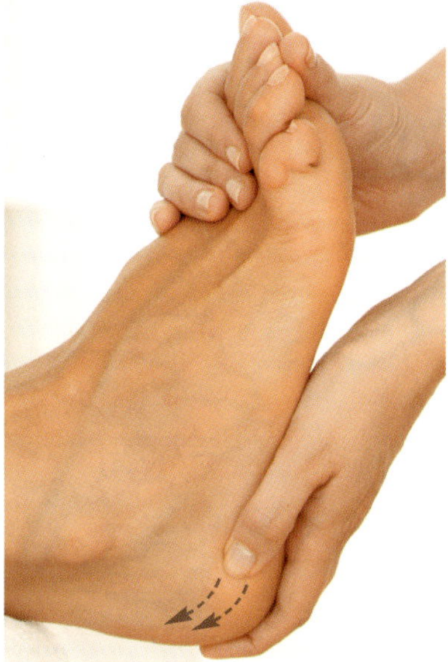

ZONE RÉFLEXE DU BAS DU DOS/DU SACRUM

Utilisez votre doigt dans une technique de secousse pour traiter la région comprise entre le point réflexe du genou (voir page 159) et l'arrière du talon, en travaillant avec des mouvements lents et précis pendant 10 secondes. Continuez ainsi, en couvant la dernière partie du talon et en restant toujours assez bas pour éviter de toucher le point réflexe de l'ovaire ou du testicule (voir page 156). Traiter cette zone 2 fois par séance assure les meilleurs résultats.

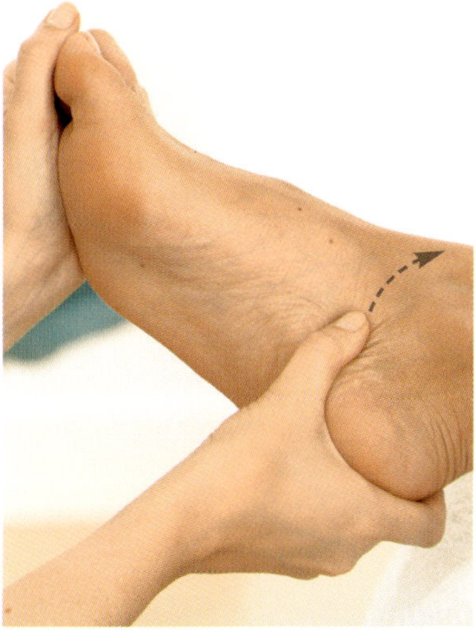

ZONE RÉFLEXE DES VERTÈBRES LOMBAIRES

Effectuez une reptation autour de l'os naviculaire, qui représente la première vertèbre lombaire ; montez en cinq étapes vers le creux situé devant l'astragale, qui représente la cinquième vertèbre lombaire. Appuyez sur celui-ci et décrivez de petits cercles pendant 6 secondes. Répétez le mouvement 2 fois.

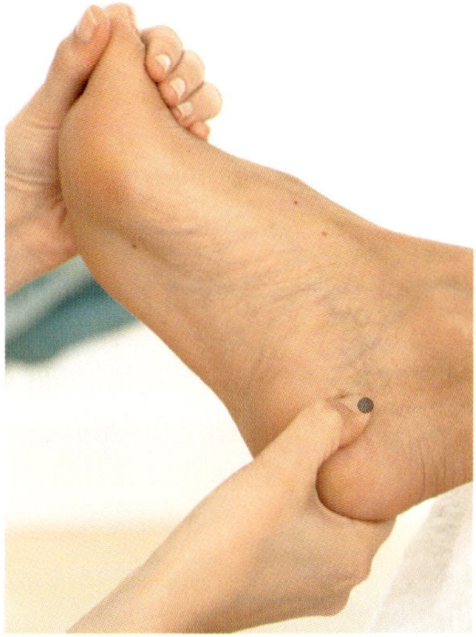

POINT RÉFLEXE DU COCCYX

Placez votre pouce sur la zone réflexe de la vessie (voir page 160) et effectuez deux grandes reptations le long de l'aspect médial du talon du patient. Appuyez et décrivez de grands cercles.

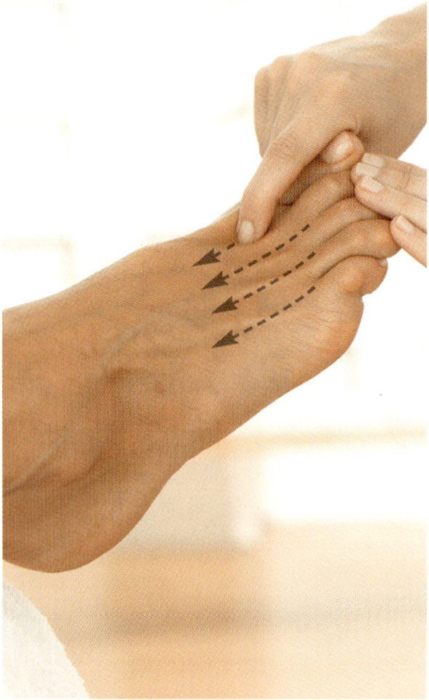

ZONE RÉFLEXE DES GANGLIONS LYMPHATIQUES DU COU ET DE LA NUQUE

Utilisez la technique de secousse sur l'aspect dorsal, en effectuant une reptation depuis la base des orteils vers la cheville, entre les métatarsiens. Appliquez une pression moyenne en montant aussi loin que vous le pouvez, plus revenez en glissant pour décrire légèrement des cercles entre les orteils. Répétez 2 fois pour fortifier le système immunitaire.

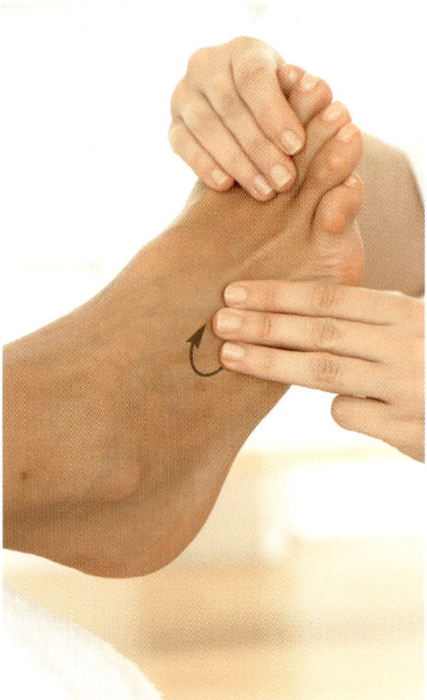

ZONE RÉFLEXE DU SEIN

Cette zone réflexe est située à mi-chemin en descendant sur l'aspect dorsal du pied. Soutenez le pied du patient d'une main et placez trois doigts de votre autre main à mi-chemin sur son sommet entre les zones 4 et 5. Décrivez en douceur de grands cercles pour traiter cette zone. Le traitement de ce réflexe atténue les affections des seins, y compris les infections, les tumeurs bénignes et la sensibilité associée à la menstruation.

Achever le traitement

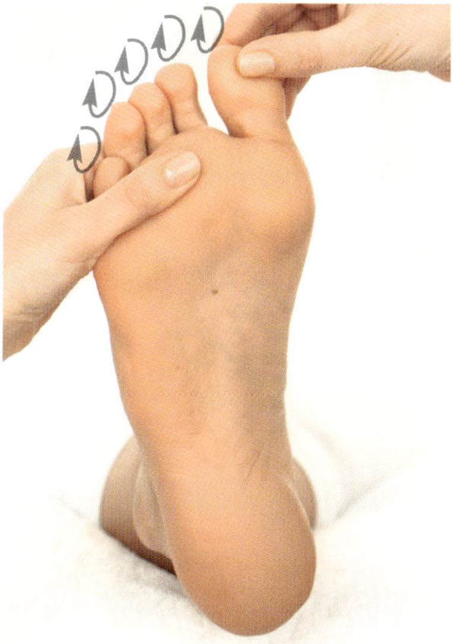

ROTATION DE L'ORTEIL

Maintenez la base des orteils du patient avec les doigts d'une main, et faites-les tourner avec les doigts de votre autre main pour les charger en énergie. Une fois le traitement du pied droit fini, passez au pied gauche. Ensuite, utilisez les techniques de relaxation des pieds (voir pages 122 à 127) et finissez par une respiration énergétique interne.

Après le traitement

Une fois le traitement achevé, la première question est de savoir comment se sent le patient. Cette question réglée, on couvre ses pieds avec une serviette, puis on va se laver les mains. En revenant, on offre au patient un verre d'eau, qui favorisera l'élimination de toute toxine libérée pendant la séance de réflexologie.

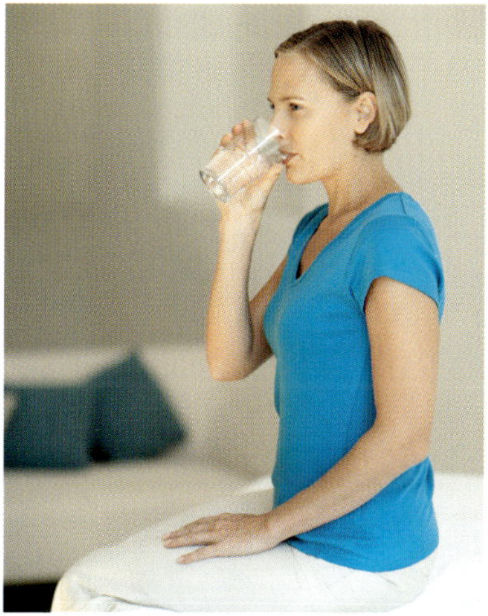

Boire de l'eau tiède ou froide après un traitement aide à éliminer les toxines de l'organisme.

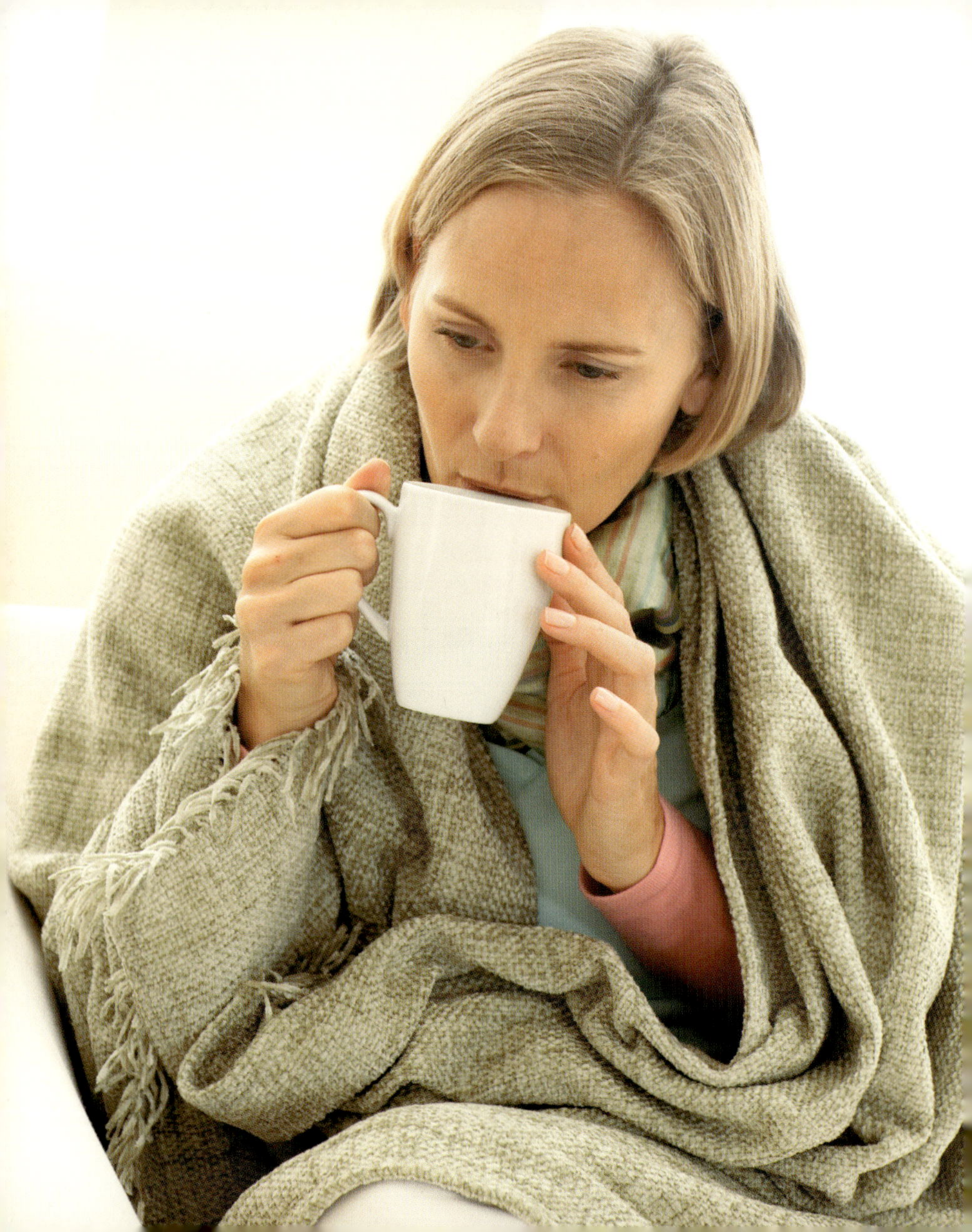

CINQUIÈME PARTIE

Réflexologie pour les affections ordinaires

Comment utiliser cette partie

Cette partie du livre présente des séquences de réflexologie simples et efficaces contribuant au soin des affections ordinaires allant de l'acné et de l'asthme au psoriasis et au mal de gorge. Celles-ci sont classées par système corporel, de sorte que, par exemple, toutes les affections circulatoires et respiratoires sont regroupées dans une même section.

J'ai conçu une nouvelle forme de réflexologie, la « réflexologie de pouvoir », qui se concentre sur une affection unique et peut être administrée en 10 minutes. Lors de ces séquences uniques, on passe 5 minutes sur le pied droit, 5 minutes sur le gauche.

Comme la réflexologie de pouvoir repose sur des séquences brèves, la pression est légèrement plus ferme. Toutefois, si la personne est traitée deux fois par jour, il faut alléger la pression. Pour ce type de réflexologie, l'huile est un milieu de massage plus approprié que la poudre, favorisant l'application d'une pression plus appuyée (voir page 111).

Si le traitement est plus ferme, il faut garder les doigts proches du pouce actif pour diminuer le risque de blessure de la main. Les muscles des mains peuvent être fortifiés grâce aux techniques décrites aux pages 362 et 363. La différence sera notable.

D'abord, le patient doit se trouver un praticien qui administrera le traitement et installera un espace de travail confortable où celui-ci puisse se relaxer, comme décrit dans la Troisième partie (voir pages 100 à 103). Le traitement doit toujours commencer et finir par deux techniques de relaxation (voir pages 122 à 127), en y incluant aussi la respiration énergétique interne (voir page 123) bénéfique à toutes ces affections ordinaires. Les techniques de base présentées dans la Quatrième partie (voir pages 128 à 131) sont utilisées en se rapportant si nécessaire aux diagrammes de référence rapide (voir pages 132 à 135) pour se remémorer la position des zones ou des points réflexes.

Bien que ce chapitre propose des conseils sur l'alimentation, il faut consulter un diététicien qualifié, spécialement à propos des vitamines et des compléments phytothérapiques.

La respiration énergétique interne est une merveilleuse façon de commencer et de finir toute séance. On concentre ses énergies et on respire profondément.

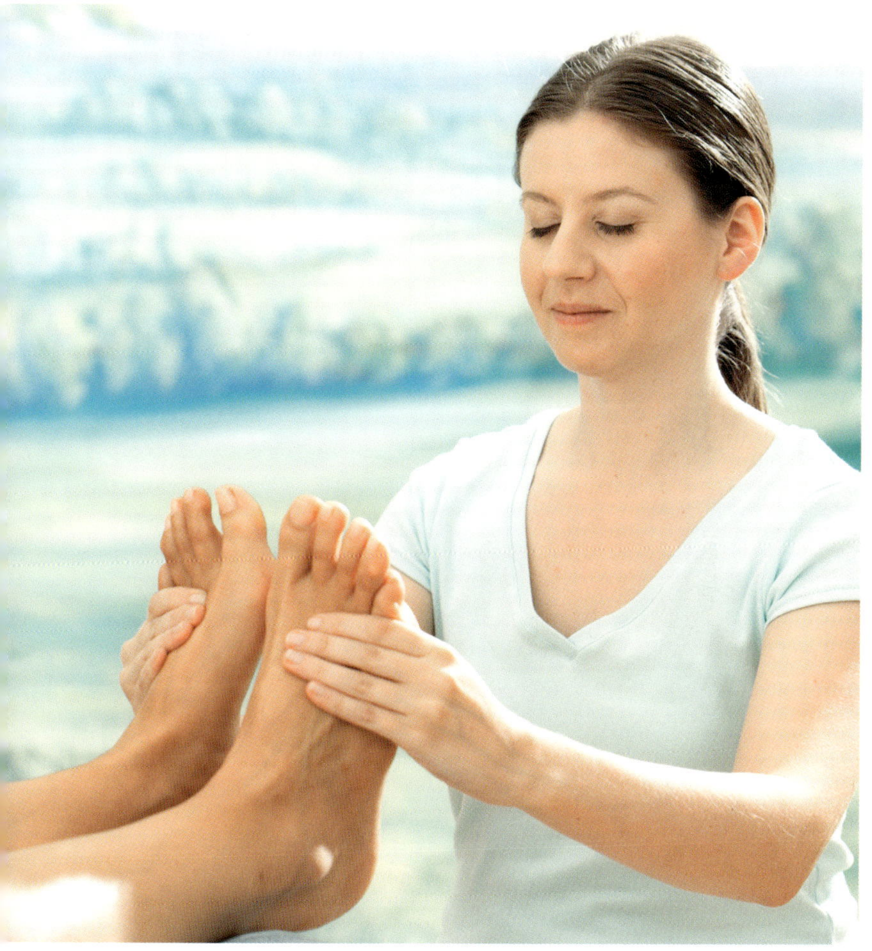

Asthme

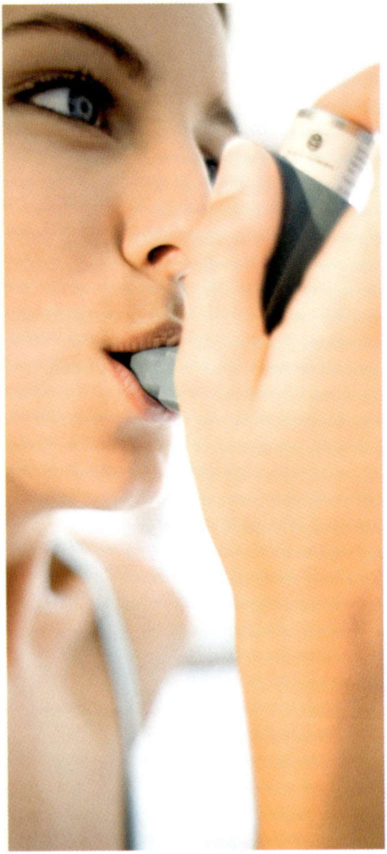

Une crise d'asthme peut être déclenchée par la poussière, les poils d'animaux, les différents types de pollen ou polluants aériens.

Affection pulmonaire caractérisée par des épisodes récurrents d'essoufflement, causé par la constriction des voies aériennes, bien que certaines de ses formes n'aient pas de raison connue. Pendant une crise d'asthme, les parois musculaires des poumons se contactent, le mucus et l'inflammation s'accroissent, rendant la respiration très difficile. Les symptômes typiques d'une crise sont la toux, le halètement, l'impression d'oppression dans la poitrine et la difficulté à respirer. La prédisposition de l'asthme est parfois héréditaire. Le stress et l'anxiété peuvent susciter une crise.

ZONES/POINTS RÉFLEXES À TRAITER

- Hypophyse
- Poumons
- Diaphragme
- Glandes surrénales
- Vertèbres thoraciques
- Plexus solaire

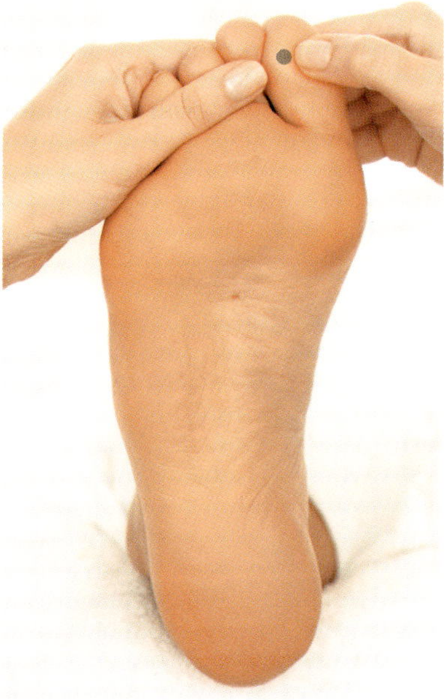

POINT RÉFLEXE DE L'HYPOPHYSE

Soutenez le gros orteil du patient avec les doigts d'une main et trouvez son centre en traçant une croix avec votre autre pouce. Placez votre pouce au centre, poussez dessus et décrivez des cercles pendant 15 secondes.

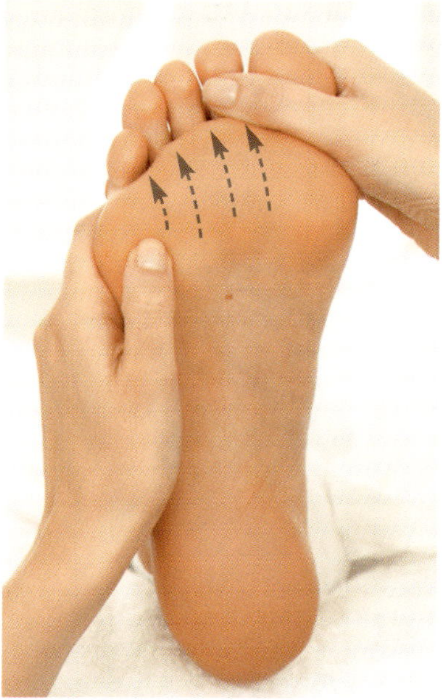

ZONE RÉFLEXE DU POUMON

Fléchissez le pied du patient en arrière d'une main, pour tendre la peau. Utilisez le pouce de votre autre main pour monter depuis la ligne du diaphragme jusqu'à la zone générale de l'œil/de l'oreille. Travaillez entre les métatarsiens. Répétez ce processus 5 fois, sans oublier de traiter entre les métatarsiens, en dissipant ce faisant les cristaux.

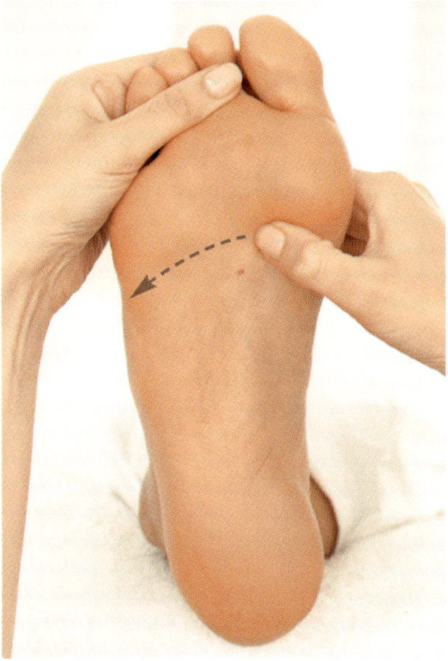

ZONE RÉFLEXE DU DIAPHRAGME

Fléchissez le pied du patient en arrière d'une main, pour tendre la peau. Utilisez le pouce de votre autre main pour travailler sous la tête des métatarsiens, en traversant de l'aspect latéral jusqu'à l'aspect médial du pied. Déplacez-vous lentement et répétez ce mouvement 6 fois.

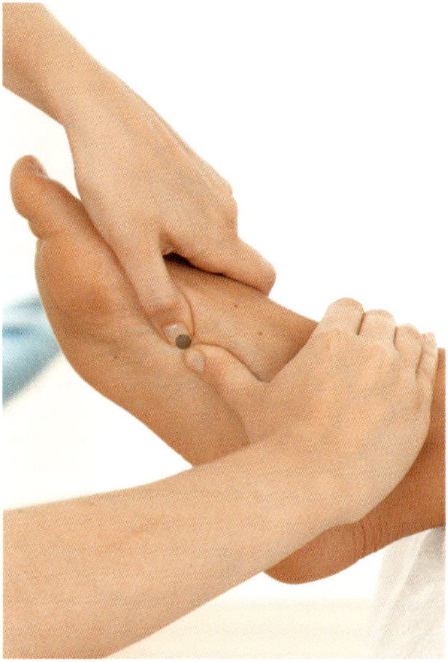

POINT RÉFLEXE SURRÉNAL

Les réflexes surrénaux sont situés dans la zone 1, trouvés en avançant le pouce en trois étapes vers le bas de la partie charnue du pied. Placez les pouces joints sur les réflexes surrénaux et poussez doucement en décrivant de petits cercles. Travaillez ainsi pendant 15 secondes.

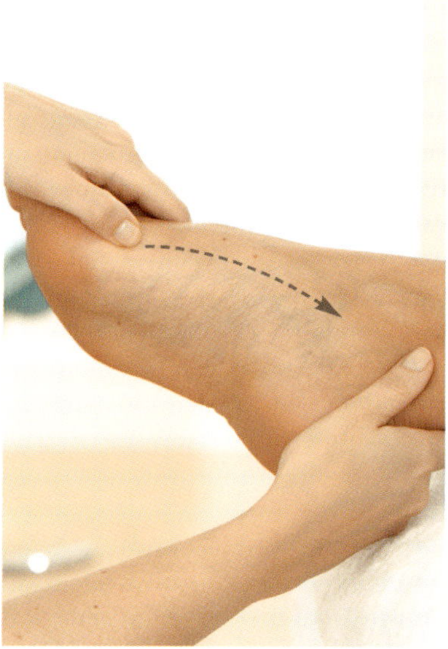

ZONE RÉFLEXE DES VERTÈBRES THORACIQUES

Soutenez le pied du patient et avancez en douze étapes à partir de la base de la jointure du gros orteil pour traiter les vertèbres thoraciques. Vous devez finir à l'os naviculaire, qui se trouve à mi-chemin entre le point de la vessie et la cheville. Chaque étape représente une vertèbre spécifique et doit être lente, effectuée avec une pression légère à moyenne. Répétez ce mouvement 5 fois afin d'accéder aux terminaisons nerveuses spinales pour les poumons.

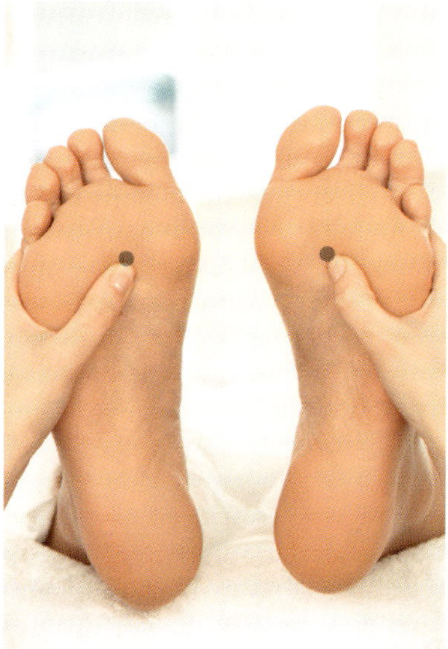

POINT RÉFLEXE DU PLEXUS SOLAIRE

Placez votre pouce gauche sur le point réflexe du plexus solaire du pied droit du patient, et votre pouce droit sur le point réflexe du plexus solaire de son pied gauche. Demandez à votre patient de prendre une inspiration profonde pendant 5 secondes, alors que vous décrivez de petits cercles sur le point du plexus solaire, et de retenir son souffle 5 autres secondes. Demandez-lui ensuite d'expirer 5 secondes et diminuez la pression sur le point réflexe du plexus solaire. Répétez ce mouvement 6 fois.

Grippe

Affection de l'appareil respiratoire supérieur. Très contagieuse, elle se répand par la toux ou les éternuements. Au début, les symptômes de la grippe ressemblent à ceux du rhume et incluent maux de tête, douleurs et courbatures, fatigue. Ensuite, la fièvre et les frissons apparaissent. Les malades ont souvent la gorge sèche et toussent. La grippe est dangereuse pour les personnes faibles, fragiles, ayant dépassé les 65 ans. Elle accroît la vulnérabilité à la pneumonie, aux problèmes sinusaux et aux infections auriculaires.

ZONES/POINTS RÉFLEXES À TRAITER

- Tête
- Ganglions lymphatiques du cou et de la nuque
- Poumons
- Thyroïde
- Rate
- Vertèbres thoraciques

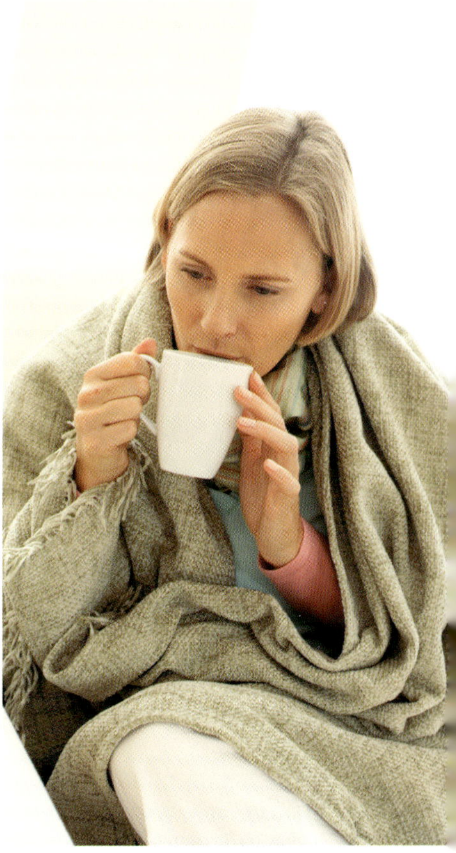

Le patient doit être toujours enveloppé d'une couverture avant d'entamer le traitement. C'est très important surtout s'il a la grippe.

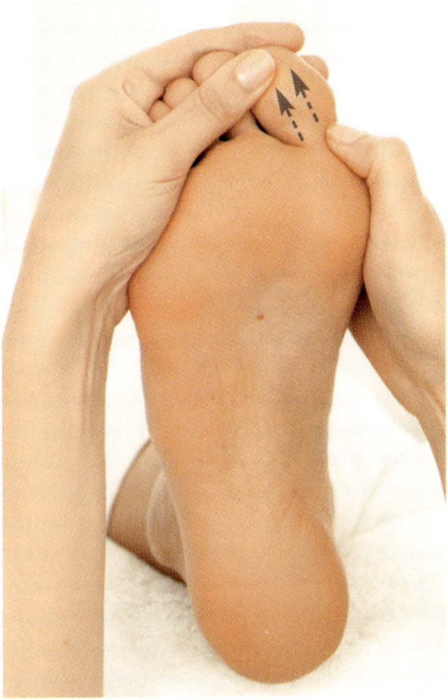

ZONE RÉFLEXE DE LA TÊTE

Soutenez le gros orteil du patient avec les doigts d'une main. Utilisez votre autre pouce pour monter depuis la ligne du cou jusqu'au sommet du gros orteil. Répétez plusieurs fois en traçant des lignes montant sur l'orteil. Excellent réflexe pour soulager les maux de tête ou les problèmes affectant la tête, associés à la grippe.

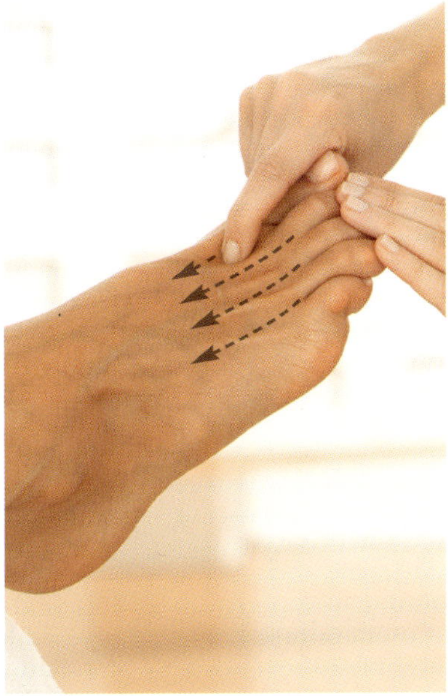

ZONE RÉFLEXE DES GANGLIONS LYMPHATIQUES DU COU ET DE LA NUQUE

Travaillez sur l'aspect dorsal du pied, en utilisant votre index et votre pouce pour monter depuis la base des orteils vers la cheville entre les métatarsiens. Travaillez avec une pression moyenne en montant aussi loin que vous le pouvez, puis descendez en glissant pour décrire légèrement des cercles entre les orteils. Répétez ce mouvement 6 fois pour fortifier le système immunitaire.

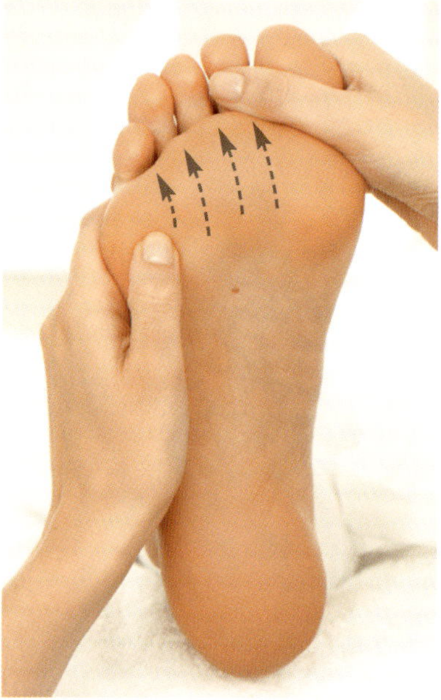

ZONE RÉFLEXE DU POUMON

Fléchissez le pied du patient en arrière d'une main, pour tendre la peau. Utilisez le pouce de votre autre main pour monter depuis la ligne du diaphragme jusqu'à la zone générale de l'œil/de l'oreille. Travaillez entre les métatarsiens. Répétez ce processus 7 fois, en vous assurant d'avoir traité tous les espaces entre les métatarsiens.

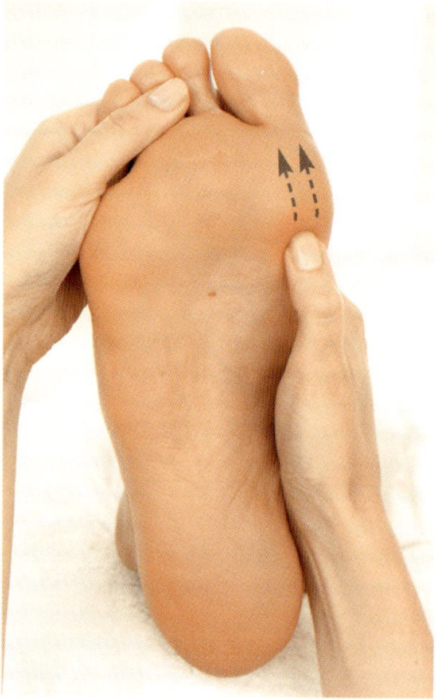

ZONE RÉFLEXE DE LA THYROÏDE

Utilisez une main pour tirer les orteils du patient en arrière afin de trouver plus facilement tout cristal. Utilisez le pouce de votre autre main pour traiter la partie charnue du pied depuis la ligne du diaphragme jusqu'à la ligne du cou. Répétez lentement ce mouvement 7 fois sur la zone réflexe. Ce traitement aide à régler les niveaux énergétiques du corps.

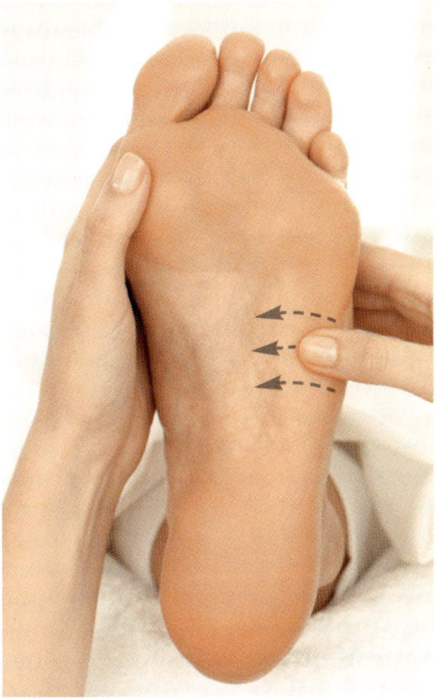

ZONE RÉFLEXE DE LA RATE

Cette zone réflexe se trouve uniquement sur le pied gauche. Soutenez le pied du patient avec la main gauche et placez votre pouce droit juste sous la ligne du diaphragme. Travaillez lentement et précisément, en traversant horizontalement les zones 5 et 4 ainsi que le début de la zone 3. Allez dans une seule direction. Continuez ainsi en traçant quatre lignes horizontales. Pratiquez ce mouvement sur le réflexe de la rate 5 fois.

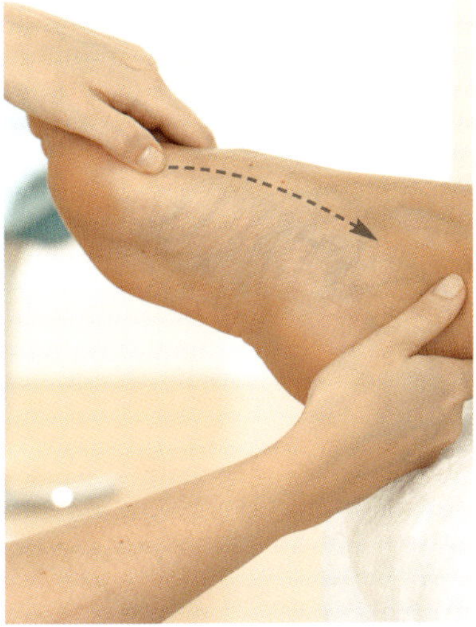

ZONE RÉFLEXE DES VERTÈBRES THORACIQUES

Soutenez le pied du patient et avancez en douze étapes à partir de la base de la jointure du gros orteil pour traiter les vertèbres thoraciques. Vous devez finir à l'os naviculaire, qui se trouve à mi-chemin entre le point de la vessie et la cheville. Chaque étape représente une vertèbre spécifique et doit être lente, effectuée avec une pression légère à moyenne. Répétez le mouvement 6 fois.

Mal de gorge

Infection virale ou bactérienne très commune, peut être le premier symptôme d'un rhume, d'une grippe ou d'une affection de l'appareil respiratoire supérieur. Le mal de gorge peut être causé par quelque chose qui irrite l'arrière de la gorge : infections dentales et gingivales, toux chronique, poussière, boissons ou plats extrêmement chauds, polluants aériens, fumée. Le mal de gorge affecte le cou et le passage allant de l'arrière de la bouche et du nez à la partie supérieure de l'œsophage, en plus de provoquer douleur et sensibilité. Une gêne ou une douleur se manifeste quand on avale. Un gargarisme avec de l'eau salée toutes les quelques heures soulage le mal de gorge.

ZONES/POINTS RÉFLEXES À TRAITER

- Tête
- Vertèbres cervicales
- Œsophage
- Rate
- Glandes surrénales
- Ganglions lymphatiques du cou et de la nuque

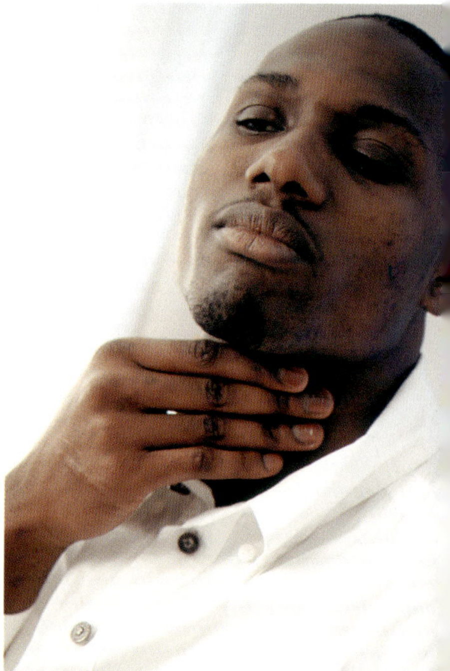

La réflexologie soulage les symptômes associés au mal de gorge. Un gargarisme avec de l'eau salée atténue la gêne.

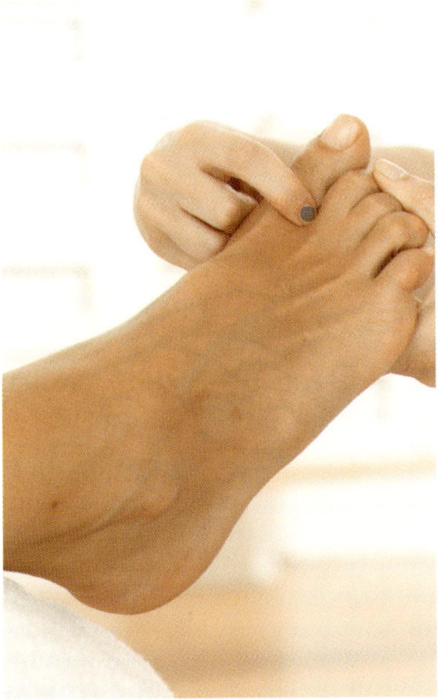

POINT RÉFLEXE DE LA GORGE

Commencez juste au-dessous de la jointure du gros orteil ; en utilisant votre index, traversez horizontalement le gros orteil du patient et appuyez sur le réflexe de la gorge en décrivant des cercles pendant 7 secondes.

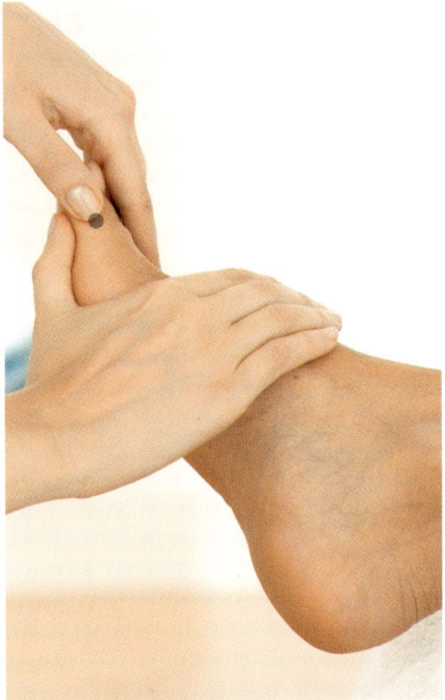

ZONE RÉFLEXE DES VERTÈBRES CERVICALES

Cette zone réflexe se trouve sur l'aspect médial du gros orteil, entre les jointures (vous ne devez pas travailler sur les jointures à cause des nombreux facteurs susceptibles de les affecter). Soutenez le gros orteil du patient d'une main. Utilisez le pouce de votre autre main pour avancer en sept petites étapes, en gardant à l'esprit que chacune représente une vertèbre spécifique. Montez sur le pied. Répétez le mouvement 6 fois.

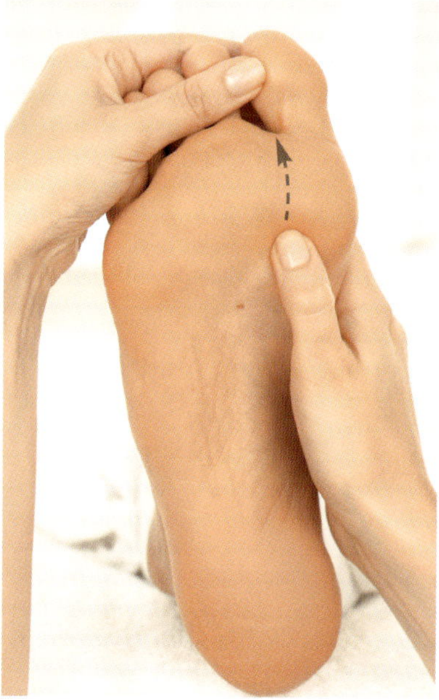

ZONE RÉFLEXE DE L'ŒSOPHAGE

Fléchissez le pied du patient en arrière d'une main, pour tendre la peau. Placez le pouce de votre autre main sur la ligne du diaphragme entre les zones 1 et 2. Travaillez en montant entre les métatarsiens depuis la ligne du diaphragme jusqu'à la zone générale de l'œil/de l'oreille. Continuez ainsi 6 fois. Ce traitement soulage les troubles de l'œsophage, la mauvaise haleine, les difficultés à avaler, les brûlures d'estomac et les symptômes du mal de gorge.

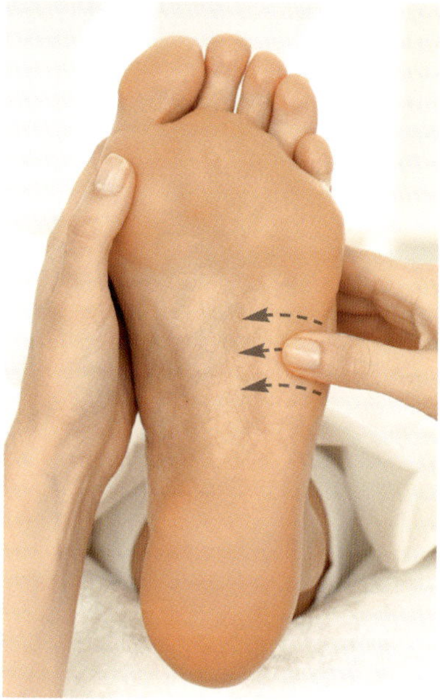

ZONE RÉFLEXE DE LA RATE

Cette zone réflexe se trouve uniquement sur le pied gauche. Soutenez le pied du patient de la main gauche et placez votre pouce droit juste sous la ligne du diaphragme. Travaillez lentement et précisément, en traversant horizontalement les zones 5 et 4 ainsi que le début de la zone 3. Allez dans une seule direction. Continuez ainsi en traçant quatre lignes horizontales. Pratiquez le mouvement sur le réflexe de la rate 5 fois.

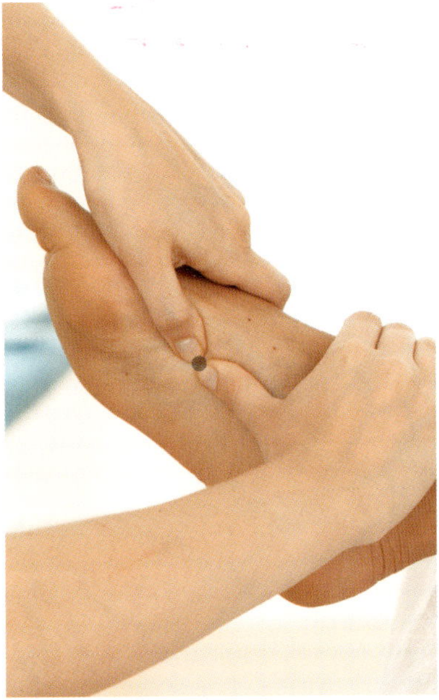

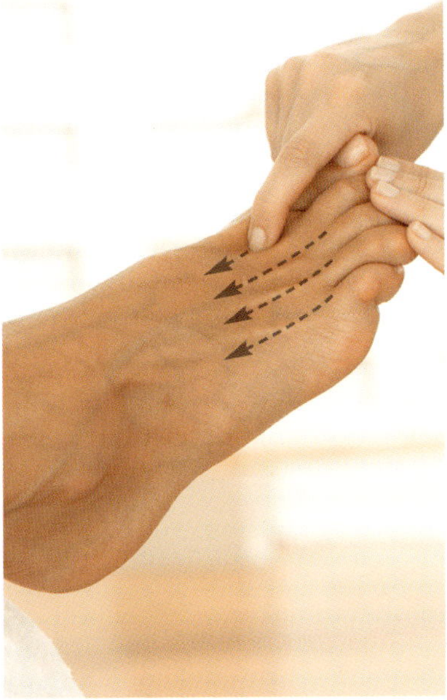

POINT RÉFLEXE SURRÉNAL

Les réflexes surrénaux sont situés dans la zone 1, trouvés en avançant le pouce en trois étapes vers le bas de la partie charnue du pied. Placez les pouces joints sur les réflexes surrénaux et poussez doucement en décrivant de petits cercles. Travaillez ainsi pendant 15 secondes.

ZONE RÉFLEXE DES GANGLIONS LYMPHATIQUES DU COU ET DE LA NUQUE

Travaillez sur l'aspect dorsal du pied, en utilisant votre index et votre pouce pour monter depuis la base des orteils vers la cheville entre les métatarsiens. Travaillez avec une pression moyenne en montant aussi loin que vous le pouvez, puis descendez en glissant pour décrire légèrement des cercles entre les orteils. Répétez ce mouvement 6 fois pour fortifier le système immunitaire.

Rhume

Il y a plus de 200 virus qui causent le rhume, infection de l'appareil respiratoire supérieur. Les symptômes typiques incluent mal de gorge, éternuements, yeux larmoyants, congestion de la tête, maux de tête, fièvre, douleurs et courbatures. La plupart des rhumes disparaissent en huit jours, mais parfois – si le système immunitaire est immature ou faible – ils peuvent déboucher sur des affections plus graves, comme la bronchite, la pneumonie ou la grippe. Si un rhume semble se déclarer, il faut éviter le sucre qui diminue de 50 % la capacité du corps à combattre l'infection.

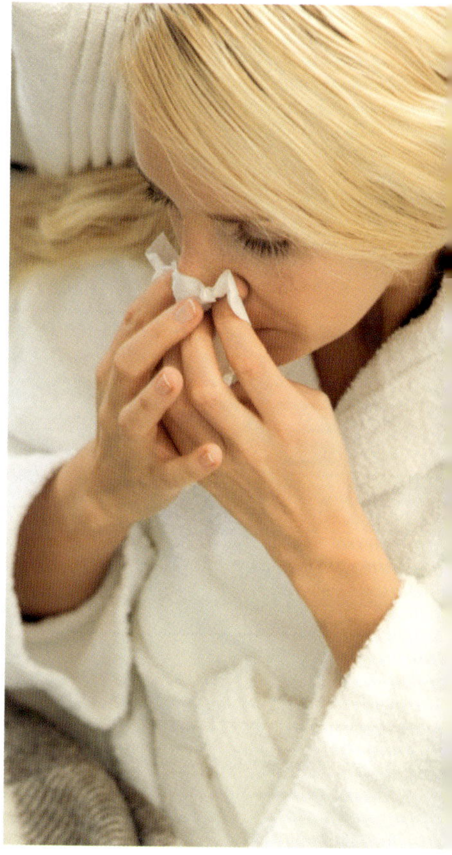

Il ne faut jamais réutiliser des mouchoirs, qui réinfectent et prolongent le rhume. On doit souffler le nez doucement, une narine à la fois.

ZONES/POINTS RÉFLEXES À TRAITER

- Tête
- Hypophyse
- Zone générale de l'œil/de l'oreille
- Vertèbres cervicales
- Vertèbres thoraciques
- Ganglions lymphatiques du cou et de la nuque

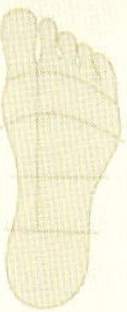

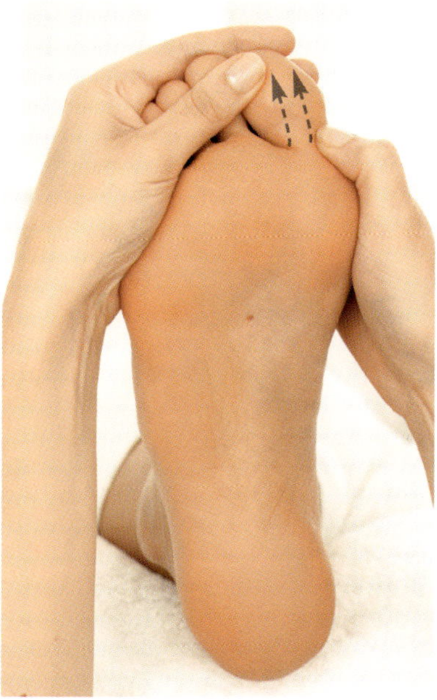

ZONE RÉFLEXE DE LA TÊTE

Soutenez le gros orteil du patient avec les doigts d'une main. Utilisez votre pouce pour monter depuis la ligne du cou jusqu'au sommet du gros orteil. Répétez plusieurs fois en traçant des lignes montant sur l'orteil. Ce traitement soulage les maux de tête ou les problèmes affectant la tête.

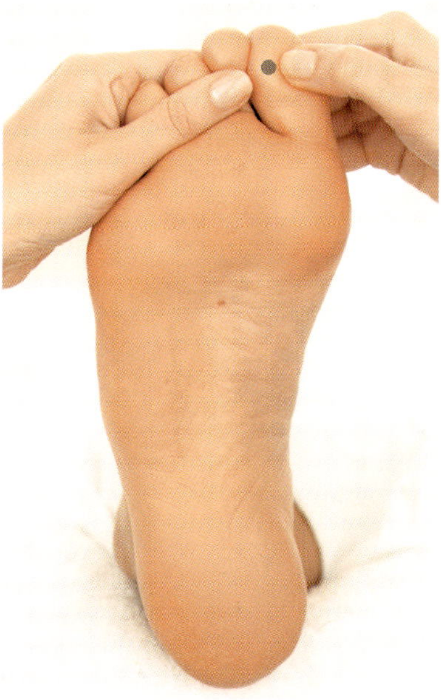

POINT RÉFLEXE DE L'HYPOPHYSE

Soutenez le gros orteil du patient avec les doigts d'une main et trouvez son centre en traçant une croix avec votre autre pouce. Placez votre pouce au centre, poussez dessus et décrivez des cercles pendant 10 secondes.

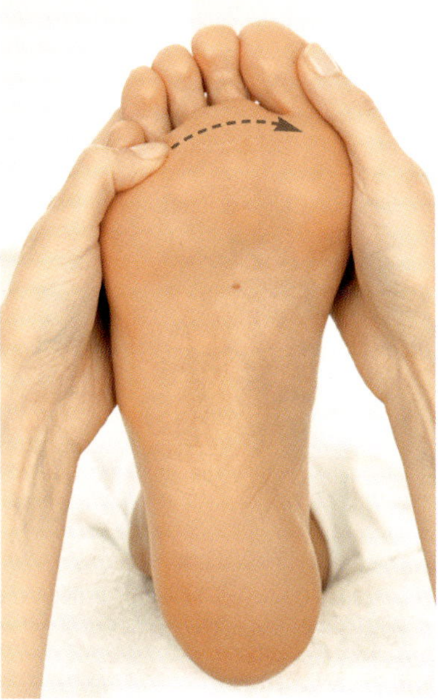

ZONE RÉFLEXE GÉNÉRALE DE L'ŒIL/DE L'OREILLE

Fléchissez les orteils du patient en arrière d'une main, pour tendre la peau et faciliter la perception de tout cristal. Effectuez une reptation avec votre pouce à partir d'en dessous de la base du deuxième orteil jusqu'au petit orteil. Répétez le mouvement 6 fois.

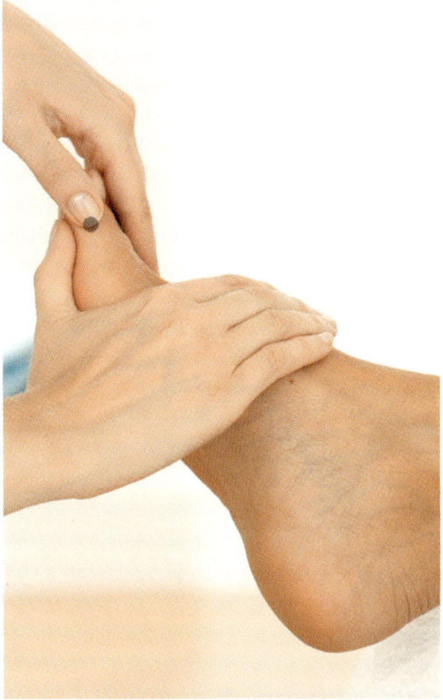

ZONE RÉFLEXE DES VERTÈBRES CERVICALES

Cette zone réflexe se trouve sur l'aspect médial du gros orteil, entre les jointures (vous ne devez pas travailler sur les jointures, à cause des nombreux facteurs susceptibles de les affecter). Soutenez le gros orteil du patient d'une main. Utilisez le pouce de votre autre main pour avancer en sept petites étapes, en gardant à l'esprit que chacune représente une vertèbre spécifique. Montez sur le pied. Répétez le mouvement 5 fois.

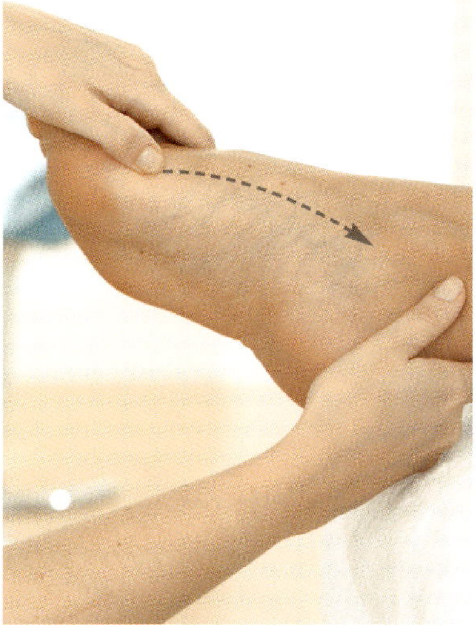

ZONE RÉFLEXE DES VERTÈBRES THORACIQUES

Soutenez le pied du patient et avancez en douze étapes à partir de la base de la jointure du gros orteil pour traiter les vertèbres thoraciques. Vous devez finir à l'os naviculaire, qui se trouve à mi-chemin entre le point de la vessie et la cheville. Chaque étape représente une vertèbre spécifique et doit être lente, effectuée avec une pression légère à moyenne. Répétez le mouvement 3 fois pour accéder aux terminaisons nerveuses spinales.

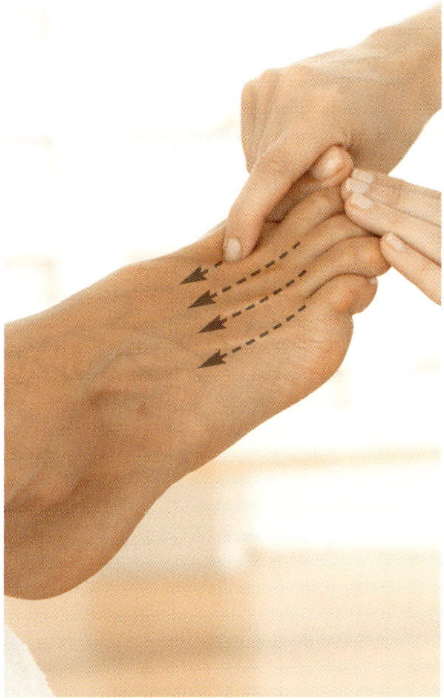

ZONE RÉFLEXE DES GANGLIONS LYMPHATIQUES DU COU ET DE LA NUQUE

Travaillez sur l'aspect dorsal du pied du patient, en utilisant votre index et votre pouce pour monter depuis la base des orteils vers la cheville entre les métatarsiens. Travaillez avec une pression moyenne en montant aussi loin que vous le pouvez, puis descendez en glissant pour décrire légèrement des cercles entre les orteils. Répétez ce mouvement 6 fois pour fortifier le système immunitaire.

Syndrome du côlon irritable

On estime qu'un adulte sur cinq est affecté par ce syndrome, deux fois plus commun chez la femme que chez l'homme. Le syndrome du côlon irritable est une affection chronique ou de longue durée de l'intestin grêle et du gros intestin. Il provoque douleur ou gêne et modifie l'allure du déplacement du contenu des intestins. Les symptômes touchent le trajet digestif, causant mouvements péristaltiques irréguliers, diarrhée, constipation, ballonnement, douleur abdominale, nausée et flatulence. Les selles se présentent en petits morceaux et contiennent souvent beaucoup de mucus. Les maux de tête et la fatigue sont également associés à cette affection.

ZONES/POINTS RÉFLEXES À TRAITER

- Côlon ascendant
- Côlon transverse
- Côlon sigmoïde
- Côlon descendant
- Hypophyse
- Glandes surrénales

Cette affection peut être déclenchée par le stress, les intolérances alimentaires et le déséquilibre de la flore intestinale.

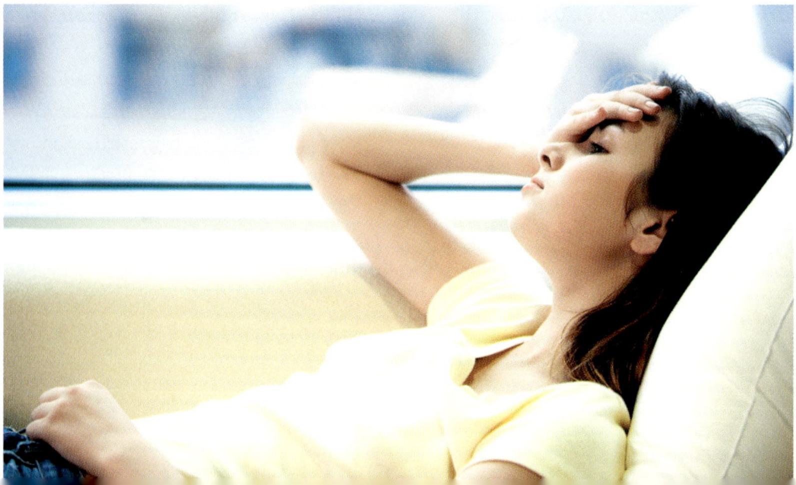

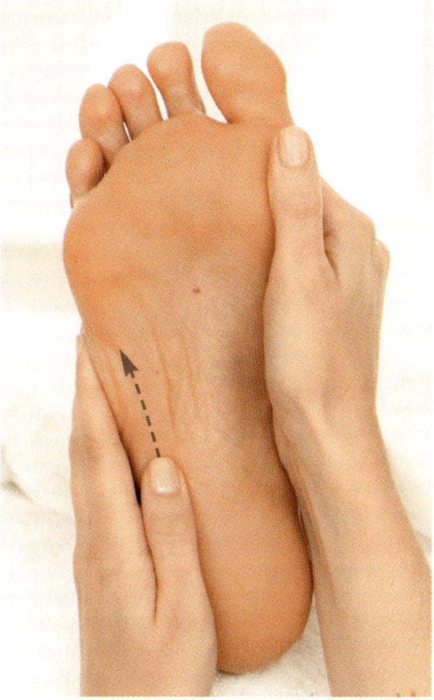

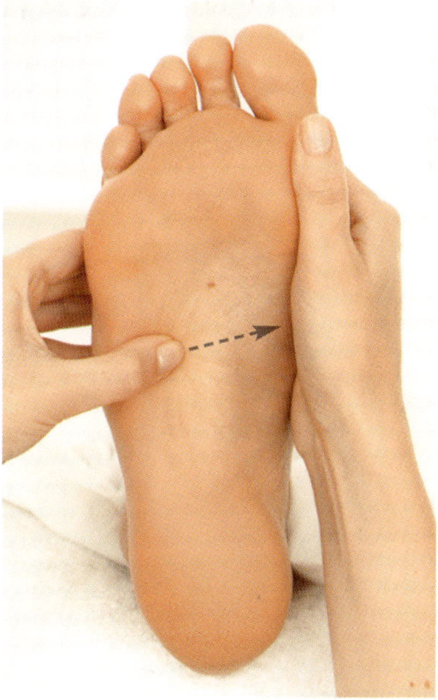

ZONE RÉFLEXE DU CÔLON ASCENDANT

Cette zone réflexe se trouve uniquement sur le pied droit. Utilisez votre pouce gauche pour sur la zone 4 depuis le calcanéum, afin de traiter cette première partie du côlon. Continuez ainsi en montant jusqu'à la moitié du pied. Traitez cette zone 6 fois par des mouvements lents.

ZONE RÉFLEXE DU CÔLON TRANSVERSE

Cette zone réflexe est trouvée en traversant horizontalement le pied, de l'aspect latéral jusqu'à l'aspect médial. Travaillez en traversant à partir du sommet du côlon ascendant jusque sous le réflexe de l'estomac. Traitez le côlon transverse 6 fois pour favoriser de bons mouvements péristaltiques et apaiser les intestins.

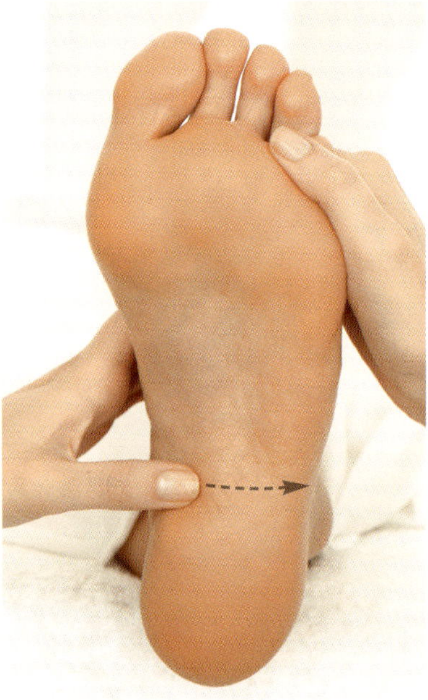

ZONE RÉFLEXE DU CÔLON SIGMOÏDE

Cette zone réflexe se trouve uniquement sur le pied gauche. Placez votre pouce gauche sur l'aspect médial du pied et juste au-dessus du calcanéum. Utilisez des mouvements lents pour traverser le côlon sigmoïde jusqu'à la zone 4. Traitez cette zone réflexe 6 fois par des mouvements lents.

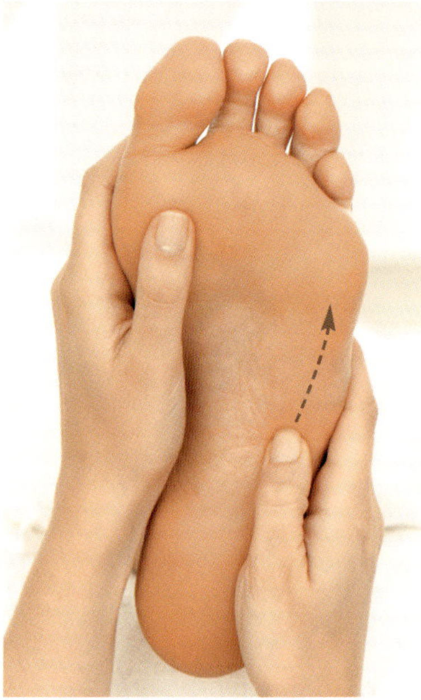

ZONE RÉFLEXE DU CÔLON DESCENDANT

Cette zone réflexe se trouve uniquement sur le pied gauche. Utilisez votre pouce droit pour monter sur la zone 4 afin de traiter le côlon descendant. Continuez ainsi jusqu'à la moitié du pied. Traitez la zone réflexe du côlon descendant 6 fois par des mouvements lents, en décrivant des cercles à mesure que vous montez sur le pied.

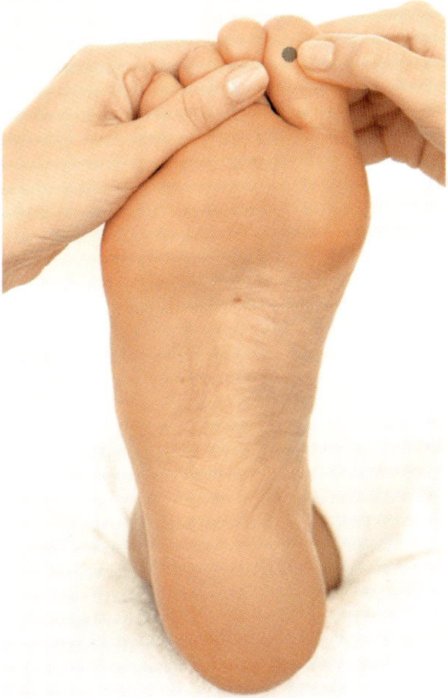

POINT RÉFLEXE DE L'HYPOPHYSE

Soutenez le gros orteil du patient avec les doigts d'une main et trouvez son centre en traçant une croix avec votre autre pouce. Placez votre pouce au centre, poussez dessus et décrivez des cercles pendant 10 secondes.

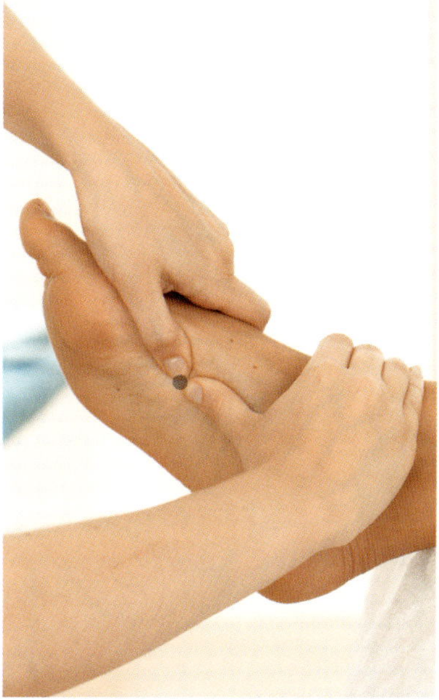

POINT RÉFLEXE SURRÉNAL

Les réflexes surrénaux sont situés dans la zone 1, trouvés en avançant le pouce en trois étapes vers le bas de la partie charnue du pied. Placez les pouces joints sur les réflexes surrénaux et poussez doucement en décrivant de petits cercles. Travaillez ainsi pendant 15 secondes.

Constipation

Cette affection s'installe quand les déchets traversent trop lentement le gros intestin, ce qui rend l'élimination douloureuse et peu fréquente et les selles dures et sèches. La constipation peut provoquer nombre de problèmes, dont mauvaise haleine, dépression, fatigue, flatulence, ballonnement, maux de tête, hémorroïdes et insomnie. Il est important d'éliminer les fèces une fois par jour, car autrement les toxines nuisibles risquent de s'accumuler. Dans bien des cas, la constipation est causée par une alimentation pauvre en fibres et en fluides. D'autres causes sont l'âge avancé, les médicaments, l'exercice insuffisant et les troubles intestinaux.

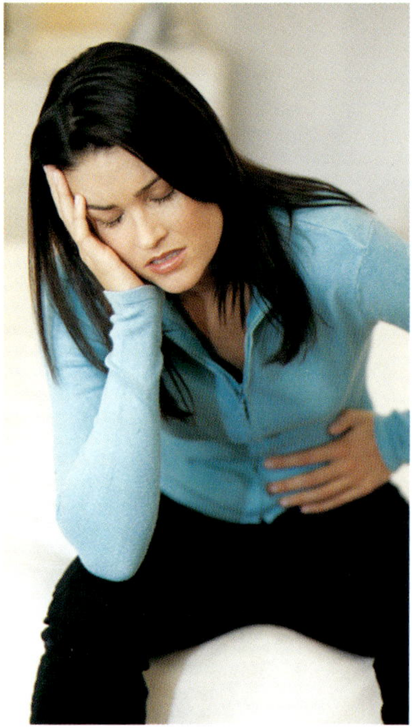

La papaye, l'ananas et les pommes soulagent les symptômes de constipation. Il faut boire beaucoup d'eau au cours de la journée.

ZONES/POINTS RÉFLEXES À TRAITER

- Côlon ascendant
- Côlon sigmoïde
- Côlon descendant
- Thyroïde
- Reins/surrénales
- Vertèbres lombaires

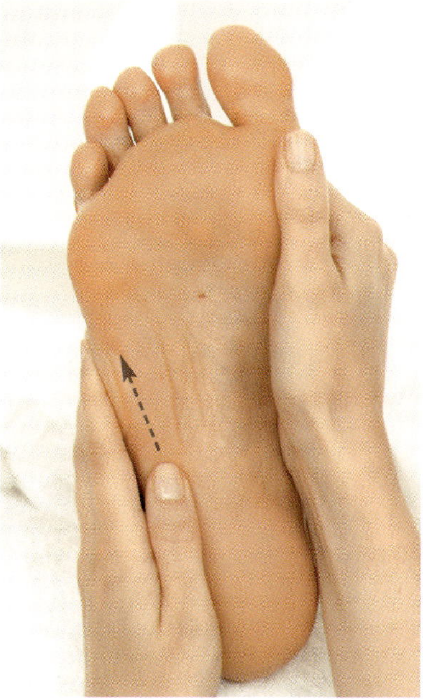

ZONE RÉFLEXE
DU CÔLON ASCENDANT

Cette zone réflexe se trouve uniquement sur le pied droit. Utilisez votre pouce gauche pour monter sur la zone 4 depuis le calcanéum, afin de traiter cette première partie du côlon. Continuez ainsi jusqu'à arriver à la moitié du pied. Traitez cette zone 6 fois par des mouvements lents pour stimuler le mouvement péristaltique du côlon.

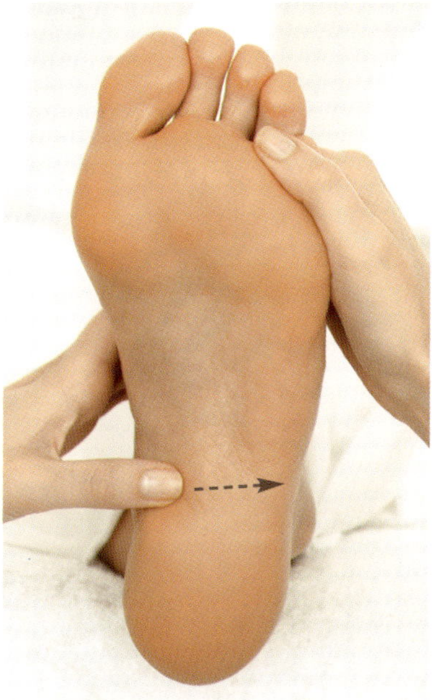

ZONE RÉFLEXE
DU CÔLON SIGMOÏDE

Cette zone réflexe se trouve uniquement sur le pied gauche. Placez votre pouce gauche sur l'aspect médial du pied, juste au-dessus du calcanéum. Utilisez des mouvements lents pour traverser le côlon sigmoïde jusqu'à la zone 4. Répétez ce mouvement 6 fois.

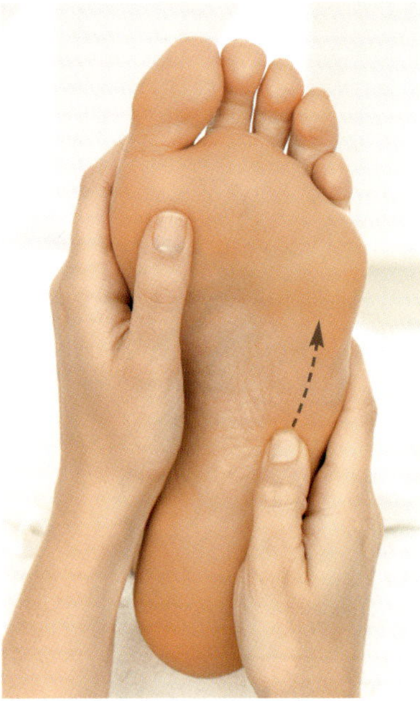

ZONE RÉFLEXE DU CÔLON DESCENDANT

Cette zone réflexe se trouve uniquement sur le pied gauche. Utilisez votre pouce droit pour monter sur la zone 4 depuis le calcanéum, afin de traiter cette partie du côlon. Continuez ainsi jusqu'à arriver à la moitié du pied. Traitez cette zone 6 fois par des mouvements lents pour stimuler le mouvement péristaltique du côlon.

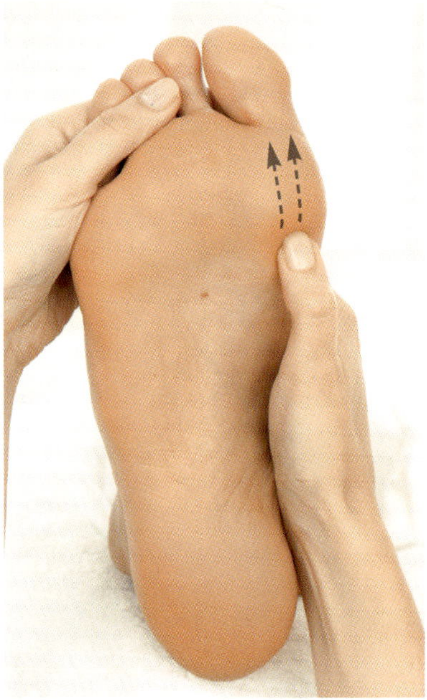

ZONE RÉFLEXE DE LA THYROÏDE

Utilisez une main pour tirer les orteils du patient en arrière afin de trouver plus facilement tout cristal. Utilisez le pouce de votre autre main pour travailler la partie charnue du pied, depuis la ligne du diaphragme jusqu'à la ligne du cou. Répétez lentement ce mouvement 7 fois sur la zone. Le traitement de cette zone aide à régler les niveaux énergétiques du corps.

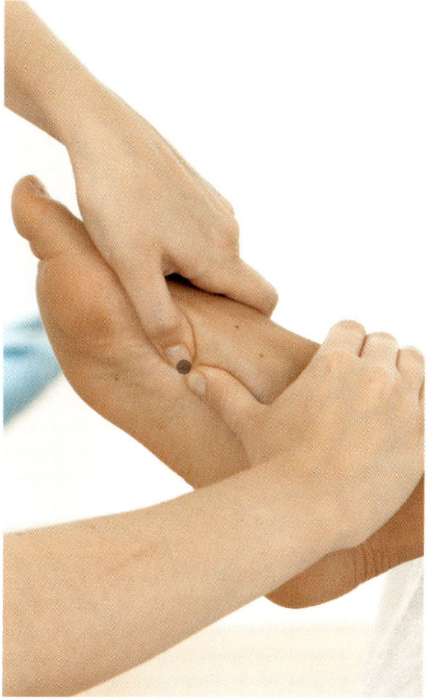

POINTS RÉFLEXES DU REIN/DE LA SURRÉNALE

Vous pouvez trouver ces réflexes dans la zone 1 en avançant le pouce en trois étapes vers le bas de la partie charnue du pied. Placez les pouces joints sur les réflexes rein/surrénale et poussez doucement en décrivant de petits cercles. Travaillez ainsi pendant 15 secondes.

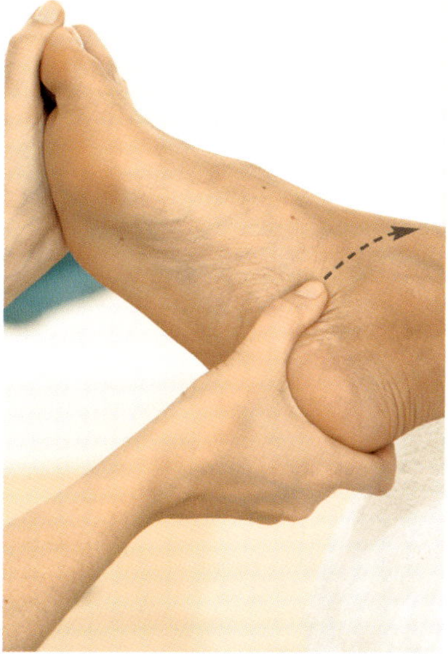

ZONE RÉFLEXE DES VERTÈBRES LOMBAIRES

Soutenez le pied du patient d'une main et utilisez votre autre pouce pour travailler autour du naviculaire, qui représente la première vertèbre lombaire, montant en cinq étapes jusqu'au creux devant l'astragale, qui représente la cinquième vertèbre lombaire. Poussez sur la cinquième vertèbre lombaire et décrivez de petits cercles pendant 6 secondes. Répétez le mouvement 6 fois.

Brûlures d'estomac

Les brûlures d'estomac sont ressenties comme une douleur montant depuis le centre de la poitrine vers la gorge. Elles apparaissent quand le sphincter séparant l'estomac de l'œsophage se relaxe, permettant aux aliments et aux sucs gastriques de remonter dans l'œsophage. Si l'estomac est plein, il exerce davantage de pression sur ce sphincter, contribuant ainsi à cette affection. Les brûlures d'estomac sont souvent aggravées si on s'allonge ou si on se penche durant une crise. Le premier pas vers une bonne digestion est une mastication correcte des aliments. La boulimie, les repas pris trop vite, la consommation de trop de plats riches, gras ou épicés, l'excès d'alcool, causent souvent des brûlures d'estomac, que le stress exacerbe. Le lait génère un environnement acide dans l'estomac, donc les personnes souffrant de brûlures d'estomac doivent l'éviter.

ZONES/POINTS RÉFLEXES À TRAITER

- Diaphragme
- Œsophage
- Pancréas
- Estomac
- Poumons
- Vertèbres thoraciques

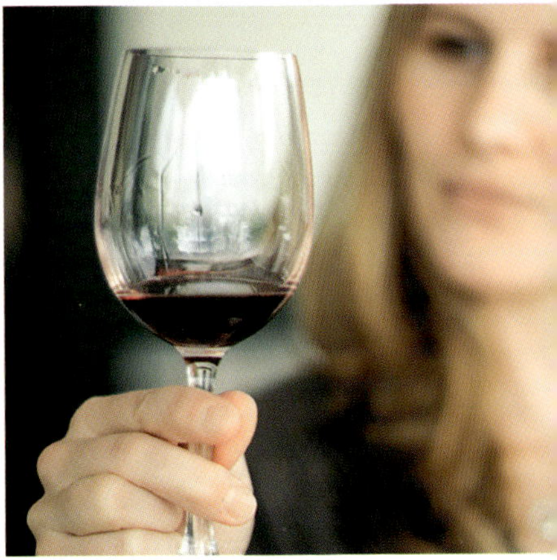

Le vin peut déclencher des brûlures d'estomac, tout comme les aliments gras, l'excès de nourriture et la mauvaise mastication.

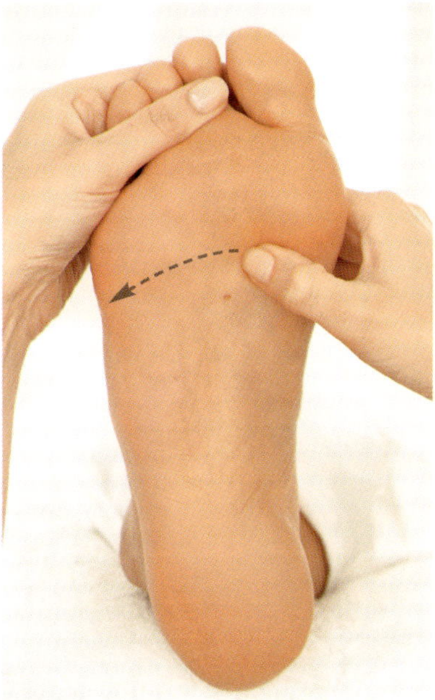

ZONE RÉFLEXE DU DIAPHRAGME

Fléchissez le pied du patient en arrière d'une main, pour tendre la peau. Utilisez le pouce de votre autre main pour travailler sous la tête des métatarsiens, en traversant de l'aspect latéral jusqu'à l'aspect médial du pied. Déplacez-vous lentement et répétez ce mouvement 8 fois.

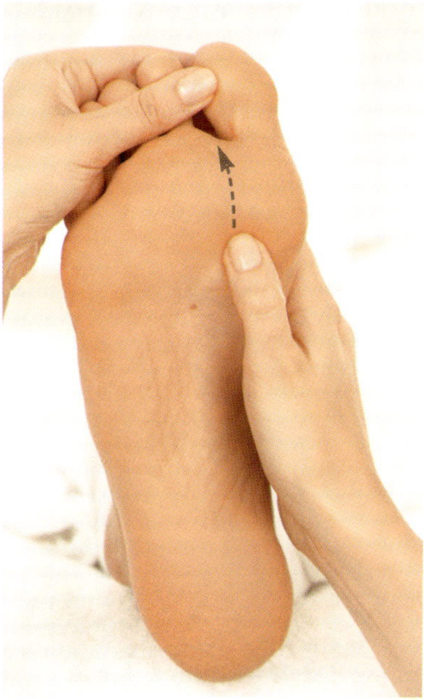

ZONE RÉFLEXE DE L'ŒSOPHAGE

Fléchissez le pied du patient en arrière d'une main, pour tendre la peau. Placez le pouce de votre autre main sur la ligne du diaphragme entre les zones 1 et 2. Traitez en montant entre les métatarsiens depuis la ligne du diaphragme jusqu'à la zone générale de l'œil/de l'oreille. Répétez ainsi 6 fois.

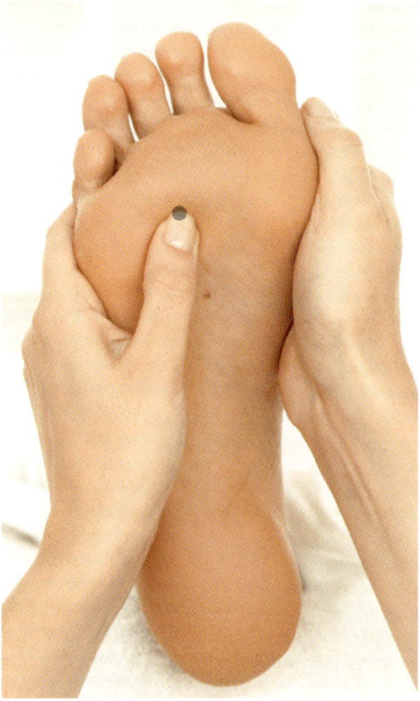

POINT RÉFLEXE DU PANCRÉAS

Ce point réflexe se trouve uniquement sur le pied droit. Placez votre pouce sur le troisième orteil du patient et tracez une ligne descendant jusqu'en dessous de la ligne du diaphragme. Poussez sur la jointure en montant et décrivez de petits cercles pendant 10 secondes. Le traitement de ce point neutralise les effets nuisibles des sucs gastriques.

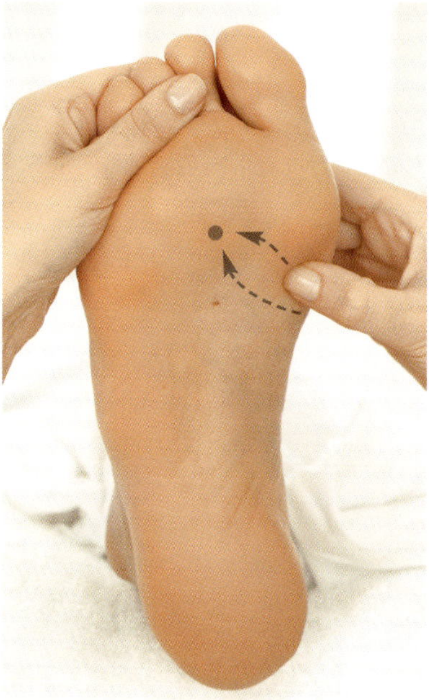

ZONE RÉFLEXE DE L'ESTOMAC

Vous trouverez cette zone réflexe juste sous la partie charnue du pied. Soutenez le pied du patient d'une main et placez votre autre pouce juste au-dessous de la zone réflexe de la thyroïde. Traitez en douceur en montant latéralement jusqu'au réflexe du plexus solaire, vous arrêtant là pour stimuler celui-ci par des cercles pendant 4 secondes. Répétez ce mouvement 8 fois, en utilisant des cercles lents à mesure que vous effectuez cette reptation.

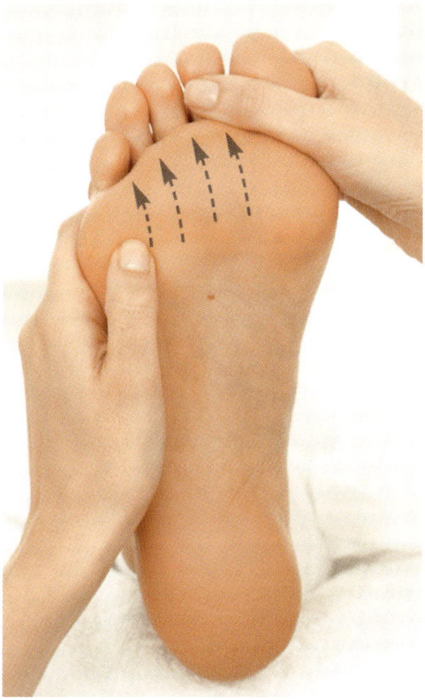

ZONE RÉFLEXE DU POUMON

Fléchissez le pied du patient en arrière d'une main, pour tendre la peau. Utilisez le pouce de votre autre main pour monter depuis la ligne du diaphragme jusqu'à la zone générale de l'œil/de l'oreille. Vous devez travailler entre les métatarsiens. Répétez ce processus 5 fois, en vous assurant d'avoir traité tous les espaces entre les métatarsiens.

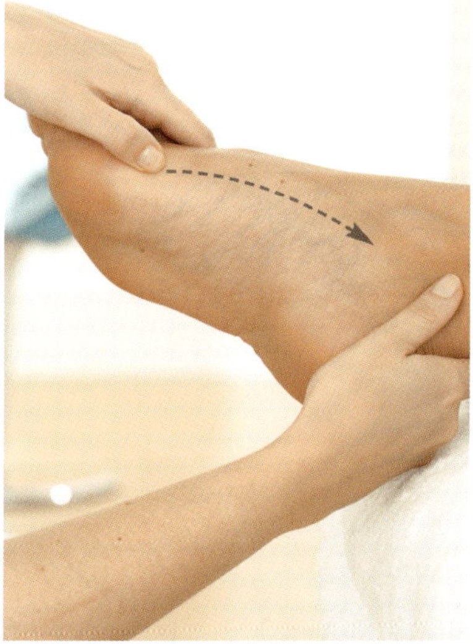

ZONE RÉFLEXE DES VERTÈBRES THORACIQUES

Soutenez le pied du patient et avancez en douze étapes à partir de la base de la jointure du gros orteil pour traiter les vertèbres thoraciques. Vous devez finir à l'os naviculaire, qui se trouve à mi-chemin entre le point de la vessie et la cheville. Chaque étape représente une vertèbre spécifique et doit être lente, effectuée avec une pression légère à moyenne. Répétez le mouvement 3 fois pour accéder aux terminaisons nerveuses spinales.

Hernie hiatale

Saillie anormale d'une partie de l'estomac, qui passe à travers la paroi du diaphragme et suscite douleur et gêne. Le diaphragme est le muscle large et mince qui sépare le thorax de l'abdomen. La hernie hiatale est plus fréquente à mesure de l'avancée en âge. Les médecins ne sont pas certains quant à sa cause, mais les quinquagénaires, les fumeurs, les obèses, les femmes enceintes, sont plus prédisposés. Une hernie hiatale n'est souvent pas précédée de symptômes, mais cause douleur et brûlures d'estomac (impression de chaleur dans la poitrine). Elle n'est généralement pas grave et la plupart du temps ne nécessite pas de traitement. Tout symptôme peut être traité par des médicaments ou une opération (les cas graves). Il est conseillé de prendre de petits repas fréquents.

ZONES/POINTS RÉFLEXES À TRAITER

- Diaphragme
- Hernie hiatale
- Estomac
- Hypophyse
- Glandes surrénales
- Vertèbres thoraciques

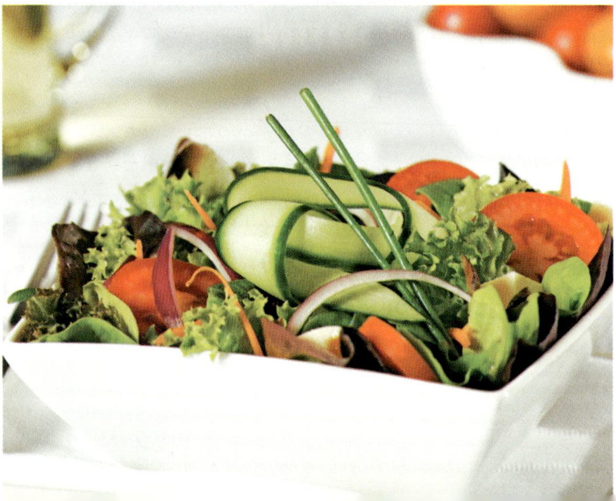

Une alimentation fraîche et correcte est la base d'une bonne santé.

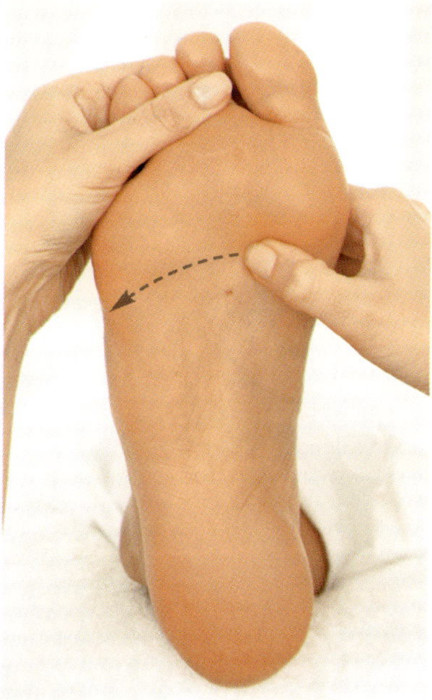

ZONE RÉFLEXE DU DIAPHRAGME

Fléchissez le pied du patient en arrière d'une main, pour tendre la peau. Utilisez le pouce de votre autre main pour travailler sous la tête des métatarsiens, en traversant de l'aspect latéral jusqu'à l'aspect médial du pied. Déplacez-vous lentement et répétez ce mouvement 8 fois.

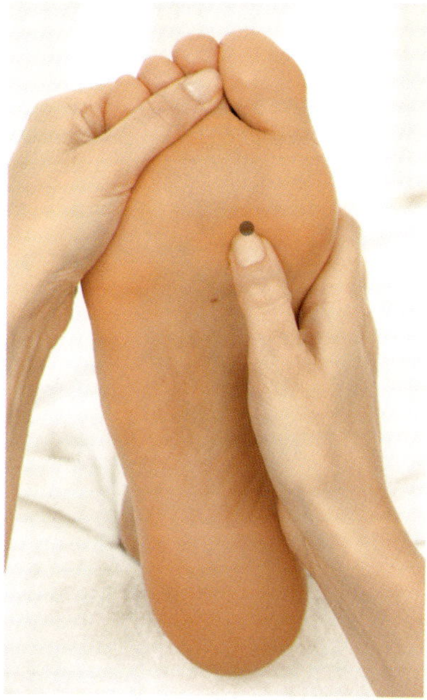

POINT RÉFLEXE DE LA HERNIE HIATALE

Fléchissez le pied du patient en arrière d'une main et placez le pouce de votre autre main sur le point de la hernie hiatale, situé le long de la ligne du diaphragme, entre les zones 1 et 2. Restez sur ce point en décrivant des cercles pendant 12 secondes.

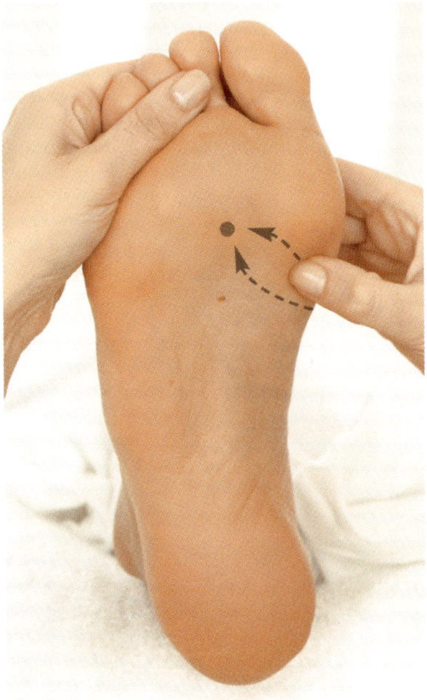

ZONE RÉFLEXE DE L'ESTOMAC

Vous trouverez cette zone réflexe juste sous la partie charnue du pied. Soutenez le pied du patient d'une main et placez votre autre pouce juste au-dessous de la zone réflexe de la thyroïde. Traitez en douceur en montant latéralement jusqu'au réflexe du plexus solaire, vous arrêtant là pour stimuler celui-ci par des cercles pendant 4 secondes. Répétez ce mouvement 8 fois.

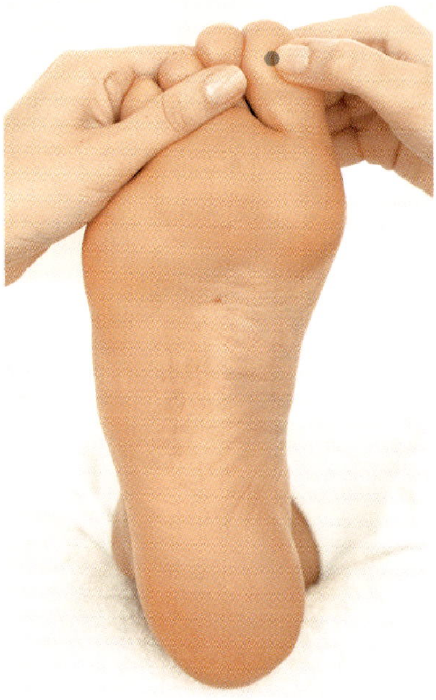

POINT RÉFLEXE DE L'HYPOPHYSE

Soutenez le gros orteil du patient avec les doigts d'une main et trouvez son centre en traçant une croix avec votre autre pouce. Placez votre pouce au centre, poussez dessus et décrivez des cercles pendant 15 secondes.

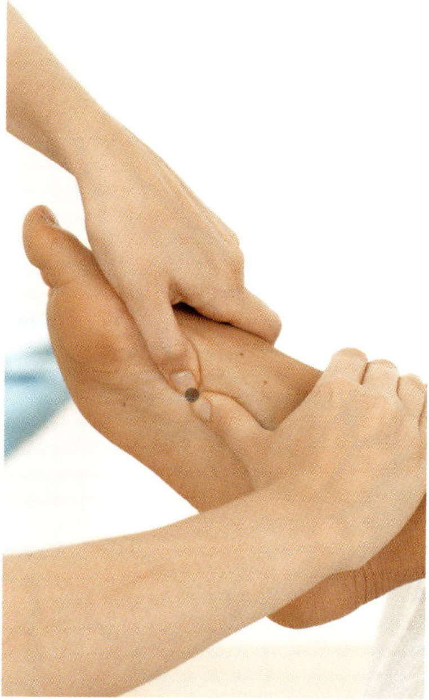

POINT RÉFLEXE SURRÉNAL

Les réflexes surrénaux sont situés dans la zone 1, trouvés en avançant le pouce en trois étapes vers le bas de la partie charnue du pied. Placez les pouces joints sur les réflexes surrénaux et poussez doucement en décrivant de petits cercles. Travaillez ainsi pendant 15 secondes.

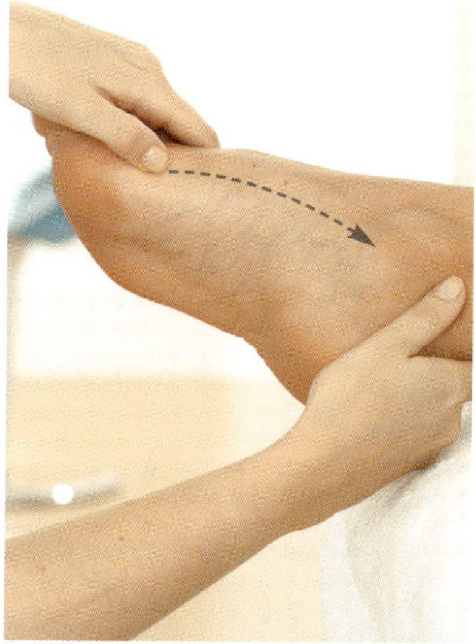

ZONE RÉFLEXE DES VERTÈBRES THORACIQUES

Soutenez le pied du patient et avancez en douze étapes à partir de la base de la jointure du gros orteil pour traiter les vertèbres thoraciques. Vous devez finir à l'os naviculaire, qui se trouve à mi-chemin entre le point de la vessie et la cheville. Chaque étape représente une vertèbre spécifique et doit être lente, effectuée avec une pression légère à moyenne. Répétez le mouvement 3 fois.

Ostéoporose

Cette affection affaiblit les os, les rendant plus cassants. L'ostéoporose est une « maladie silencieuse », car la plupart des personnes affectées n'en sont pas conscientes avant de subir une fracture. Les os affectés par l'ostéoporose sont moins denses que la normale et deviennent poreux. Les côtes, les poignets, la colonne vertébrale et les hanches sont les plus susceptibles de souffrir de cette affection. Ils risquent de se fracturer suite à une chute mineure ou même sans raison (par exemple, un éternuement peut casser une côte). L'ostéoporose est plus fréquente après 60 ans et son apparition augmente avec l'âge. Cette affection est quatre fois plus commune chez la femme que chez l'homme, surtout chez la femme ménopausée dont la production d'œstrogène chute fortement (l'œstrogène favorise la rétention du calcium dans les os). Une immobilisation de longue durée, l'anorexie, les affections intestinales inflammatoires et les antécédents familiaux accroissent le risque d'ostéoporose.

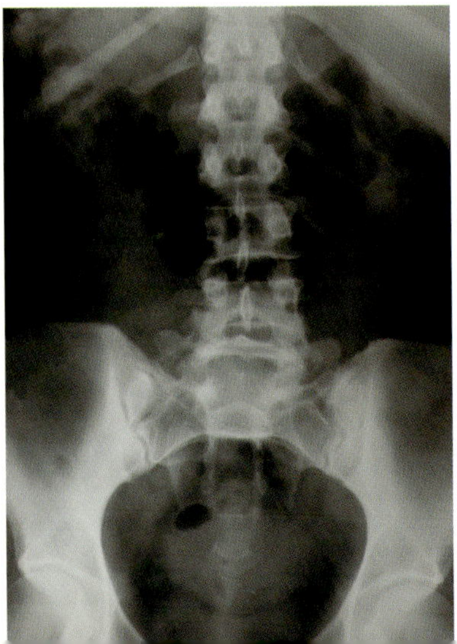

ZONES/POINTS RÉFLEXES À TRAITER

- Thyroïde
- Hypophyse
- Parathyroïde
- Reins/surrénales
- Hanche
- Toute la colonne vertébrale

Avec l'âge, la densité des os peut diminuer de 35 % en cas d'ostéoporose, ce qui risque de provoquer des fractures.

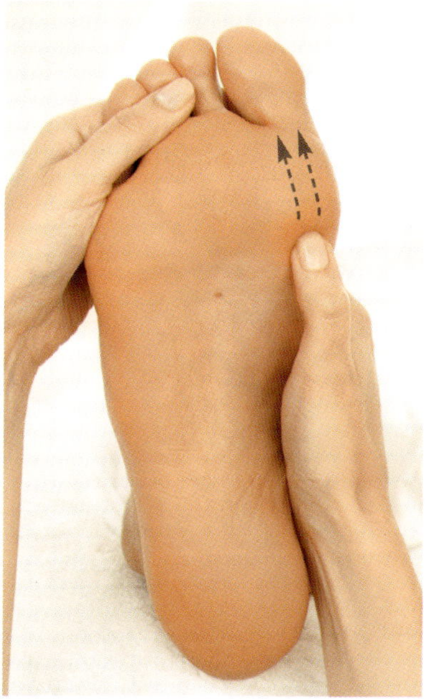

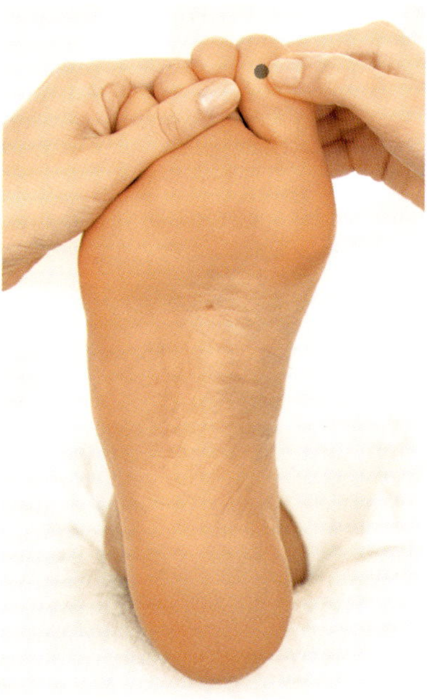

ZONE RÉFLEXE DE LA THYROÏDE

Utilisez votre pouce pour traiter la partie charnue du pied du patient, depuis la ligne du diaphragme jusqu'à la ligne du cou. Répétez lentement ce mouvement 4 fois sur la zone pendant 1 minute. Cette zone réflexe aide à contrôler le taux de calcium dans le sang.

POINT RÉFLEXE DE L'HYPOPHYSE

Soutenez le gros orteil du patient avec les doigts d'une main et trouvez son centre en traçant une croix avec votre autre pouce. Placez votre pouce au centre, poussez dessus et décrivez des cercles pendant 15 secondes.

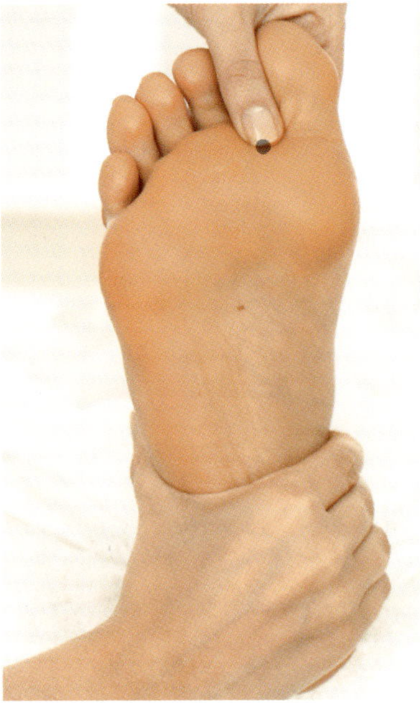

POINT RÉFLEXE DE LA PARATHYROÏDE

Ce point est situé entre le gros orteil et le deuxième orteil. Utilisez votre index et votre pouce pour pincer la peau les séparant. Maintenez la pression et décrivez doucement des cercles pendant 15 secondes. Ce point réflexe aide à contrôler les taux de calcium dans le sang, qui règlent à leur tour le fonctionnement musculaire et nerveux, tout en atténuant les troubles liés aux parathyroïdes.

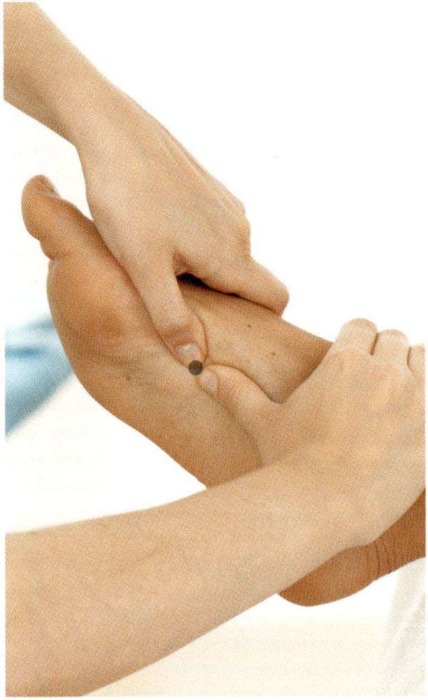

POINTS RÉFLEXES DU REIN/DE LA SURRÉNALE

Vous pouvez trouver ces réflexes dans la zone 1 en avançant le pouce en trois étapes vers le bas de la partie charnue du pied. Placez les pouces joints sur les réflexes rein/surrénale et poussez doucement en décrivant de petits cercles. Travaillez ainsi pendant 15 secondes.

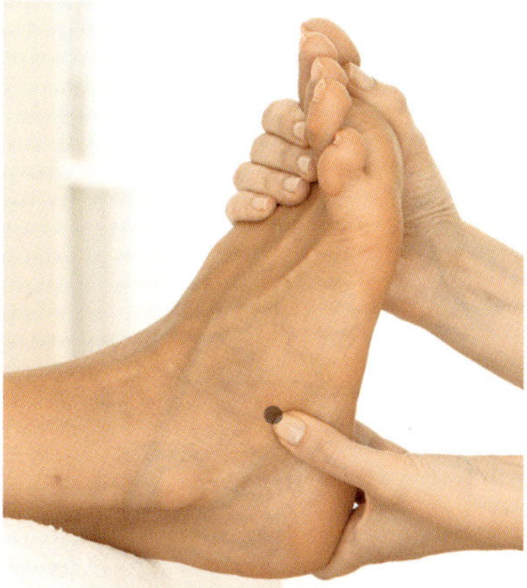

POINT RÉFLEXE DE LA HANCHE

Placez votre pouce à environ deux centimètres sous l'astragale et avancez un peu vers le petit orteil. Poussez dessus et décrivez de très grands cercles pour stimuler le point réflexe de la hanche. Traitez en douceur ce point pendant 15 secondes.

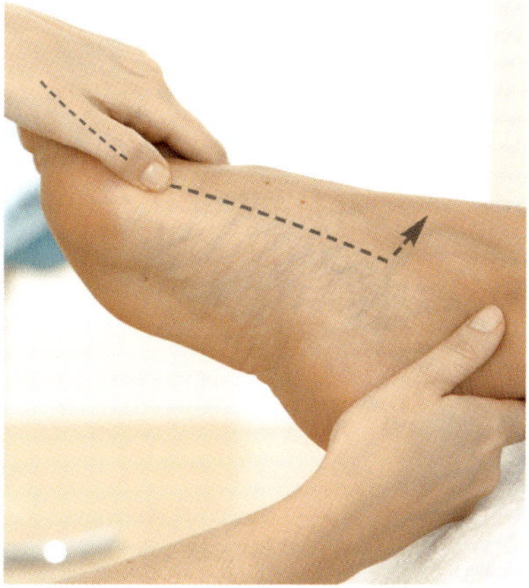

TOUTE LA COLONNE VERTÉBRALE

Travaillez sur l'aspect médial du pied. Soutenez le pied du patient d'une main et utilisez votre autre pouce pour avancer en sept petites étapes entre les jointures du gros orteil, en gardant à l'esprit que chacune représente une vertèbre spécifique. Montez sur le pied. Effectuez ensuite douze petites étapes à partir de la base de la jointure du gros orteil pour traiter les vertèbres thoraciques. Vous devez finir à l'os naviculaire, qui se trouve à mi-chemin entre le point de la vessie et la cheville. Traitez autour du naviculaire, qui représente la première vertèbre lombaire, montant en cinq étapes jusqu'au creux devant l'astragale, qui représente la cinquième vertèbre lombaire. Répétez ce mouvement 3 fois.

Syndrome du canal carpien

Ce syndrome peut affecter une main ou les deux. Assez répandu, il se produit quand une trop grande pression s'exerce sur un nerf du poignet. Le nerf médian véhicule des messages sensoriels depuis le pouce et des autres doigts, en plus de diriger les mouvements de la main. Parfois, le syndrome du canal carpien est déclenché par les mouvements effectués en travaillant. Il peut être prévenu en arrêtant ou en diminuant l'activité stressant les doigts, la main ou le poignet, ou en changeant la manière de l'accomplir. Tend à s'aggraver la nuit ou tôt le matin, ainsi que suite aux mouvements énergiques du poignet.

ZONES/POINTS RÉFLEXES À TRAITER

- Épaule
- Poignet
- Coude
- Thyroïde
- Reins/surrénales
- Vertèbres cervicales
- Vertèbres thoraciques

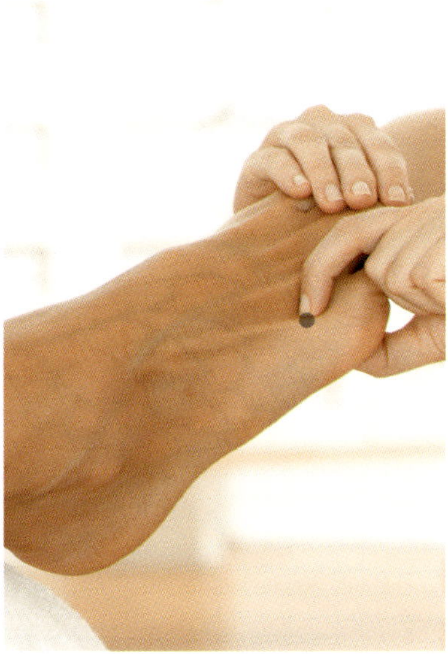

POINT RÉFLEXE DE L'ÉPAULE

Vous trouverez ce point réflexe sur l'aspect dorsal du pied, entre le quatrième métatarsien et le cinquième. Pour le trouver, placez votre index et votre pouce à la base du quatrième orteil et du petit orteil. Descendez lentement en quatre étapes, en pinçant le bord du pied. Quand vous trouvez ce point réflexe sensible, arrêtez et poussez dessus doucement, en décrivant de petits cercles pendant 15 secondes.

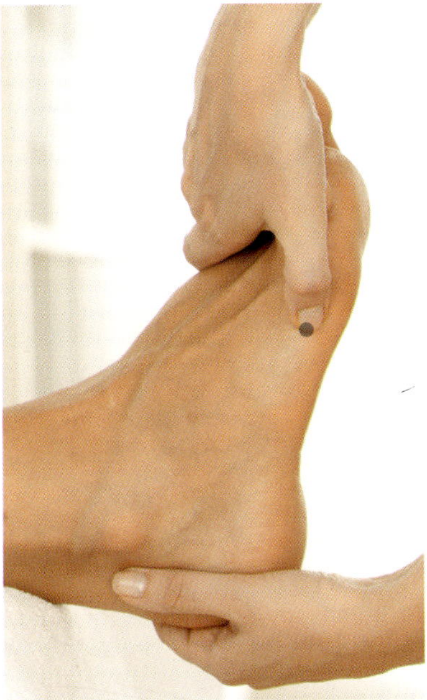

POINT RÉFLEXE DU POIGNET

Utilisez votre pouce pour descendre de deux centimètres l'aspect latéral du pied à partir du petit orteil. Appuyez dessus pour traiter le point réflexe du poignet en décrivant des cercles pendant 15 secondes.

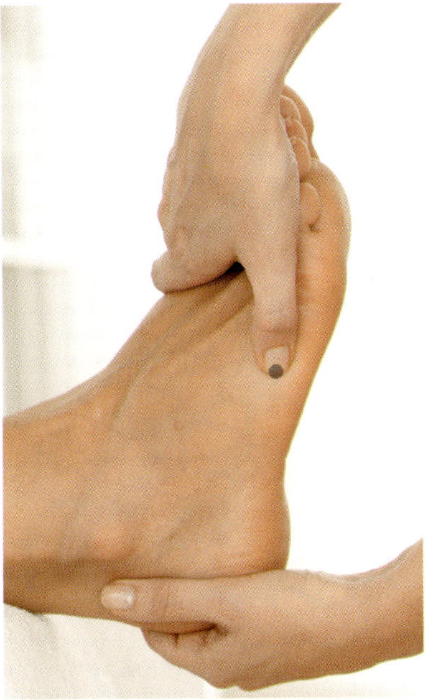

POINT RÉFLEXE DU COUDE

Utilisez votre pouce pour faire un grand déplacement depuis le point réflexe du poignet au point réflexe du coude. Appuyez dessus pour traiter ce point en décrivant des cercles pendant 15 secondes.

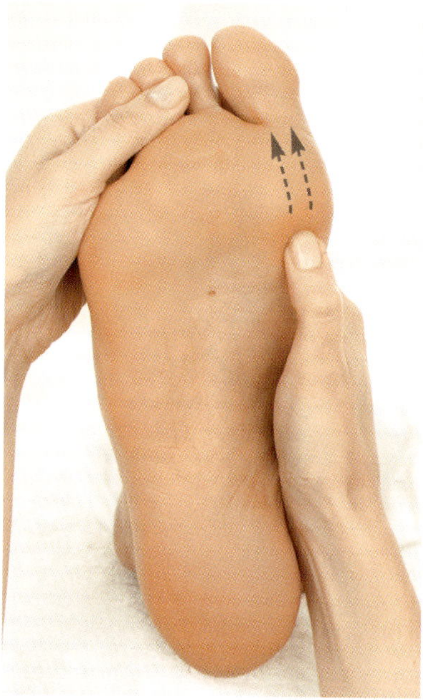

ZONE RÉFLEXE DE LA THYROÏDE

Utilisez une main pour tirer les orteils du patient en arrière afin de trouver plus facilement tout cristal. Utilisez le pouce de votre autre main pour traiter la partie charnue du pied, depuis la ligne du diaphragme jusqu'à la ligne du cou. Répétez lentement ce mouvement 4 fois sur la zone, en dissipant tout cristal rencontré.

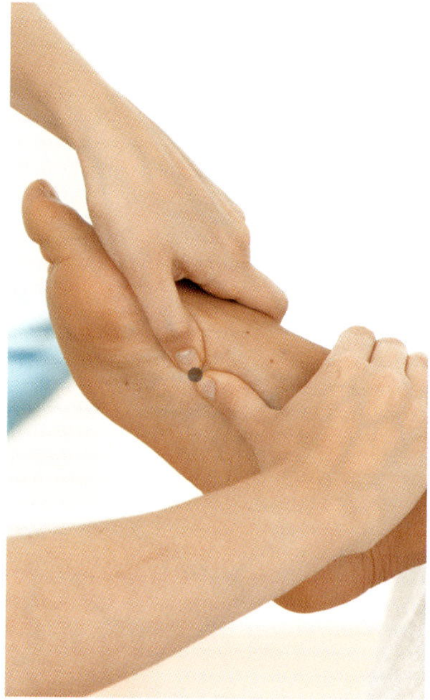

POINTS RÉFLEXES DU REIN/DE LA SURRÉNALE

Vous pouvez trouver ces réflexes dans la zone 1 en avançant le pouce en trois étapes vers le bas de la partie charnue du pied. Placez les pouces joints sur les réflexes rein/surrénale et poussez doucement en décrivant de petits cercles. Travaillez ainsi pendant 15 secondes.

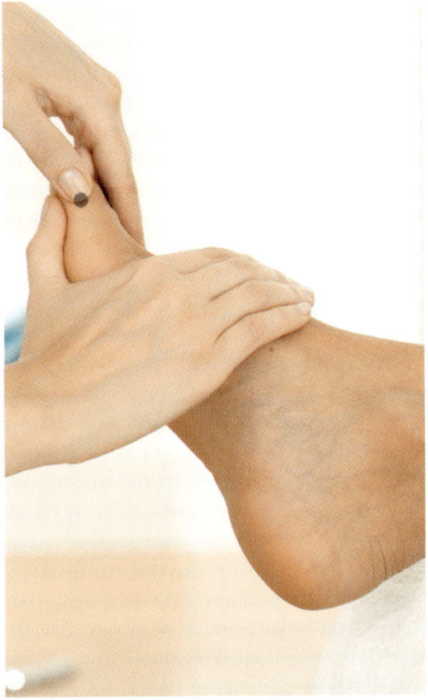

ZONE RÉFLEXE DES VERTÈBRES CERVICALES

Cette zone réflexe se trouve sur l'aspect médial du gros orteil, entre les jointures (vous ne devez pas travailler sur les jointures, à cause des nombreux facteurs susceptibles de les affecter). Soutenez le gros orteil du patient d'une main. Utilisez le pouce de votre autre main pour avancer en sept petites étapes, en gardant à l'esprit que chacune représente une vertèbre spécifique. Montez sur le pied. Répétez le mouvement 5 fois.

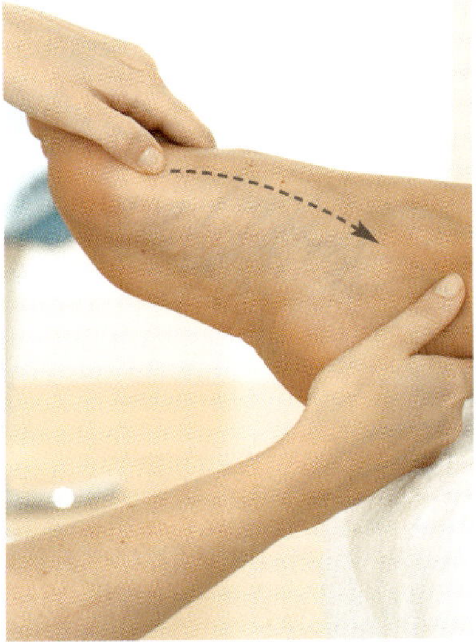

ZONE RÉFLEXE DES VERTÈBRES THORACIQUES

Soutenez le pied du patient et avancez en douze étapes à partir de la base de la jointure du gros orteil pour traiter les vertèbres thoraciques. Vous devez finir à l'os naviculaire, qui se trouve à mi-chemin entre le point de la vessie et la cheville. Chaque étape représente une vertèbre spécifique et doit être lente, effectuée avec une pression légère à moyenne. Répétez le mouvement 5 fois.

Ostéoarthrite

L'ostéoarthrite affecte trois fois plus les femmes que les hommes. Elle est caractérisée par l'inflammation de certaines articulations, suscitant craquements, raideur, gonflement, perte de mobilité, difformité et douleur. Elle est aggravée par les stress mécaniques, qui usent le cartilage protégeant les articulations. L'ostéoarthrite est présente chez pratiquement toutes les personnes de plus de 60 ans, bien que toutes ne montrent pas des symptômes. Si la douleur est telle que la personne ne peut plus utiliser régulièrement l'articulation, les muscles environnants deviennent faibles et s'atrophient. Si cette maladie dégénérative affecte le cou, il s'agit d'une ostéoarthrite cervicale, provoquée par l'usure de l'âge. Ses principaux symptômes sont la douleur et la raideur du cou. Une pression exercée sur les nerfs du cou risque de causer douleur dans les bras et les épaules, engourdissement et fourmillements dans les mains et une préhension faible. Le traitement doit être administré avec une pression très légère.

L'ostéoarthrite affecte le bien-être physique et émotionnel, conduisant à une mobilité réduite à la vieillesse.

ZONES/POINTS RÉFLEXES À TRAITER

- Toute la colonne vertébrale
- Foie
- Thyroïde
- Hypophyse
- Reins/surrénales
- Ganglions lymphatiques du cou et de la nuque

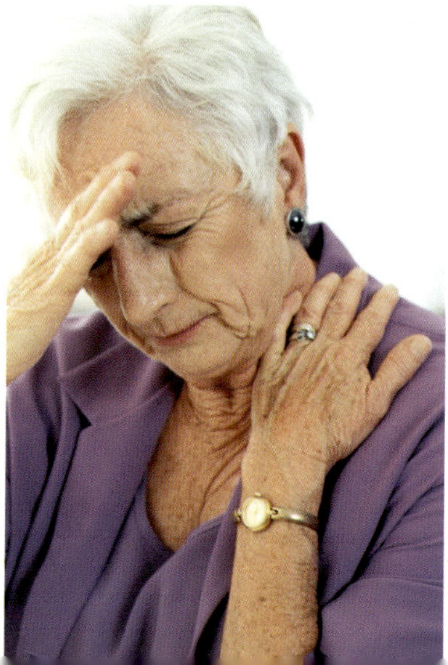

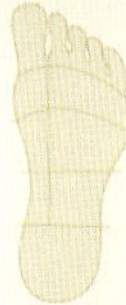

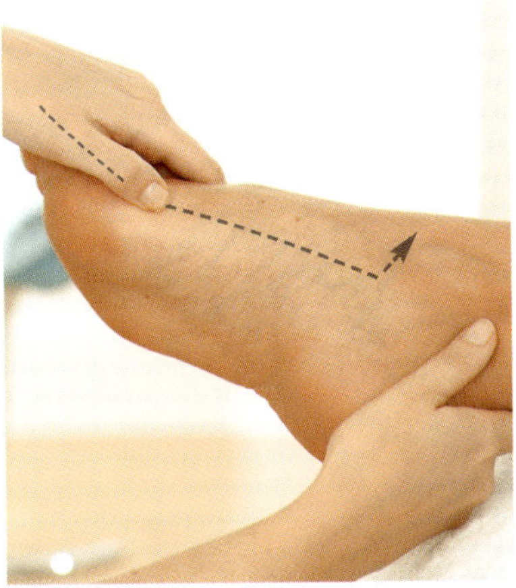

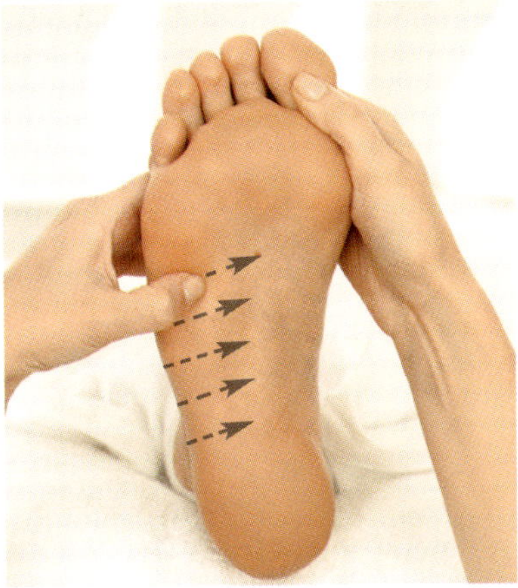

TOUTE LA COLONNE VERTÉBRALE

Travaillez sur l'aspect médial du pied. Soutenez le pied du patient d'une main et utilisez votre autre pouce pour avancer en sept petites étapes entre les jointures du gros orteil, en gardant à l'esprit que chacune représente une vertèbre spécifique. Montez sur le pied. Effectuez ensuite une reptation en douze petites étapes à partir de la base de la jointure du gros orteil pour traiter les vertèbres thoraciques. Vous devez finir à l'os naviculaire, qui se trouve à mi-chemin entre le point de la vessie et la cheville. Traitez autour du naviculaire, qui représente la première vertèbre lombaire, montant en cinq étapes jusqu'au creux devant l'astragale, qui représente la cinquième vertèbre lombaire. Répétez ce mouvement 3 fois.

ZONE RÉFLEXE DU FOIE

Cette zone réflexe se trouve uniquement sur le pied droit. Soutenez le pied du patient avec la main droite, et placez votre pouce gauche juste sous la ligne du diaphragme. Travaillez lentement et précisément, en traversant horizontalement les zones 5 et 4 ainsi que le début de la zone 3. Allez dans une seule direction. Continuez ainsi jusqu'au-dessus du calcanéum et effectuez le mouvement 4 fois.

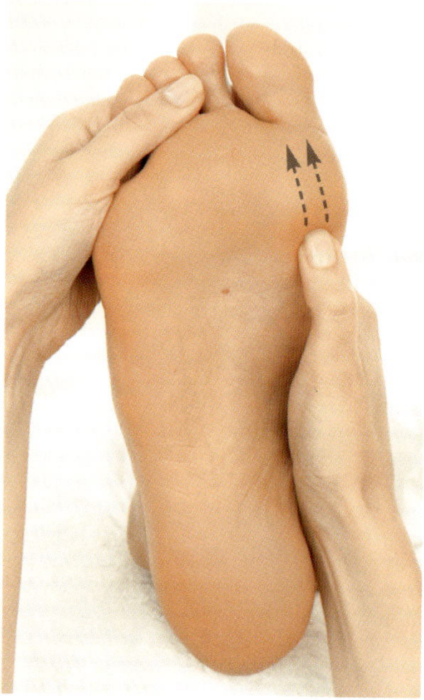

ZONE RÉFLEXE DE LA THYROÏDE

Utilisez votre pouce pour traiter la partie charnue du pied, depuis la ligne du diaphragme jusqu'à la ligne du cou. Répétez lentement ce mouvement 4 fois sur l'ensemble de la zone.

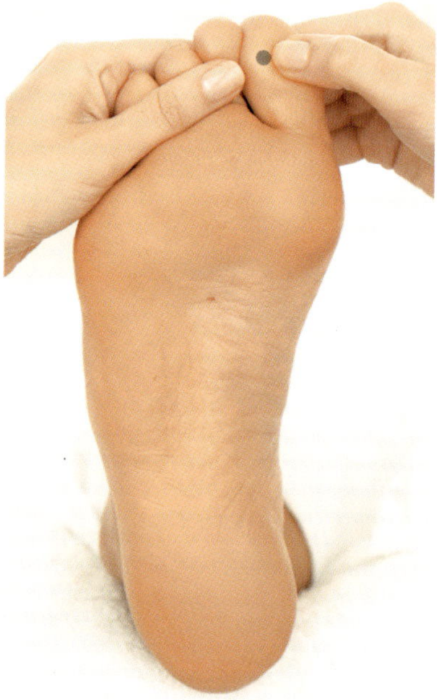

POINT RÉFLEXE DE L'HYPOPHYSE

Soutenez le gros orteil du patient avec les doigts d'une main et trouvez son centre en traçant une croix avec votre autre pouce. Placez votre pouce au centre, poussez dessus et décrivez des cercles pendant 15 secondes.

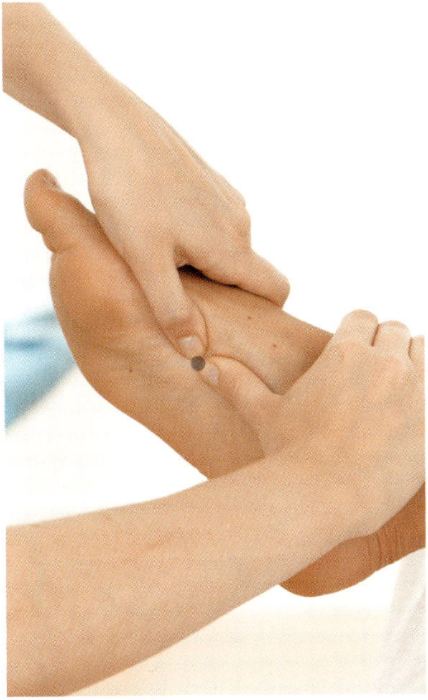

POINTS RÉFLEXES DU REIN/DE LA SURRÉNALE

Vous pouvez trouver ces réflexes dans la zone 1, trois étapes vers le bal depuis la partie charnue du pied. Placez les pouces joints sur les réflexes rein/surrénale et poussez doucement en décrivant de petits cercles. Travaillez ainsi pendant 15 secondes.

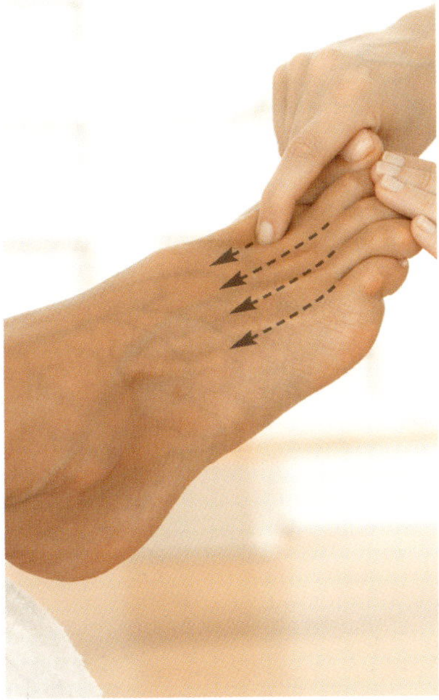

ZONE RÉFLEXE DES GANGLIONS LYMPHATIQUES DU COU ET DE LA NUQUE

Travaillez sur l'aspect dorsal du pied, en utilisant votre index et votre pouce pour monter depuis la base des orteils vers la cheville entre les métatarsiens. Travaillez avec une pression légère en montant aussi loin que vous le pouvez, puis descendez en glissant pour décrire légèrement des cercles entre les orteils. Répétez ce mouvement 5 fois.

Épaule bloquée

Cette affection est causée par l'inflammation et l'épaississement de la capsule synoviale, membrane séreuse qui tapisse l'intérieur des cavités articulaires mobiles, leur permettant de bouger sans friction. Les symptômes de l'épaule bloquée incluent raideur et douleur, qui rendent difficiles les mouvements normaux de l'articulation humérale. Dans les cas les plus extrêmes, l'épaule est totalement immobile et la douleur, intense.

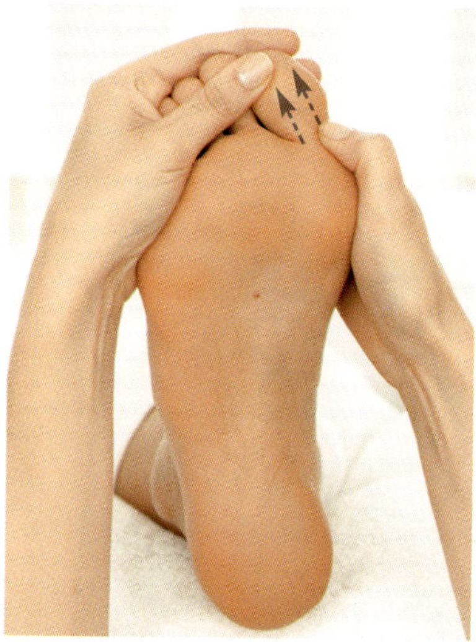

ZONES/POINTS RÉFLEXES À TRAITER

- Tête
- Occiput
- Épaule
- Coude
- Glandes surrénales
- Vertèbres cervicales
- Vertèbres thoraciques

ZONE RÉFLEXE DE LA TÊTE

Soutenez le gros orteil du patient avec les doigts d'une main. Utilisez votre autre pouce pour monter depuis la ligne du cou jusqu'au sommet du gros orteil. Répétez ce mouvement plusieurs fois en traçant des lignes montant sur l'orteil.

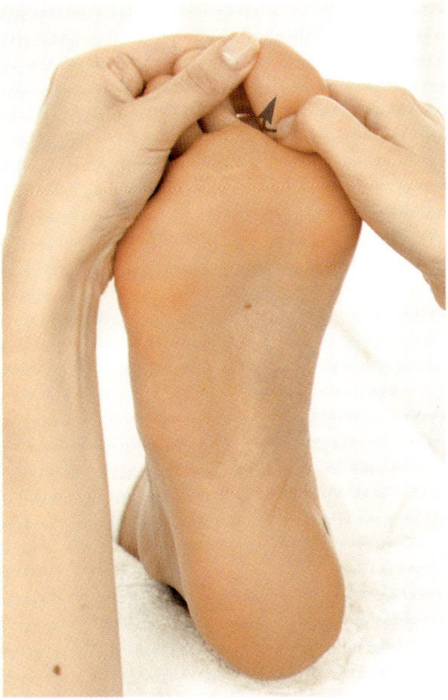

POINT RÉFLEXE DE L'OCCIPUT

Soutenez le pied du patient d'une main et fléchissez doucement en arrière son gros orteil. Effectuez une reptation avec le pouce le long de la base du gros orteil et exercez un crochet sur l'espace situé entre celui-ci et le deuxième orteil. Vous y trouverez un os en saillie : placez votre pouce là et décrivez doucement des cercles pendant 20 secondes pour traiter ce point réflexe.

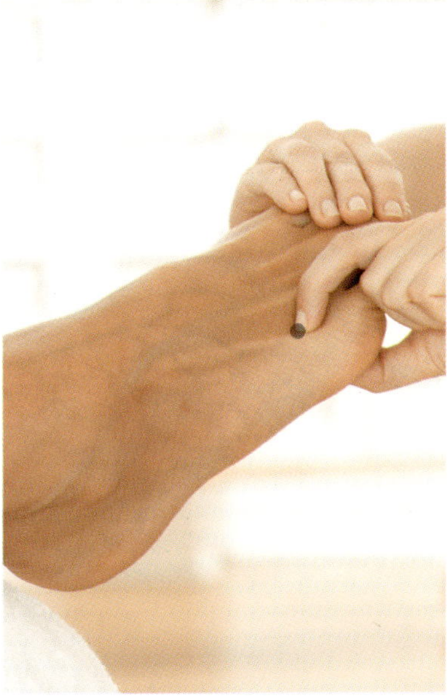

POINT RÉFLEXE DE L'ÉPAULE

Vous trouverez ce point réflexe sur l'aspect dorsal du pied, entre le quatrième métatarsien et le cinquième. Pour le trouver, placez votre index et votre pouce à la base du quatrième orteil et du petit orteil. Descendez lentement en quatre étapes, en pinçant le bord du pied. Quand vous trouvez ce point réflexe sensible, arrêtez et poussez dessus en décrivant de petits cercles pendant 15 secondes. Adaptez la pression pour éviter la gêne.

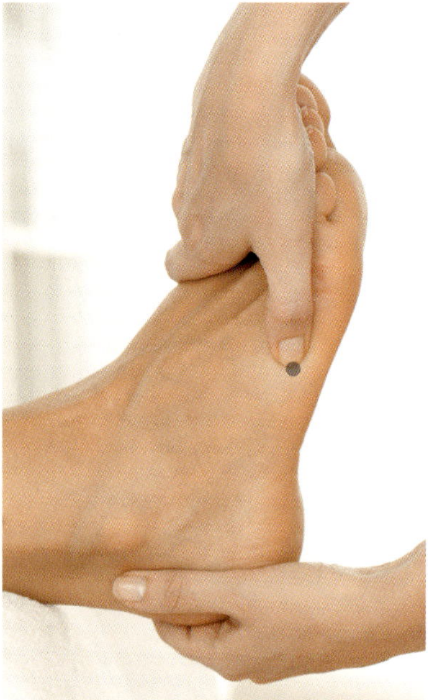

POINT RÉFLEXE DU COUDE

Utilisez votre pouce pour descendre en trois étapes l'aspect latéral du pied à partir du petit orteil. Appuyez dessus pour traiter le point réflexe du coude, décrivant des cercles pendant 15 secondes.

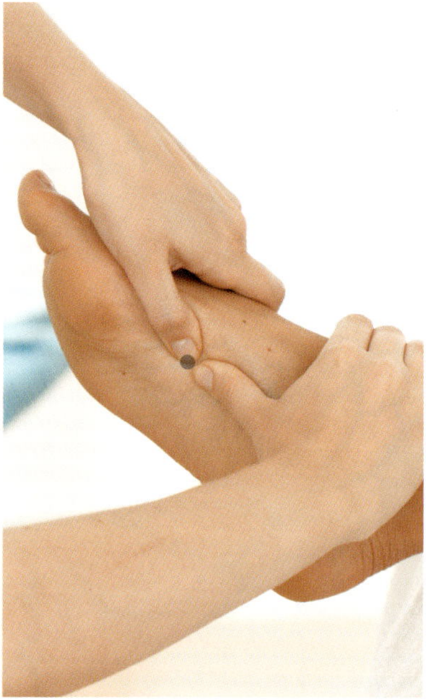

POINT RÉFLEXE SURRÉNAL

Les réflexes surrénaux sont situés dans la zone 1, en descendant en trois étapes depuis la partie charnue du pied. Placez les pouces joints sur les réflexes surrénaux et poussez doucement en décrivant de petits cercles. Travaillez ainsi pendant 15 secondes.

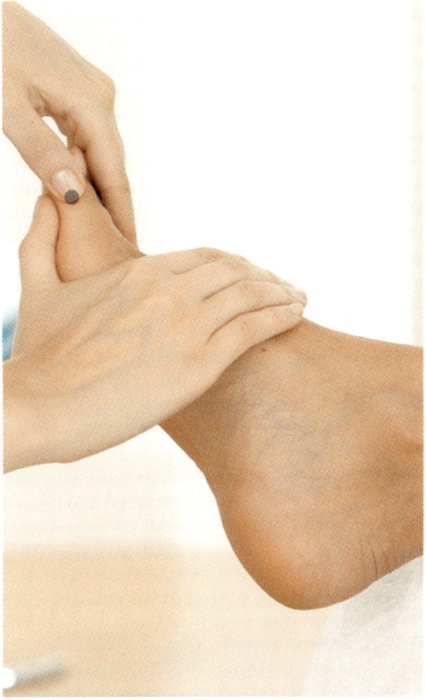

ZONE RÉFLEXE DES VERTÈBRES CERVICALES

Cette zone réflexe se trouve sur l'aspect médial du gros orteil, entre les jointures (vous ne devez pas travailler sur les jointures, à cause des nombreux facteurs susceptibles de les affecter). Soutenez le gros orteil du patient d'une main. Utilisez le pouce de votre autre main pour avancer en sept petites étapes, en gardant à l'esprit que chacune représente une vertèbre spécifique. Montez sur le pied. Répétez le mouvement 5 fois.

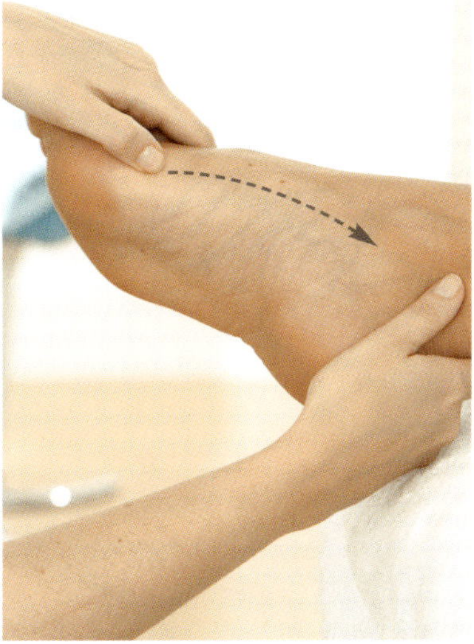

ZONE RÉFLEXE DES VERTÈBRES THORACIQUES

Soutenez le pied du patient et avancez en douze étapes à partir de la base de la jointure du gros orteil pour traiter les vertèbres thoraciques. Vous devez finir à l'os naviculaire, qui se trouve à mi-chemin entre le point de la vessie et la cheville. Chaque étape représente une vertèbre spécifique et doit être lente, effectuée avec une pression légère à moyenne. Répétez le mouvement 5 fois.

Épilepsie

L'épilepsie, causée par l'activité électrique anormale dans le cerveau, est une maladie nerveuse chronique, caractérisée par de brusques attaques convulsives, avec perte de conscience. Elle se déclare généralement dans l'enfance, mais peut disparaître progressivement. Les personnes âgées risquent de développer une épilepsia tarda. Dans la plupart des cas d'épilepsie, la cause sous-jacente n'est pas claire, bien qu'un facteur génétique puisse être impliqué. Les crises récurrentes peuvent être dues aux dommages cérébraux causés par une naissance difficile, un coup fort à la tête, une attaque d'apoplexie (qui prive le cerveau d'oxygène) ou une infection comme la méningite. Il y a plusieurs types d'épilepsie, dont l'épilepsie partiale assez rare, où la personne semble simplement perdue pendant quelques minutes, voit des choses curieuses ou perçoit des odeurs, et l'épilepsie généralisée, où le corps se raidit, puis est ébranlé par des convulsions incontrôlables.

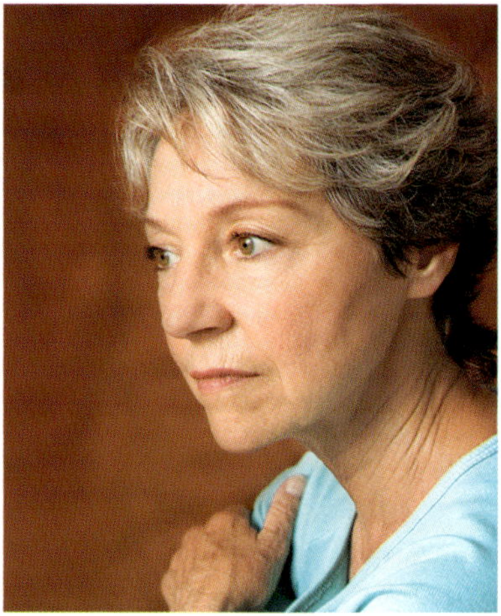

Les causes environnement les et du mode de vie incluent chaleur, plomb, allergies, alcool et stress physique et émotionnel.

ZONES/POINTS RÉFLEXES À TRAITER

- Tête
- Hypophyse
- Thyroïde
- Foie
- Glandes surrénales
- Toute la colonne vertébrale

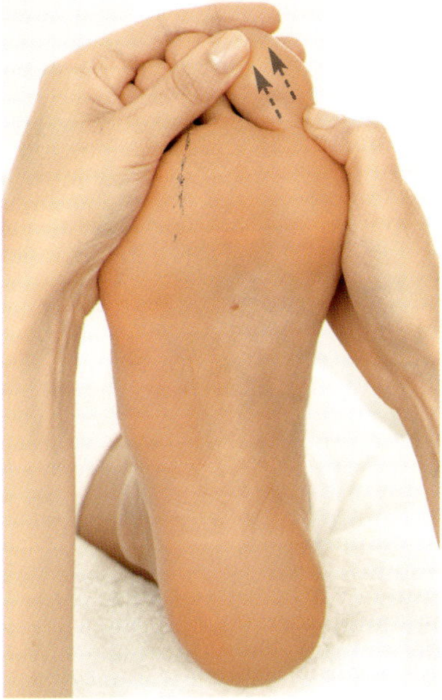

ZONE RÉFLEXE DE LA TÊTE

Soutenez le gros orteil du patient avec les doigts d'une main. Utilisez votre autre pouce pour monter depuis la ligne du cou jusqu'au sommet du gros orteil. Répétez plusieurs fois en traçant des lignes montant sur l'orteil pendant une minute au total.

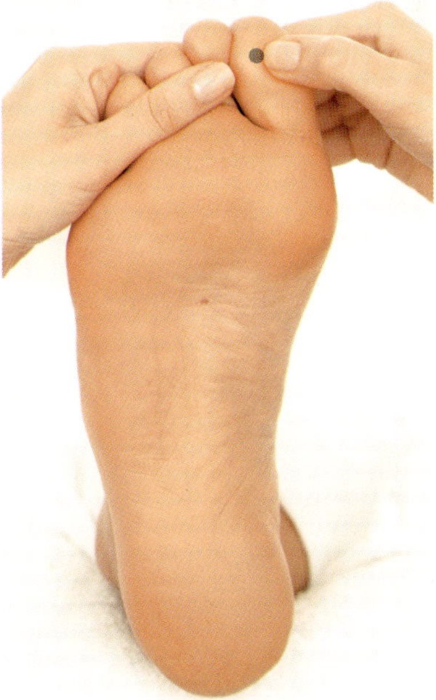

POINT RÉFLEXE DE L'HYPOPHYSE

Soutenez le gros orteil du patient avec les doigts d'une main et trouvez son centre en traçant une croix avec votre autre pouce. Placez votre pouce au centre, poussez dessus et décrivez des cercles pendant 15 secondes.

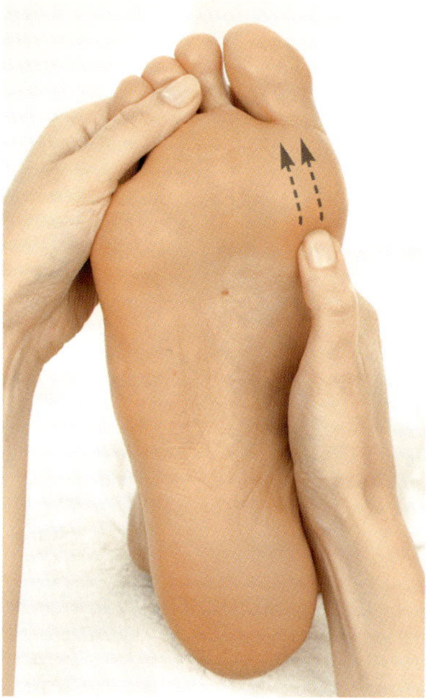

ZONE RÉFLEXE DE LA THYROÏDE

Utilisez votre pouce pour traiter la partie charnue du pied, depuis la ligne du diaphragme jusqu'à la ligne du cou. Répétez lentement ce mouvement 6 fois. Quand vous trouvez des cristaux, restez sur la zone et stimulez-la par des cercles pour les dissiper.

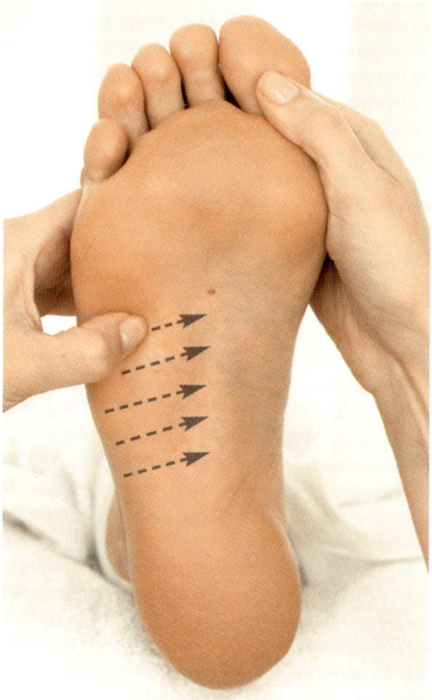

ZONE RÉFLEXE DU FOIE

Cette zone réflexe se trouve uniquement sur le pied droit. Soutenez le pied du patient avec la main droite, et placez votre pouce gauche juste sous la ligne du diaphragme. Travaillez lentement et précisément, en traversant horizontalement les zones 5 et 4 ainsi que le début de la zone 3. Allez dans une seule direction. Continuez ainsi jusqu'au-dessus du calcanéum. Pratiquez le mouvement sur le réflexe du foie 5 fois.

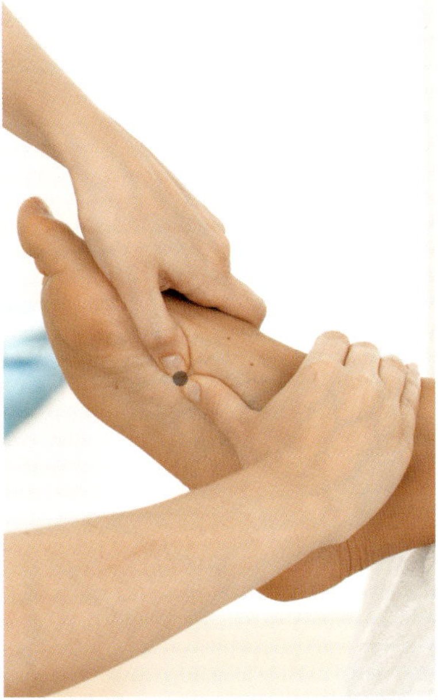

POINT RÉFLEXE SURRÉNAL

Les réflexes surrénaux sont situés dans la zone 1, trouvés en avançant le pouce en trois étapes vers le bas de la partie charnue du pied. Placez les pouces joints sur les réflexes surrénaux et poussez doucement en décrivant de petits cercles. Travaillez ainsi pendant 15 secondes.

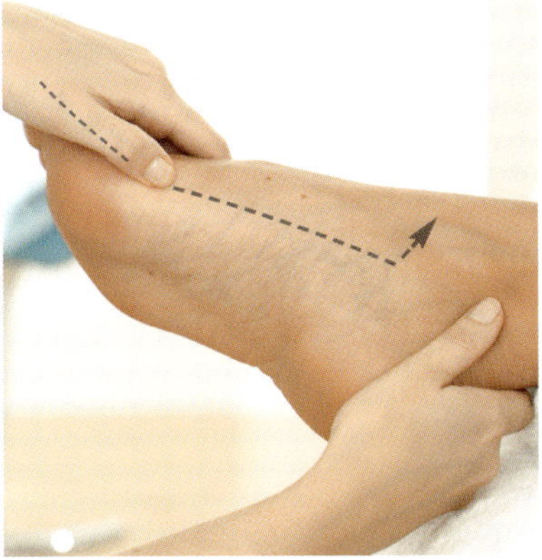

TOUTE LA COLONNE VERTÉBRALE

Travaillez sur l'aspect médial du pied. Soutenez le pied du patient d'une main et utilisez votre autre pouce pour avancer en sept petites étapes entre les jointures du gros orteil, en gardant à l'esprit que chacune représente une vertèbre spécifique. Montez sur le pied. Effectuez ensuite une reptation en douze petites étapes à partir de la base de la jointure du gros orteil pour traiter les vertèbres thoraciques. Vous devez finir à l'os naviculaire, qui se trouve à mi-chemin entre le point de la vessie et la cheville. Traitez autour du naviculaire, qui représente la première vertèbre lombaire, montant en cinq étapes jusqu'au creux devant l'astragale, qui représente la cinquième vertèbre lombaire. Répétez ce mouvement 4 fois.

Maladie de Parkinson

Cette maladie dégénérative affecte le système nerveux, conséquence de l'endommagement des cellules nerveuses cérébrales. La cause inhérente est inconnue, mais les symptômes apparaissent quand le cerveau manque de dopamine, ce qui limite les messages passant entre les cellules nerveuses. Les deux principales théories quant à la maladie de Parkinson prônent que les cellules cérébrales sont détruites par les toxines que le foie est incapable d'éliminer, ou que l'exposition aux toxines environnementales genre pesticides ou herbicides en est la cause. Le Parkinson est plus commun chez les hommes âgés. Les symptômes sont tremblements, faiblesse et raideur des muscles. Des secousses de la main, du bras ou de la jambe, une posture rigide, des mouvements lents traînants, une marche déséquilibrée se décomposant en petits pas rapides et une voussure rigide sont aussi présents. Les activités quotidiennes deviennent très difficiles.

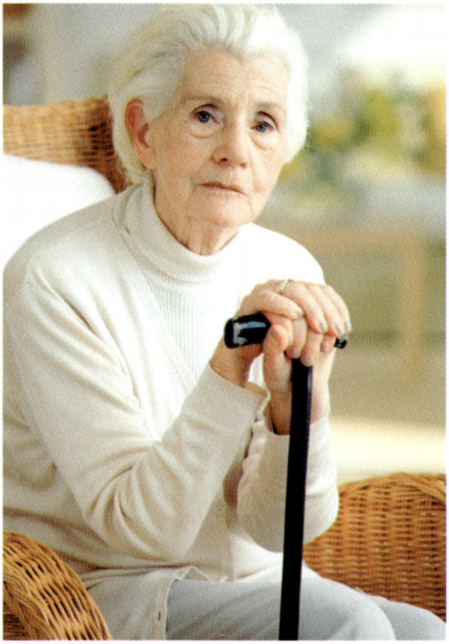

La maladie de Parkinson est plus fréquente chez les personnes âgées et rend les activités quotidiennes très difficiles.

ZONES/POINTS RÉFLEXES À TRAITER

- Tête
- Cerveau
- Foie
- Ganglions lymphatiques du cou et de la nuque
- Glandes surrénales
- Toute la colonne vertébrale

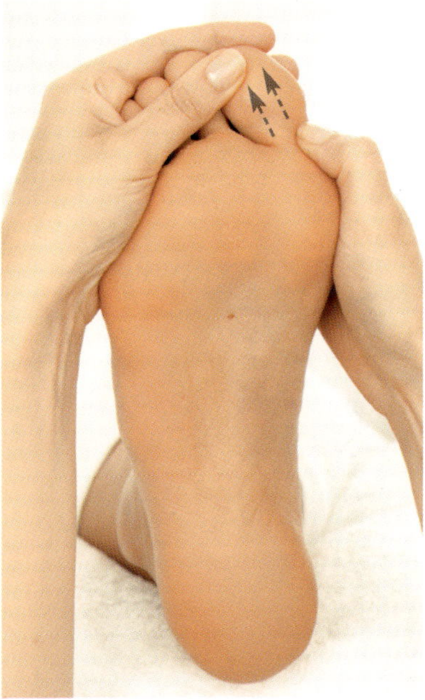

ZONE RÉFLEXE DE LA TÊTE

Soutenez le gros orteil du patient avec les doigts d'une main. Utilisez votre autre pouce pour monter depuis la ligne du cou jusqu'au sommet du gros orteil. Répétez plusieurs fois en traçant des lignes montant sur l'orteil pendant une minute au total.

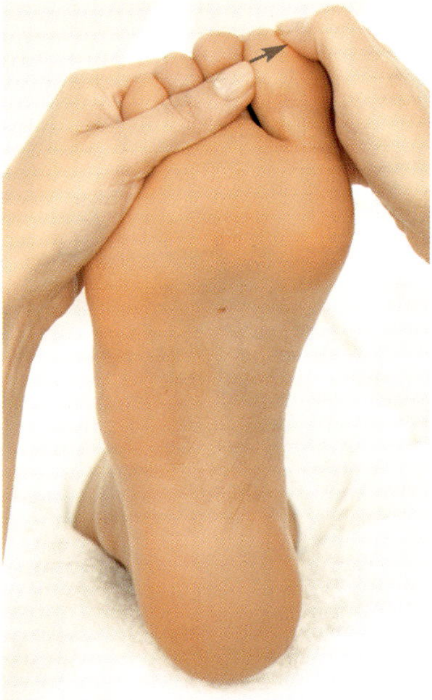

ZONE RÉFLEXE DU CERVEAU

Soutenez le gros orteil du patient d'une main et utilisez votre autre main pour effectuer une reptation le long du sommet du gros orteil. Répétez ce mouvement 12 fois.

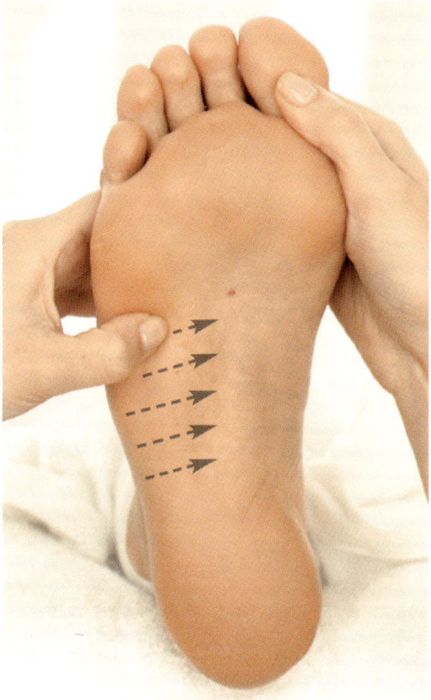

ZONE RÉFLEXE DU FOIE

Cette zone réflexe se trouve uniquement sur le pied droit. Soutenez le pied du patient avec la main droite, et placez votre pouce gauche juste sous la ligne du diaphragme. Travaillez lentement et précisément, en traversant horizontalement les zones 5 et 4 ainsi que le début de la zone 3. Allez dans une seule direction. Continuez ainsi jusqu'au-dessus du calcanéum. Pratiquez le mouvement sur le réflexe du foie 5 fois.

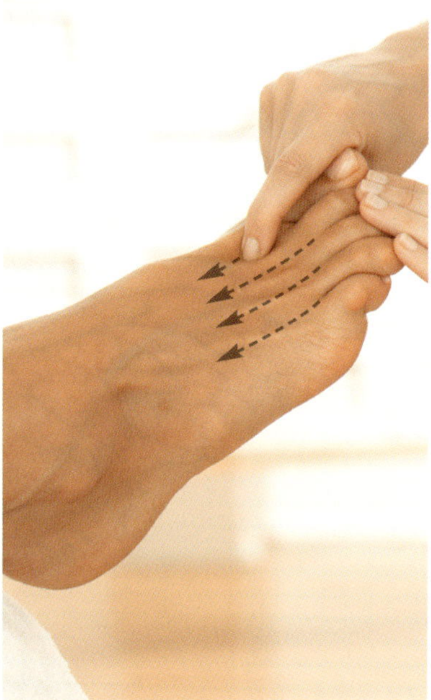

ZONE RÉFLEXE DES GANGLIONS LYMPHATIQUES DU COU ET DE LA NUQUE

Travaillez sur l'aspect dorsal du pied, en utilisant votre index et votre pouce pour monter depuis la base des orteils vers la cheville entre les métatarsiens. Travaillez avec une pression moyenne en montant aussi loin que vous le pouvez, puis descendez en glissant pour décrire légèrement des cercles entre les orteils. Répétez ce mouvement 4 fois.

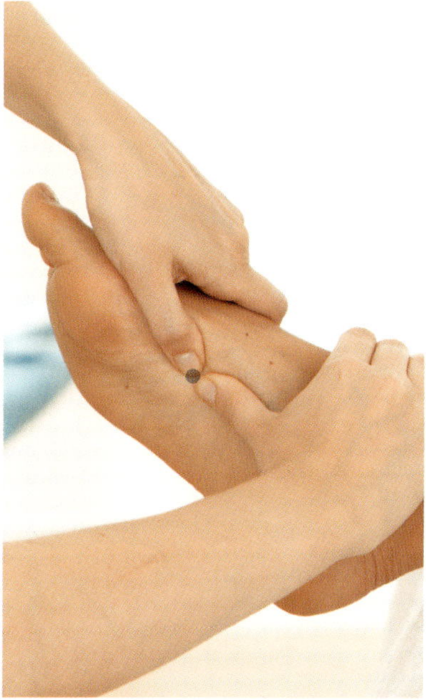

POINT RÉFLEXE SURRÉNAL

Les réflexes surrénaux sont situés dans la zone 1, trouvés en avançant le pouce en trois étapes vers le bas de la partie charnue du pied. Placez les pouces joints sur les réflexes surrénaux et poussez doucement en décrivant de petits cercles. Travaillez ainsi pendant 15 secondes.

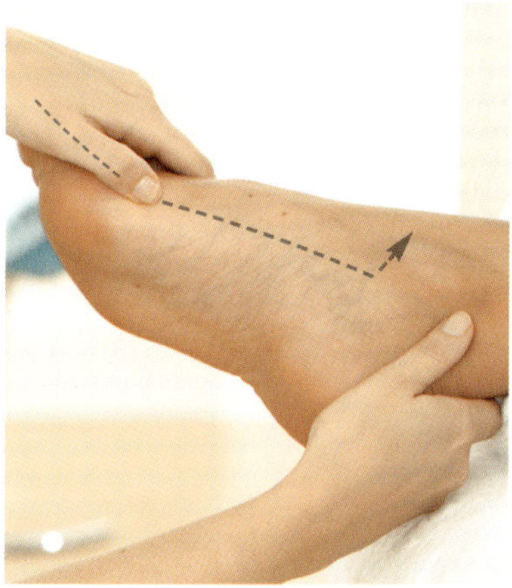

TOUTE LA COLONNE VERTÉBRALE

Travaillez sur l'aspect médial du pied. Soutenez le pied du patient d'une main et utilisez votre autre pouce pour avancer en sept petites étapes entre les jointures du gros orteil, en gardant à l'esprit que chacune représente une vertèbre spécifique. Montez sur le pied. Effectuez ensuite une reptation en douze petites étapes à partir de la base de la jointure du gros orteil pour traiter les vertèbres thoraciques. Vous devez finir à l'os naviculaire, qui se trouve à mi-chemin entre le point de la vessie et la cheville. Traitez autour du naviculaire, qui représente la première vertèbre lombaire, montant en cinq étapes jusqu'au creux devant l'astragale, qui représente la cinquième vertèbre lombaire. Répétez ce mouvement 4 fois.

Syndrome de Ménière

Une quantité anormale de fluide s'accumule dans les canaux de l'oreille interne qui régissent l'équilibre. Ce syndrome peut affecter les deux oreilles, bien que dans la plupart des cas une seule soit affectée. Les hommes et les femmes sont égaux face à cette affection, qui se déclare souvent entre 20 et 60 ans. Le principal symptôme est un vertige fréquent, brusque, qui fait parfois tomber. D'autres symptômes sont l'étourdissement, la surdité et les acouphènes. Parmi les déclencheurs habituels, on trouve le sel, l'alcool, la caféine et la nicotine. La grossesse, la menstruation, les allergies, les stimuli visuels, les changements de pression de l'air et le stress sont aussi des déclencheurs possibles. Une alimentation visant à stabiliser le taux de fluide et de sang du corps est conseillée, pour éviter les effets secondaires des fluctuations du fluide de l'oreille interne.

ZONES/POINTS RÉFLEXES À TRAITER

- Tête
- Hypophyse
- Oreille interne
- Vertèbres cervicales
- Foie
- Reins/surrénales

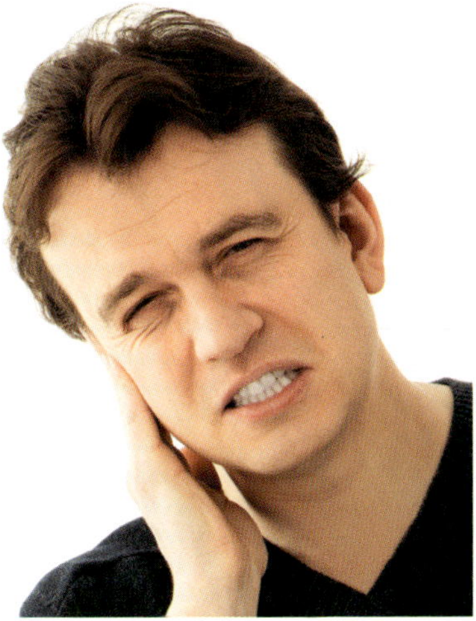

Les personnes affectées par le syndrome de Ménière présentent un faible taux de manganèse.

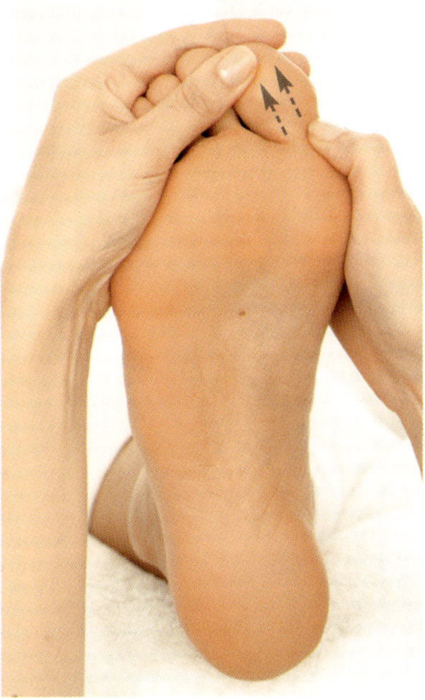

ZONE RÉFLEXE DE LA TÊTE

Soutenez le gros orteil du patient avec les doigts d'une main. Utilisez votre autre pouce pour monter depuis la ligne du cou jusqu'au sommet du gros orteil. Répétez plusieurs fois en traçant des lignes montant sur l'orteil pendant une minute au total.

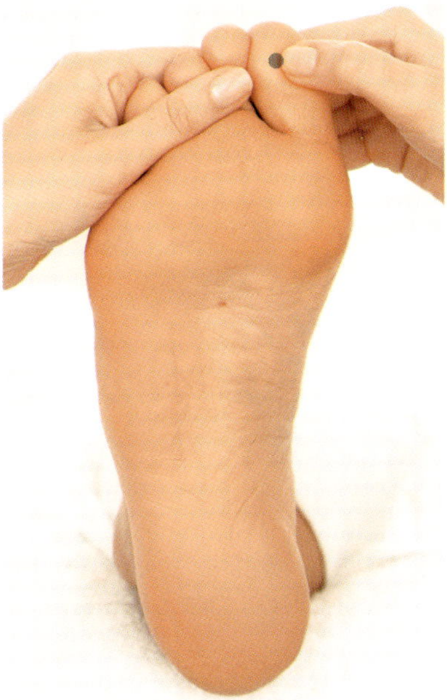

POINT RÉFLEXE DE L'HYPOPHYSE

Soutenez le gros orteil du patient avec les doigts d'une main et trouvez son centre en traçant une croix avec votre autre pouce. Placez votre pouce au centre, poussez dessus et décrivez des cercles pendant 15 secondes.

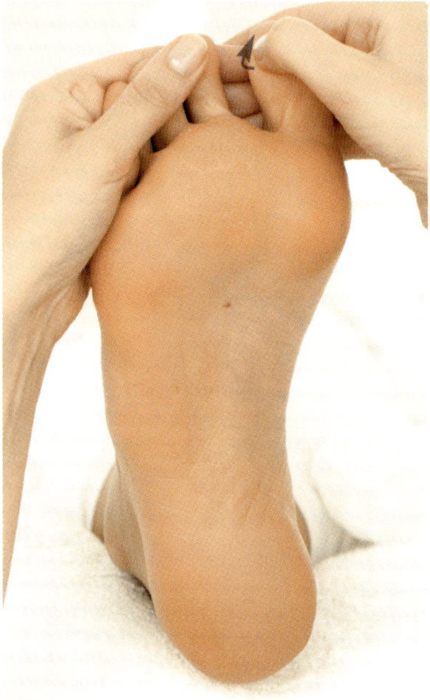

POINT RÉFLEXE DE L'OREILLE INTERNE

Montez un peu vers le sommet de l'orteil depuis le point réflexe de l'occiput. Placez votre pouce sur le réflexe de l'oreille interne et décrivez doucement des cercles pendant 10 secondes pour le traiter.

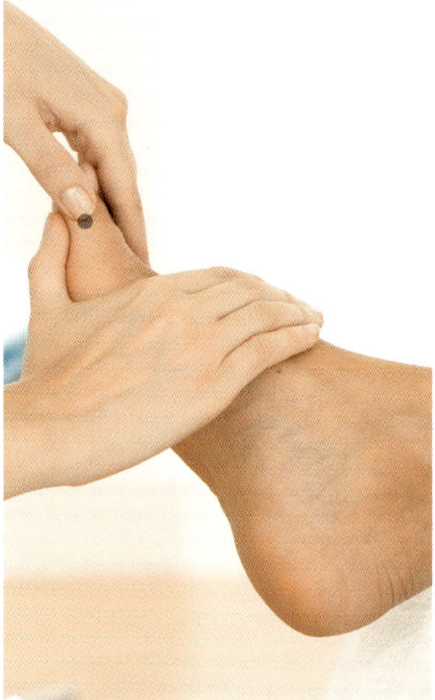

ZONE RÉFLEXE DES VERTÈBRES CERVICALES

Se trouve sur l'aspect médial du gros orteil, entre les jointures (vous ne devez pas travailler sur les jointures à cause des nombreux facteurs susceptibles de les affecter). Soutenez le gros orteil du patient d'une main. Utilisez le pouce de votre autre main pour avancer en sept petites étapes, en gardant à l'esprit que chacune représente une vertèbre spécifique. Montez sur le pied. Répétez le mouvement 10 fois.

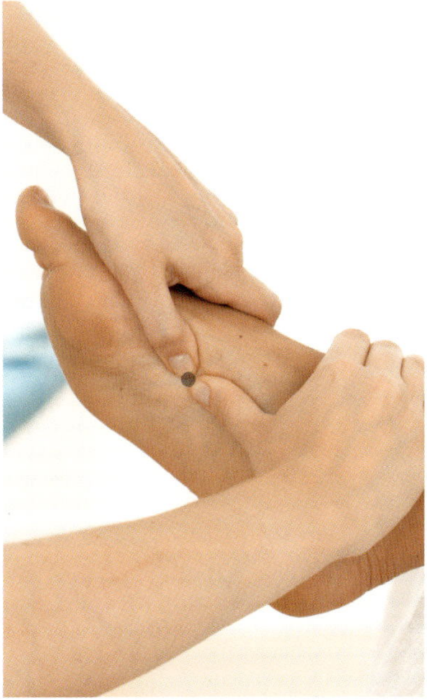

POINTS RÉFLEXES DU REIN/DE LA SURRÉNALE

Vous pouvez trouver ces réflexes dans la zone 1 en avançant le pouce en trois étapes vers le bas de la partie charnue du pied. Placez les pouces joints sur les réflexes rein/surrénale et poussez doucement en décrivant de petits cercles. Travaillez ainsi pendant 15 secondes.

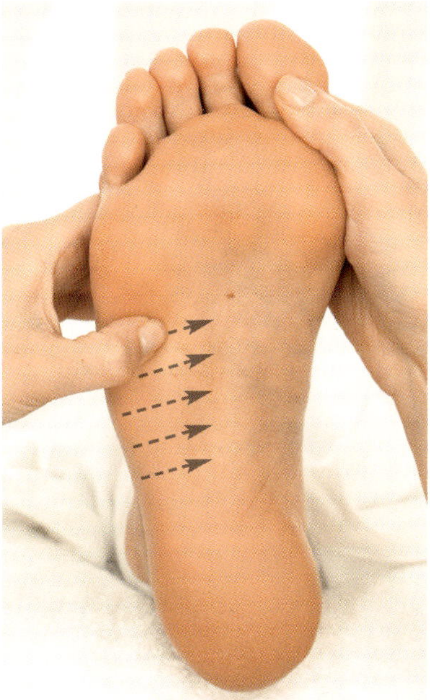

ZONE RÉFLEXE DU FOIE

Cette zone réflexe se trouve uniquement sur le pied droit. Soutenez le pied du patient avec la main droite et placez votre pouce gauche juste sous la ligne du diaphragme. Travaillez lentement et précisément, en traversant horizontalement les zones 5 et 4 ainsi que le début de la zone 3. Allez dans une seule direction. Continuez ainsi jusqu'au-dessus du calcanéum. Pratiquez le mouvement sur le réflexe du foie 5 fois.

Sclérose en plaques

La sclérose en plaques, maladie handicapante, endommage les fibres nerveuses cérébrales, les nerfs optiques et la moelle épinière en détruisant les gaines de myéline protégeant les nerfs et laissant du tissu cicatriciel (plaque) qui finit par détruire ceux-ci. La sclérose en plaques est une maladie auto-immune où les globules blancs attaquent les gaines de myéline comme s'il s'agissait de substances étrangères. La maladie se déclare d'habitude au début de l'âge adulte et comporte généralement de légères rechutes suivies par de longues périodes de rémission. Cependant, chaque malade est affecté à sa propre façon. Les étapes de la maladie et ses symptômes varient selon l'individu, en fonction de la partie la plus affectée du système nerveux. Ils peuvent inclure une vision double ou troublée, des changements émotionnels, des troubles de l'élocution, des infections de l'appareil urinaire, des étourdissements, des vertiges, une maladresse et une faiblesse musculaire.

ZONES/POINTS RÉFLEXES À TRAITER

- Toute la colonne vertébrale
- Tête
- Oreille interne
- Vessie
- Glandes surrénales
- Ganglions lymphatiques du cou et de la nuque

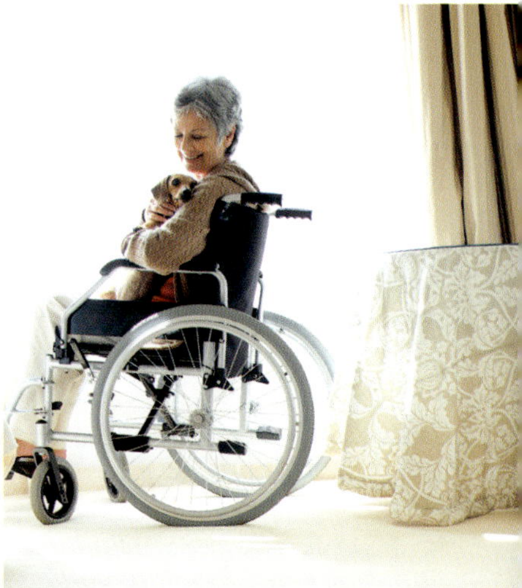

La prise d'acides gras essentiels et le traitement régulier de réflexologie atténuent les symptômes de la sclérose en plaques.

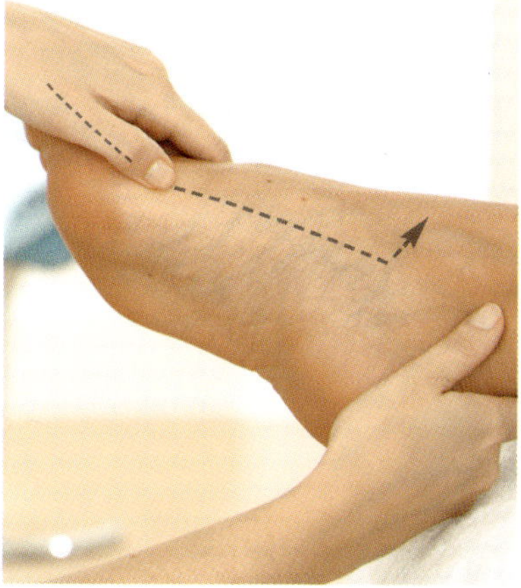

TOUTE LA COLONNE VERTÉBRALE

Travaillez sur l'aspect médial du pied. Soutenez le pied du patient d'une main et utilisez votre autre pouce pour avancer en sept petites étapes entre les jointures du gros orteil, en gardant à l'esprit que chacune représente une vertèbre spécifique. Montez sur le pied. Effectuez ensuite une reptation en douze petites étapes à partir de la base de la jointure du gros orteil pour traiter les vertèbres thoraciques. Vous devez finir à l'os naviculaire, qui se trouve à mi-chemin entre le point de la vessie et la cheville. Traitez autour du naviculaire, qui représente la première vertèbre lombaire, montant en cinq étapes jusqu'au creux devant l'astragale, qui représente la cinquième vertèbre lombaire. Répétez ce mouvement 4 fois.

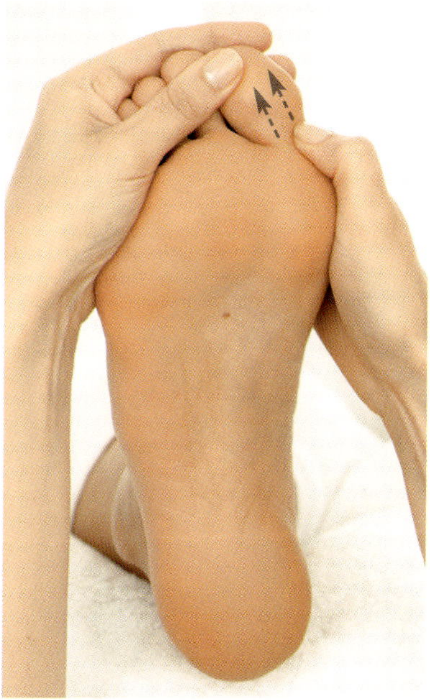

ZONE RÉFLEXE DE LA TÊTE

Soutenez le gros orteil du patient avec les doigts d'une main. Utilisez votre autre pouce pour monter depuis la ligne du cou jusqu'au sommet du gros orteil. Répétez plusieurs fois en traçant des lignes montant sur l'orteil pendant une minute au total.

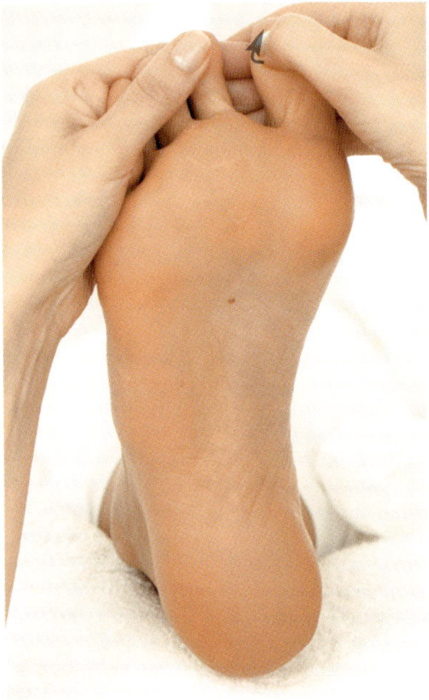

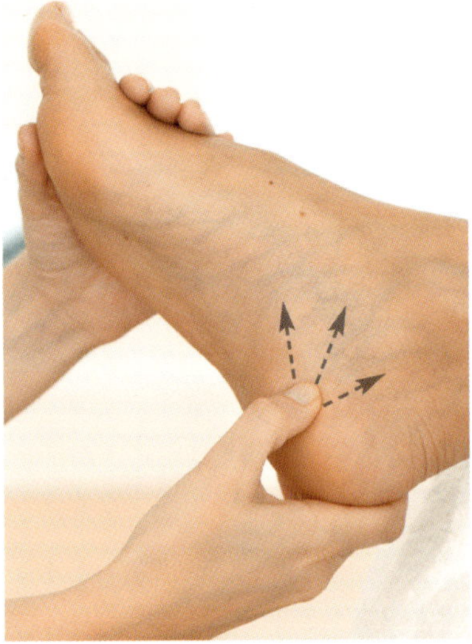

POINT RÉFLEXE DE L'OREILLE INTERNE

Montez un peu vers le sommet du gros orteil du patient à partir du point réflexe de l'occiput. Placez votre pouce sur le réflexe de l'oreille interne et décrivez doucement des cercles pendant 20 secondes pour le traiter.

ZONE RÉFLEXE DE LA VESSIE

Travaillez sur l'aspect médial du pied. Placez votre pouce sur le point de la vessie, situé sur le bord de la région tendre à presque un tiers du parcours depuis l'arrière du talon. Utilisez votre pouce pour traiter en éventail la zone comme les rayons d'une roue de bicyclette, revenant toujours au point de la vessie. Répétez 12 fois.

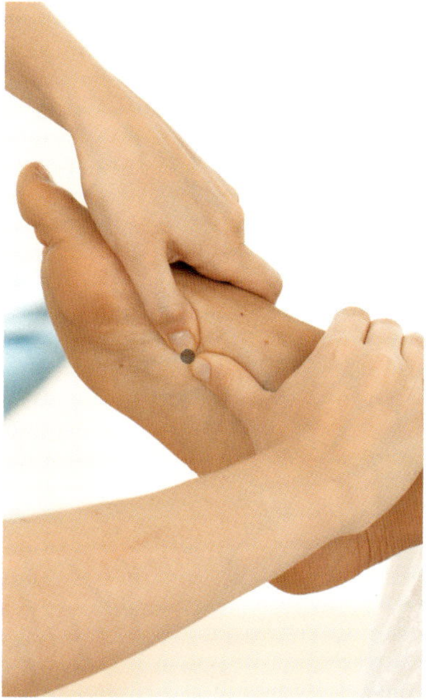

POINT RÉFLEXE SURRÉNAL

Les réflexes surrénaux sont situés dans la zone 1, trouvés en avançant le pouce en trois étapes vers le bas de la partie charnue du pied. Placez les pouces joints sur les réflexes surrénaux et poussez doucement en décrivant de petits cercles. Travaillez ainsi pendant 15 secondes.

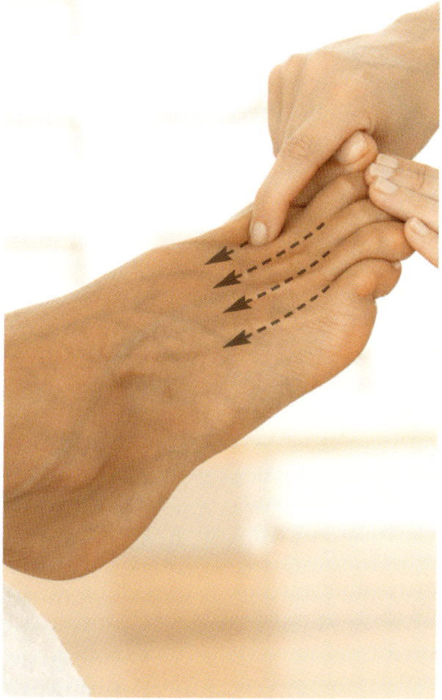

ZONE RÉFLEXE DES GANGLIONS LYMPHATIQUES DU COU ET DE LA NUQUE

Travaillez sur l'aspect dorsal du pied du patient. Utilisez votre index et pouce pour monter depuis la base des orteils vers la cheville entre les métatarsiens. Travaillez avec une pression moyenne en montant aussi loin que vous le pouvez, puis descendez en glissant pour décrire légèrement des cercles entre les orteils. Répétez ce mouvement 4 fois.

Acné

Affection inflammatoire de la peau commune entre 12 et 24 ans, spécialement chez les jeunes hommes, associée aux déséquilibres hormonaux de la puberté. Beaucoup de femmes souffrent de poussées d'acné prémenstruelles associées à la sécrétion de progestérone qui suit l'ovulation. En plus du déséquilibre hormonal, la peau grasse, l'histoire familiale, le stress et la consommation excessive d'aliments dépourvus de valeur nutritive et de produits animaux contribuent à l'acné, aggravée par les cosmétiques ou le gommage répété de la peau. Le sucre provoque des poussées d'acné.

ZONES/POINTS RÉFLEXES À TRAITER

- Hypophyse
- Ovaires/testicules
- Foie
- Glandes surrénales
- Pancréas
- Côlon ascendant
- Côlon descendant

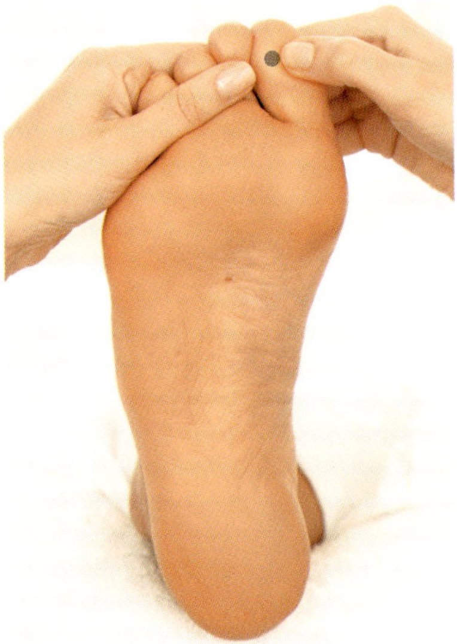

POINT RÉFLEXE DE L'HYPOPHYSE

Soutenez le gros orteil du patient avec les doigts d'une main et trouvez son centre en traçant une croix avec votre autre pouce. Placez votre pouce au centre, poussez dessus et décrivez des cercles pendant 15 secondes.

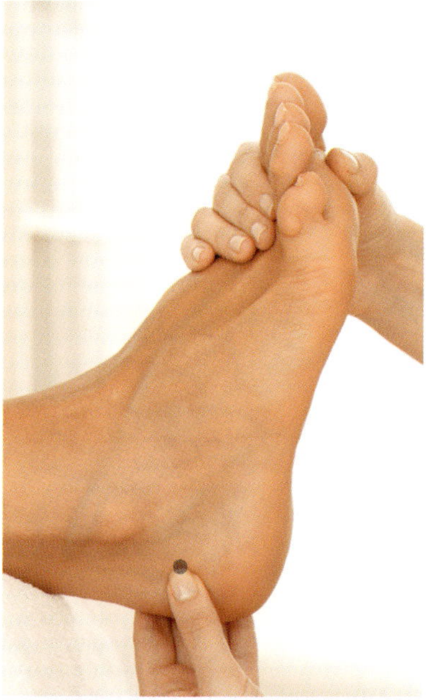

POINT RÉFLEXE DE L'OVAIRE/DU TESTICULE

Travaillez sur l'aspect latéral du pied du patient. Placez votre index à mi-chemin entre l'arrière du talon et l'astragale. Poussez dessus doucement et décrivez des cercles pendant 10 secondes.

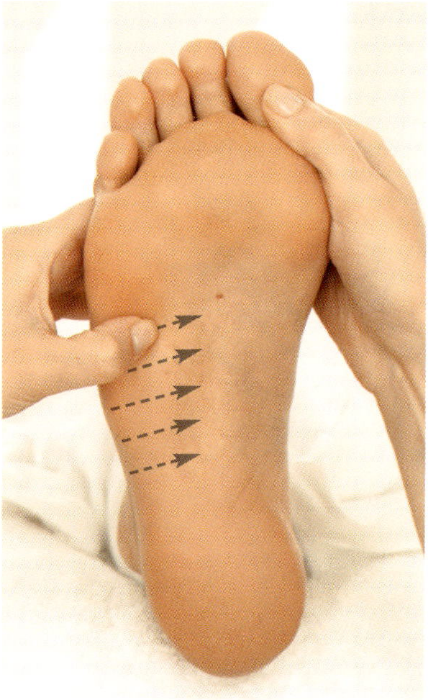

ZONE RÉFLEXE DU FOIE

Cette zone réflexe se trouve uniquement sur le pied droit. Soutenez le pied du patient avec la main droite, et placez votre pouce gauche juste sous la ligne du diaphragme. Travaillez lentement et précisément, en traversant horizontalement les zones 5 et 4 ainsi que le début de la zone 3. Allez dans une seule direction. Continuez ainsi jusqu'au-dessus du calcanéum. Pratiquez le mouvement sur le réflexe du foie 6 fois.

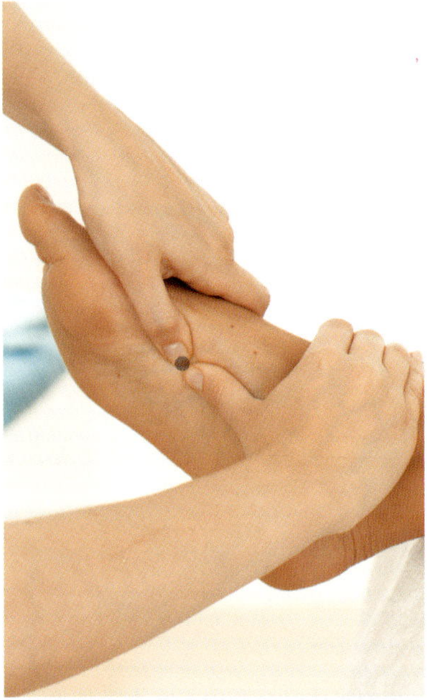

POINT RÉFLEXE SURRÉNAL

Les réflexes surrénaux sont situés dans la zone 1, trouvés en avançant le pouce en trois étapes vers le bas de la partie charnue du pied. Placez les pouces joints sur les réflexes surrénaux et poussez doucement en décrivant de petits cercles. Travaillez ainsi pendant 15 secondes.

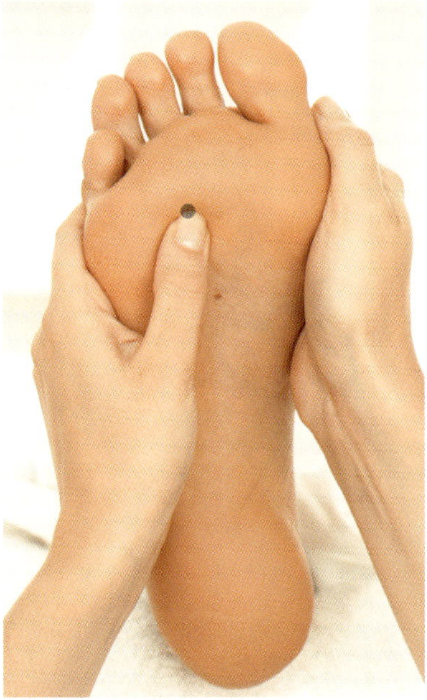

POINT RÉFLEXE DU PANCRÉAS

Ce point réflexe se trouve uniquement sur le pied droit. Placez le pouce sur le troisième orteil, puis tracez une ligne descendant jusqu'en dessous de la ligne du diaphragme. Poussez sur la jointure en montant et en exerçant un crochet dessus pendant 12 secondes.

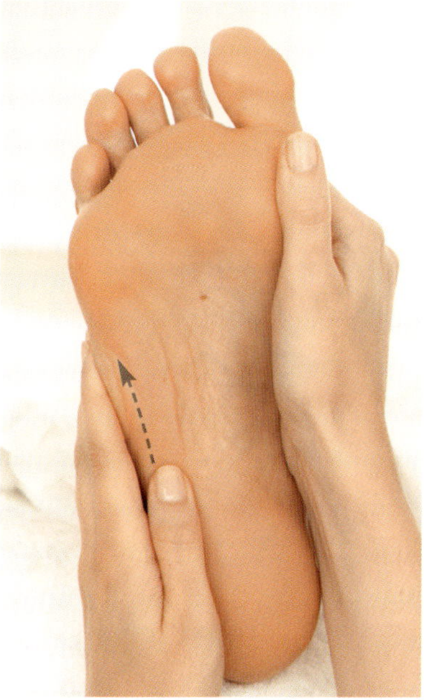

ZONE RÉFLEXE DU CÔLON ASCENDANT

Cette zone réflexe se trouve uniquement sur le pied droit. Utilisez votre pouce gauche pour sur la zone 4 depuis le calcanéum. Continuez ainsi en montant jusqu'à la moitié du pied. Traitez la zone réflexe du côlon ascendant 4 fois par des mouvements lents pour stimuler le mouvement péristaltique du côlon.

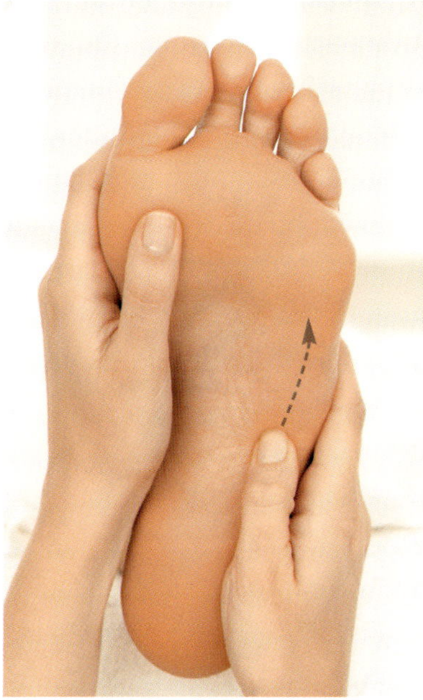

ZONE RÉFLEXE DU CÔLON DESCENDANT

Cette zone réflexe se trouve uniquement sur le pied gauche. Utilisez votre pouce droit pour travailler sur la zone 4 depuis le calcanéum. Continuez ainsi jusqu'à arriver à la moitié du pied. Traitez la zone réflexe du côlon descendant 6 fois avec des mouvements lents pour stimuler le mouvement péristaltique du côlon.

Dermatite

Inflammation de la peau accompagnée de démangeaison, épaississement, écailles, changements de couleur, desquamation, souvent suite à des allergies. La dermatite allergique ou de contact peut être causée par tout ce qui vient en contact avec le corps : parfums, médicaments en gel, cosmétiques, glu, certaines plantes et certains métaux présents dans les bijoux et les fermetures éclair. Si la peau est en contact avec un allergène, une dermatite se déclare. La consommation de gluten et de produits lactés, ainsi que le stress, aggravent les affections dermiques.

ZONES/POINTS RÉFLEXES À TRAITER

- Hypophyse
- Ganglions lymphatiques du cou et de la nuque
- Côlon ascendant
- Côlon descendant
- Foie
- Rate
- Glandes surrénales

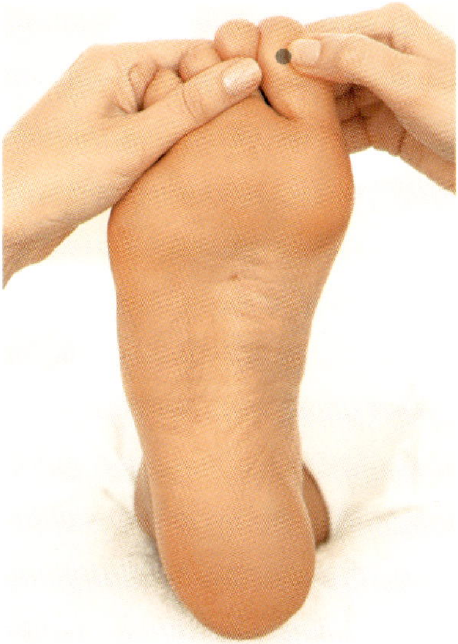

POINT RÉFLEXE DE L'HYPOPHYSE

Soutenez le gros orteil du patient avec les doigts d'une main et trouvez son centre en traçant une croix avec votre autre pouce. Placez votre pouce au centre, poussez dessus et décrivez des cercles pendant 15 secondes.

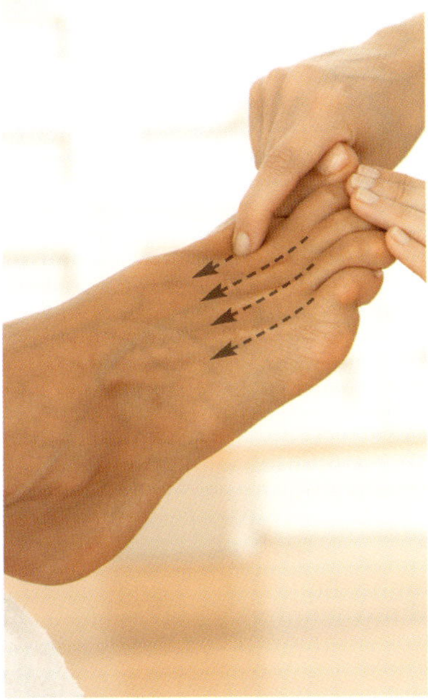

ZONE RÉFLEXE DES GANGLIONS LYMPHATIQUES DU COU ET DE LA NUQUE

Travaillez sur l'aspect dorsal du pied. Utilisez votre index et votre pouce pour monter depuis la base des orteils vers la cheville entre les métatarsiens. Travaillez avec une pression moyenne en montant aussi loin que vous le pouvez, puis descendez en glissant pour décrire légèrement des cercles entre les orteils. Répétez ce mouvement 5 fois.

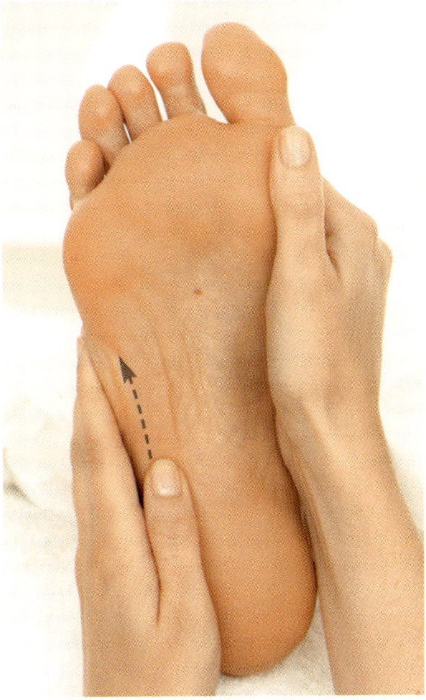

ZONE RÉFLEXE DU CÔLON ASCENDANT

Cette zone réflexe se trouve uniquement sur le pied droit. Utilisez votre pouce gauche pour sur la zone 4 depuis le calcanéum. Continuez ainsi en montant jusqu'à la moitié du pied. Traitez la zone réflexe du côlon ascendant 4 fois par des mouvements lents pour aider à éliminer efficacement les déchets.

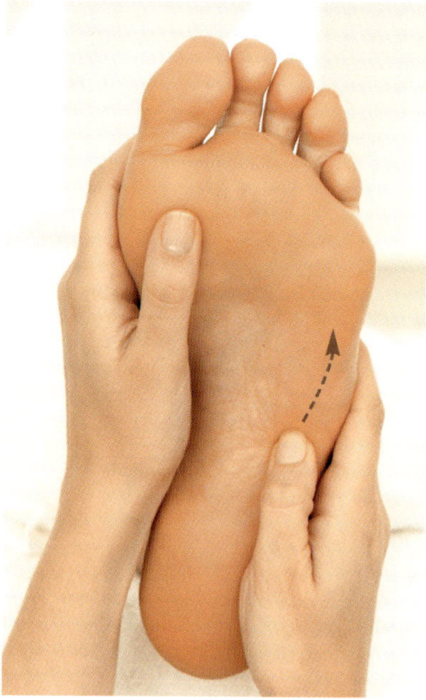

ZONE RÉFLEXE DU CÔLON DESCENDANT

Cette zone réflexe se trouve uniquement sur le pied gauche. Utilisez votre pouce droit pour travailler sur la zone 4 depuis le calcanéum du patient. Continuez ainsi jusqu'à la moitié du pied. Traitez la zone réflexe du côlon descendant 6 fois avec des mouvements lents pour stimuler le mouvement péristaltique du côlon.

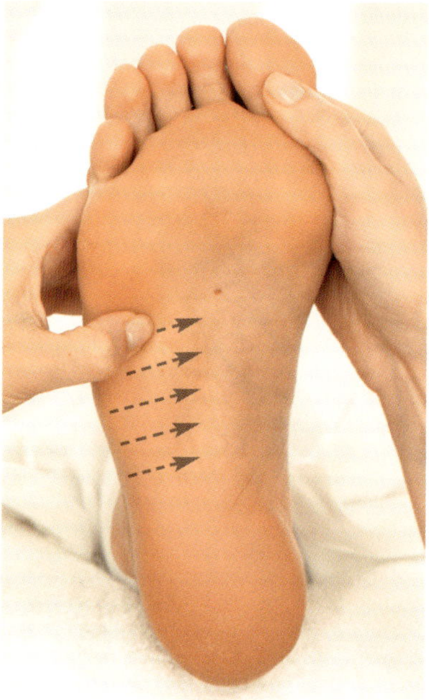

ZONE RÉFLEXE DU FOIE

Cette zone réflexe se trouve uniquement sur le pied droit. Soutenez le pied du patient avec la main droite et placez votre pouce gauche juste sous la ligne du diaphragme. Travaillez lentement et précisément, en traversant horizontalement les zones 5 et 4 ainsi que le début de la zone 3. Allez dans une seule direction. Continuez ainsi jusqu'au-dessus du calcanéum. Pratiquez le mouvement sur le réflexe du foie 6 fois.

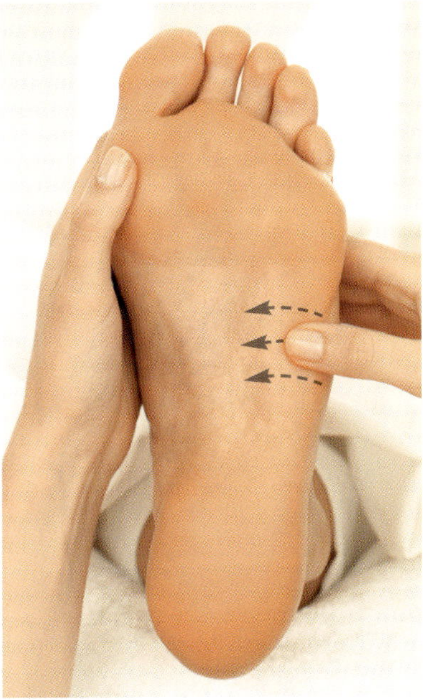

ZONE RÉFLEXE DE LA RATE

Cette zone réflexe se trouve uniquement sur le pied gauche. Soutenez le pied du patient avec la main gauche, et placez votre pouce droit juste sous la ligne du diaphragme. Travaillez lentement et précisément, en traversant horizontalement les zones 5 et 4 ainsi que le début de la zone 3. Allez dans une seule direction. Continuez ainsi en traçant quatre lignes horizontales, traitant cette zone 6 fois.

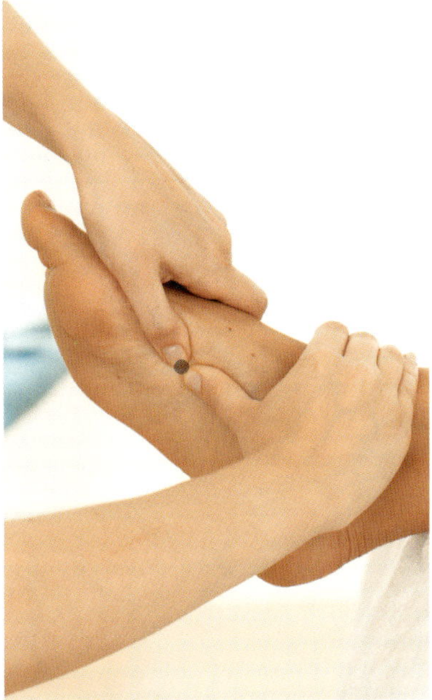

POINT RÉFLEXE SURRÉNAL

Les réflexes surrénaux sont situés dans la zone 1, trouvés en avançant le pouce en trois étapes vers le bas de la partie charnue du pied. Placez les pouces joints sur les réflexes surrénaux et poussez doucement en décrivant de petits cercles. Travaillez ainsi pendant 20 secondes.

Furoncles

Grosseurs rondes, remplies de pus, provoquées par une inflammation et une infection bactérienne. Affection répandue chez l'enfant et le jeune adulte. Les furoncles affectent la partie la plus profonde du follicule pileux et peuvent apparaître sur le cuir chevelu, sous les bras, sur les fesses ou sur le visage. Souvent rouges, sensibles et douloureux, ils suscitent démangeaison et gonflement localisé. Les furoncles guérissent généralement dans l'espace d'un mois, mais sont contagieux, car leur pus peut contaminer la peau environnante. Ils signalent souvent un système immunitaire faible, conséquence d'une mauvaise nutrition, d'un diabète sucré, d'une prise d'immunosuppresseurs ou d'une maladie. Un cataplasme aux oignons (un oignon finement haché entre deux morceaux de tissu) est utile pour les furoncles, car il atténue la douleur et extrait les toxines de la zone infectée.

ZONES/POINTS RÉFLEXES À TRAITER

- Glandes surrénales
- Hypophyse
- Ganglions lymphatiques du cou et de la nuque
- Pancréas
- Rate
- Toute la colonne vertébrale

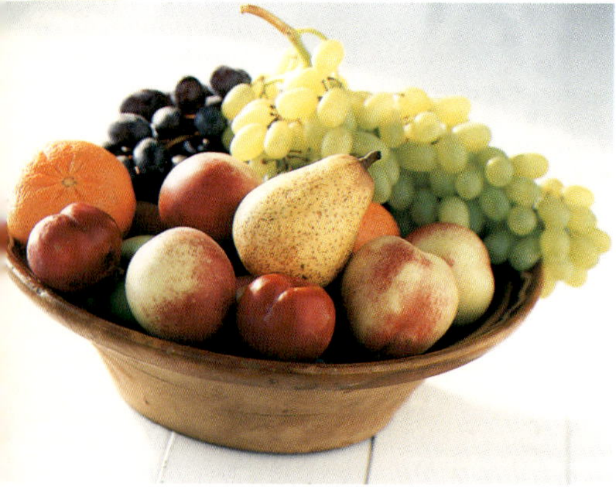

Une alimentation nutritive favorise la santé du système immunitaire. Le sucre peut être remplacé par des fruits frais pour aider à guérir les furoncles.

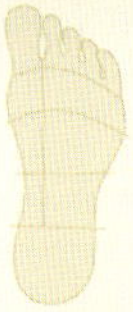

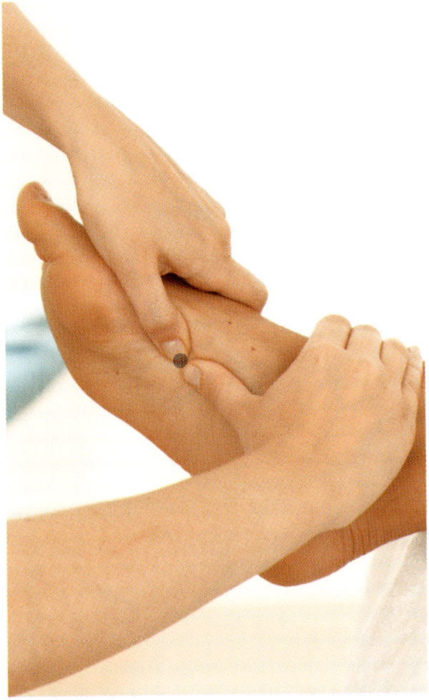

POINT RÉFLEXE SURRÉNAL

Les réflexes surrénaux sont situés dans la zone 1, trouvés en avançant le pouce en trois étapes vers le bas de la partie charnue du pied. Placez les pouces joints sur les réflexes surrénaux et poussez doucement en décrivant de petits cercles. Travaillez ainsi pendant 20 secondes.

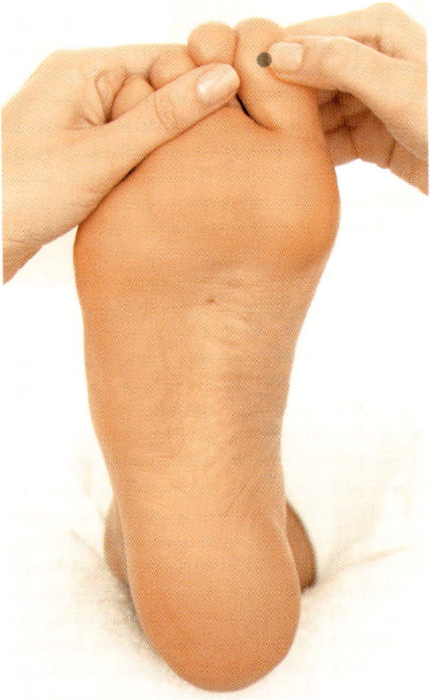

POINT RÉFLEXE DE L'HYPOPHYSE

Soutenez le gros orteil du patient avec les doigts d'une main et trouvez son centre en traçant une croix avec votre autre pouce. Placez votre pouce au centre, poussez dessus et décrivez des cercles pendant 20 secondes.

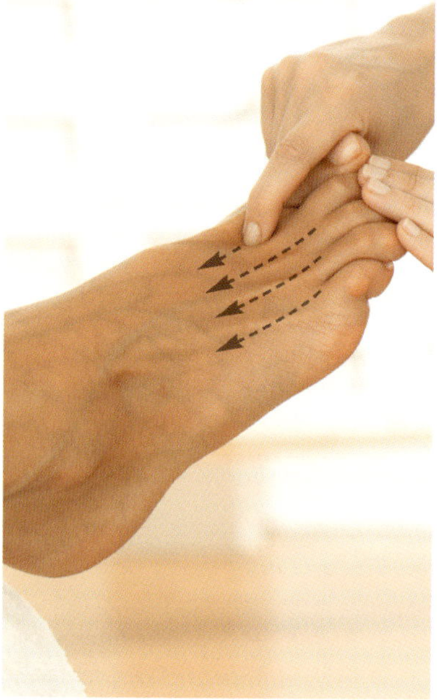

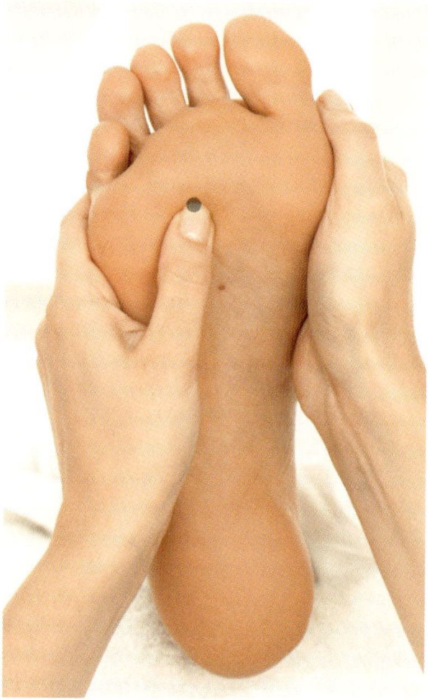

ZONE RÉFLEXE DES GANGLIONS LYMPHATIQUES DU COU ET DE LA NUQUE

Travaillez sur l'aspect dorsal du pied du patient. Utilisez votre index et votre pouce pour monter depuis la base des orteils vers la cheville entre les métatarsiens. Travaillez avec une pression moyenne en montant aussi loin que vous le pouvez, puis descendez en glissant pour décrire légèrement des cercles entre les orteils. Répétez ce mouvement 6 fois.

POINT RÉFLEXE DU PANCRÉAS

Ce point réflexe se trouve uniquement sur le pied droit. Placez votre pouce sur le troisième orteil du patient et tracez une ligne descendant jusqu'en dessous de la ligne du diaphragme. Poussez sur la jointure en montant et en exerçant un crochet pendant 10 secondes.

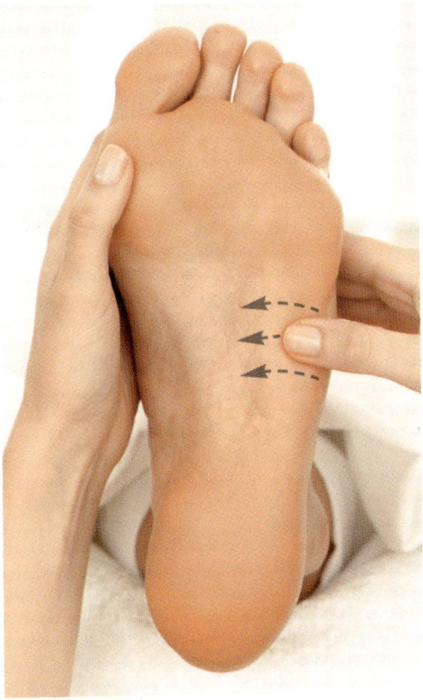

ZONE RÉFLEXE DE LA RATE

Cette zone réflexe se trouve uniquement sur le pied gauche. Soutenez le pied du patient avec la main gauche et placez votre pouce droit juste sous la ligne du diaphragme. Travaillez lentement et précisément, en traversant horizontalement les zones 5 et 4 ainsi que le début de la zone 3. Allez dans une seule direction. Continuez ainsi en traçant quatre lignes horizontales. Pratiquez le mouvement sur le réflexe de la rate 6 fois.

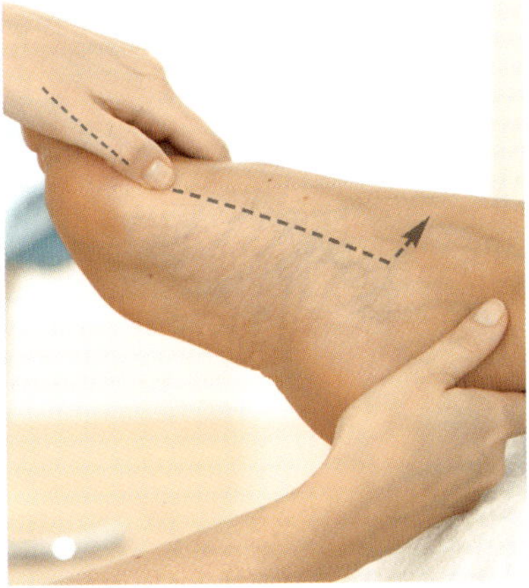

TOUTE LA COLONNE VERTÉBRALE

Travaillez sur l'aspect médial du pied. Soutenez le pied du patient d'une main et utilisez votre autre pouce pour avancer en sept petites étapes entre les jointures du gros orteil, en gardant à l'esprit que chacune représente une vertèbre spécifique. Montez sur le pied. Effectuez ensuite une reptation en douze petites étapes à partir de la base de la jointure du gros orteil pour traiter les vertèbres thoraciques. Vous devez finir à l'os naviculaire, qui se trouve à mi-chemin entre le point de la vessie et la cheville. Traitez autour du naviculaire, qui représente la première vertèbre lombaire, montant en cinq étapes jusqu'au creux devant l'astragale, qui représente la cinquième vertèbre lombaire. Répétez ce mouvement 5 fois.

Psoriasis

Affection se présentant sous forme d'écailles argentées ou de zones rouges sur les bras, les coudes, les genoux, les jambes, les oreilles, le cuir chevelu et le dos. Déclenché par le stress, le psoriasis affecte d'ordinaire les jeunes adultes entre 15 et 25 ans. Le côlon doit rester sain grâce à un régime comportant 50 % d'aliments crus, car les affections intestinales ont été associées au psoriasis. Les crises sont suivies par des périodes de rémission. Souvent héréditaire, le psoriasis est lié à une croissance rapide des cellules de l'épiderme, causant des taches parsemant une large zone.

ZONES/POINTS RÉFLEXES À TRAITER

- Hypophyse
- Estomac
- Foie
- Côlon ascendant
- Côlon descendant
- Toute la colonne vertébrale
- Reins/surrénales

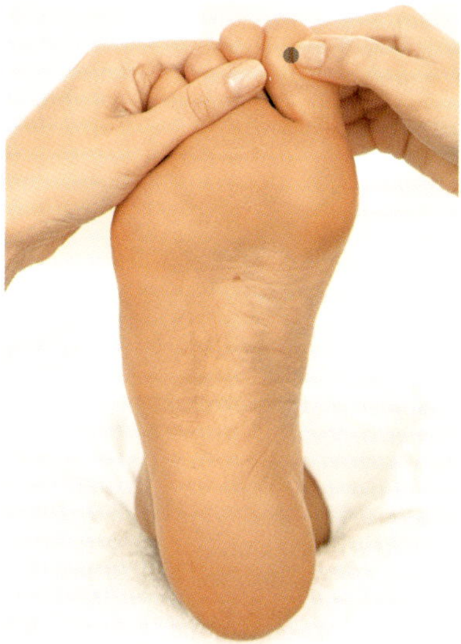

POINT RÉFLEXE DE L'HYPOPHYSE

Soutenez le gros orteil du patient avec les doigts d'une main et trouvez son centre en traçant une croix avec votre autre pouce. Placez votre pouce au centre, poussez dessus et décrivez des cercles pendant 15 secondes.

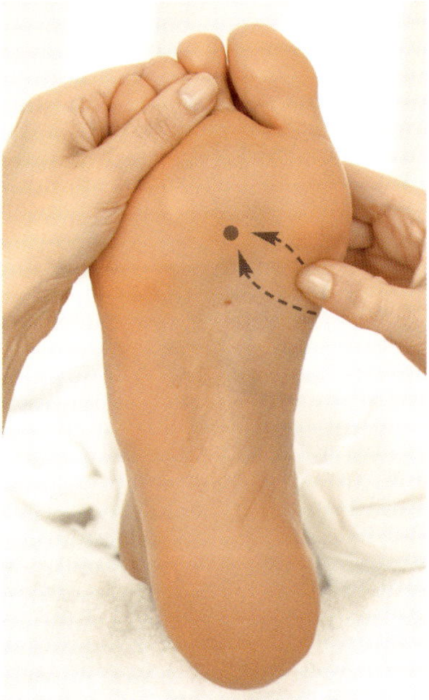

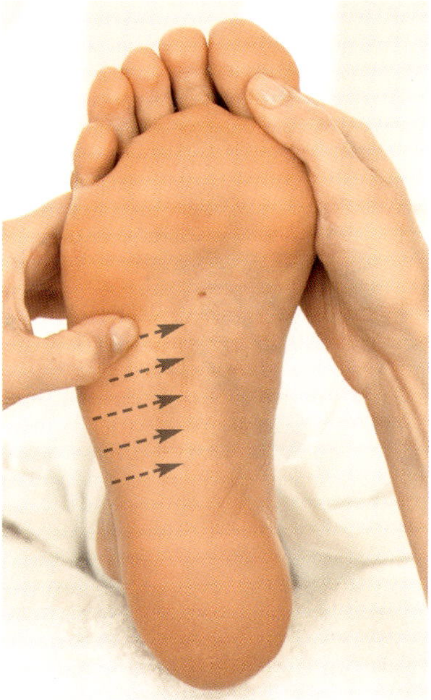

ZONE RÉFLEXE DE L'ESTOMAC

Vous trouverez cette zone réflexe juste sous la partie charnue du pied. Soutenez le pied du patient d'une main et placez votre autre pouce sous la zone réflexe de la thyroïde. Traitez en douceur en montant latéralement jusqu'au réflexe du plexus solaire, en décrivant de petits cercles. Répétez ce mouvement 6 fois.

ZONE RÉFLEXE DU FOIE

Cette zone réflexe se trouve uniquement sur le pied droit. Soutenez le pied du patient avec la main droite, et placez votre pouce gauche juste sous la ligne du diaphragme. Travaillez lentement et précisément, en traversant horizontalement les zones 5 et 4 ainsi que le début de la zone 3. Allez dans une seule direction. Continuez ainsi jusqu'au-dessus du calcanéum. Pratiquez le mouvement sur le réflexe du foie 6 fois.

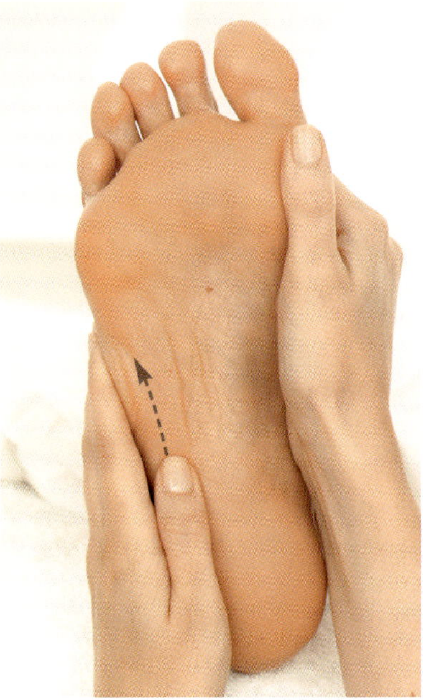

ZONE RÉFLEXE DU CÔLON ASCENDANT

Cette zone réflexe se trouve uniquement sur le pied droit. Utilisez votre pouce droit pour monter la zone 4 depuis le calcanéum du patient. Continuez ainsi jusqu'à monter jusqu'à mi-chemin du pied. Traitez la zone réflexe du côlon ascendant 6 fois par des mouvements lents aidant à nettoyer le côlon.

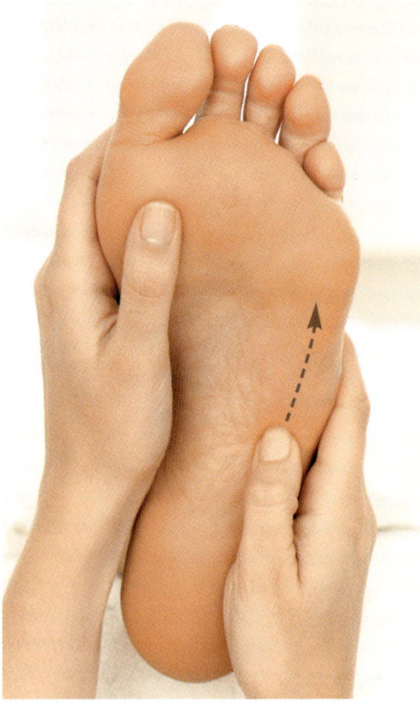

ZONE RÉFLEXE DU CÔLON DESCENDANT

Cette zone réflexe se trouve uniquement sur le pied gauche. Utilisez votre pouce droit pour travailler sur la zone 4 depuis le calcanéum du patient. Continuez ainsi jusqu'à arriver à la moitié du pied. Traitez la zone réflexe du côlon descendant 6 fois avec des mouvements lents pour stimuler le mouvement péristaltique du côlon.

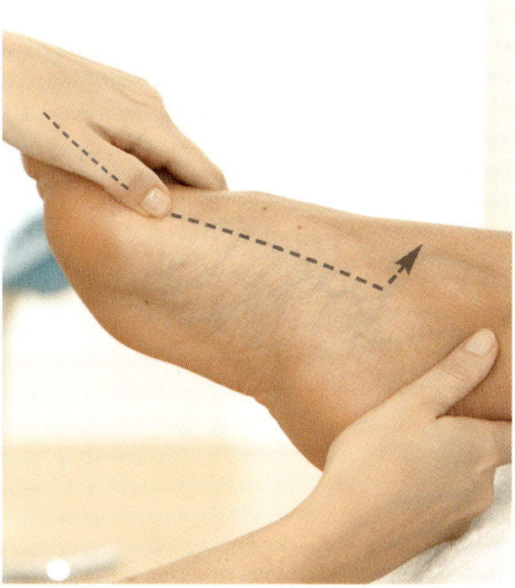

TOUTE LA COLONNE VERTÉBRALE

Travaillez sur l'aspect médial du pied. Soutenez le pied du patient d'une main et utilisez votre autre pouce pour avancer en sept petites étapes entre les jointures du gros orteil, en gardant à l'esprit que chacune représente une vertèbre spécifique. Montez sur le pied. Effectuez ensuite une reptation en douze petites étapes à partir de la base de la jointure du gros orteil pour traiter les vertèbres thoraciques. Vous devez finir à l'os naviculaire, qui se trouve à mi-chemin entre le point de la vessie et la cheville. Traitez autour du naviculaire, qui représente la première vertèbre lombaire, montant en cinq étapes jusqu'au creux devant l'astragale, qui représente la cinquième vertèbre lombaire. Répétez ce mouvement 5 fois.

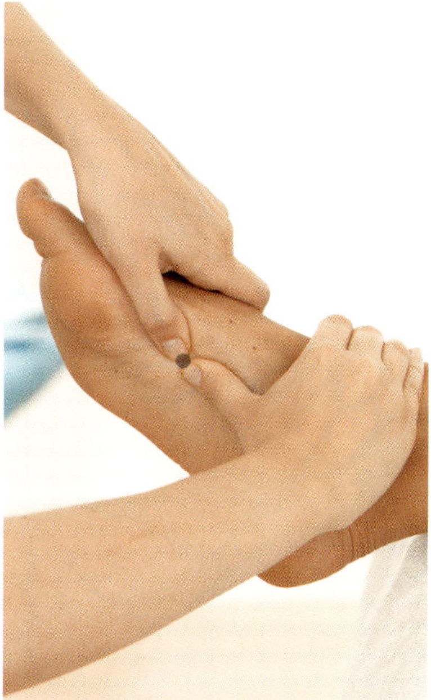

POINTS RÉFLEXES DU REIN/DE LA SURRÉNALE

Vous pouvez trouver ces réflexes dans la zone 1 en avançant le pouce en trois étapes vers le bas de la partie charnue du pied. Placez les pouces joints sur les réflexes rein/surrénale et poussez doucement en décrivant de petits cercles. Travaillez ainsi pendant 20 secondes.

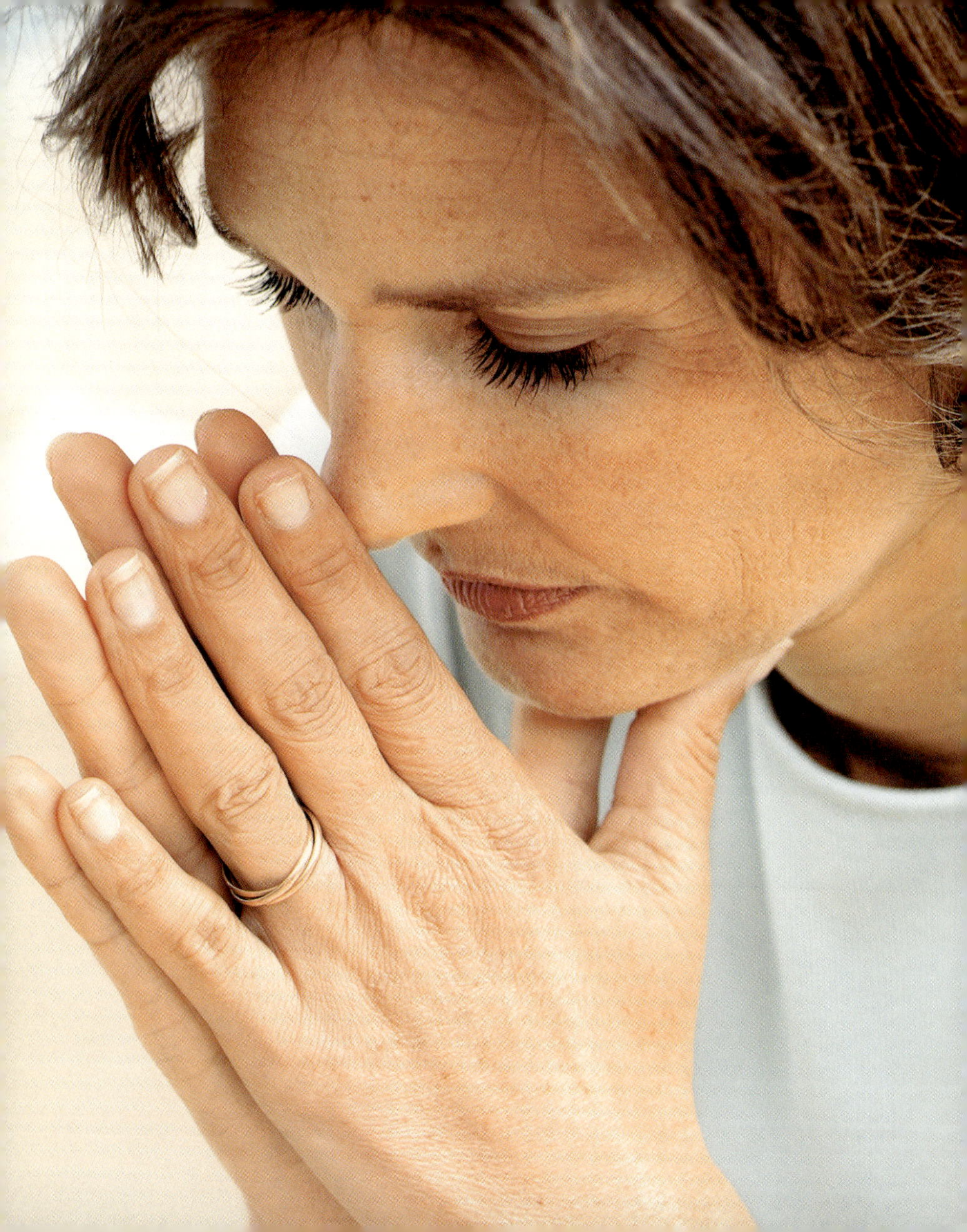

SIXIÈME PARTIE

Réflexologie spécialisée

Comment utiliser cette partie

Cette partie du livre présente des traitements réflexologiques du pied adaptés à des étapes particulières de la vie, depuis la grossesse et l'enfance au vieil âge. Elle aborde spécifiquement la réflexologie pour les femmes, pour les hommes et pour les couples, ainsi que le soulagement du stress. Chaque séquence dure 15 minutes et apporte un maximum de bénéfices. Les traitements débutent et s'achèvent toujours par les techniques de relaxation.

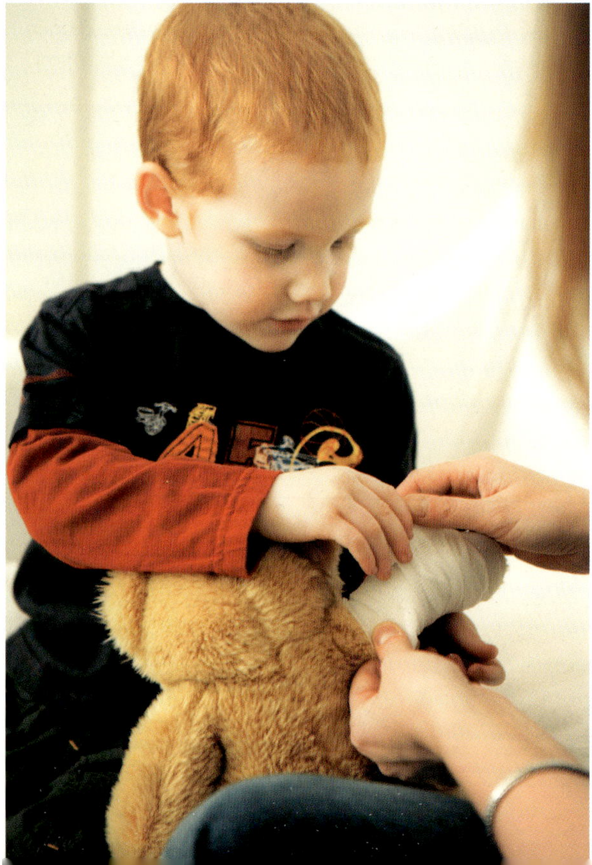

Les jeunes enfants aiment souvent tenir leur jouet préféré pendant un traitement.

Humeurs et émotions

La manière dont la réflexologie aide à gérer des situations échappant au contrôle est abordée en premier. Parfois, la personne est obligée de se poser des questions, comme le ferait un ami intime. S'alimente-t-elle correctement ? S'accorde-t-elle assez de temps de relaxation sans se sentir coupable ? Prend-elle le temps de se traiter elle-même ? S'occuper parfois d'abord de ses besoins n'est pas de l'égoïsme.

La maladie est une expression naturelle de ce qui se passe à l'intérieur du corps. Plusieurs facteurs peuvent la susciter, dont le plus important est l'état mental. Les émotions endommagent le système hormonal, troublent la digestion, jouent avec la température du corps et exacerbent l'anxiété. Les médicaments peuvent masquer les symptômes. Cependant, si les humeurs et les émotions sont responsables d'un état, la personne doit prendre le contrôle. Si quelqu'un a des idées noires, si son mental est trépidant ou s'il connaît anxiété, chagrin, insomnie, peur, cauchemars, stress post-traumatique ou hypertension, un traitement doux de réflexologie est une manière efficace et sans danger de l'apaiser, dépourvue d'effets secondaires.

CONSEILS POUR LE MODE DE VIE

De nombreux troubles se rapportent directement au stress, terrain de culture pour la maladie, qui peut être aggravée par ses effets. Pendant une période stressante, le corps présente une insuffisance en vitamines et en minéraux essentiels. Une alimentation saine et l'exercice permettent de débarrasser le corps des hormones du stress et du glucose inutilisé. Mieux vaut éviter les plats industriels, le chocolat, les aliments sans valeur nutritive ou frits, les sucres, les édulcorants artificiels, les boissons gazeuses et l'excès de viande rouge. Une alimentation riche en fruits et en légumes frais, avec beaucoup de tisanes et d'eau minérale, est meilleure. La réflexologie encourage le corps à se relaxer, permettant à ses fonctions et systèmes de travailler plus efficacement.

Stress

Le stress concerne toute réaction à un stimulus physique, émotionnel ou mental qui affecte l'équilibre naturel du corps. Le stress est souvent vu comme un problème mental ou psychologique, qui a cependant bon nombre d'effets physiques très nuisibles. Parmi les symptômes du stress on trouve hypertension, taux élevé de cholestérol, diabète, maux de tête, syndrome de fatigue chronique, perte de mémoire et dépression. Le stress affecte souvent l'appétit, causant indigestion ou une quelconque réaction négative aux aliments, conduisant à la constipation ou à la diarrhée parce que le système digestif ralentit ou se bloque. La caféine peut contribuer à la nervosité et à l'insomnie. L'identification de la source du stress est le premier pas pour sa gestion. Un programme d'exercice physique permettra de clarifier son esprit, réguler la respiration profonde et garder le stress sous contrôle.

ZONES/POINTS RÉFLEXES À TRAITER

- Diaphragme
- Thyroïde
- Hypophyse
- Toute la colonne vertébrale
- Reins/surrénales
- Pancréas

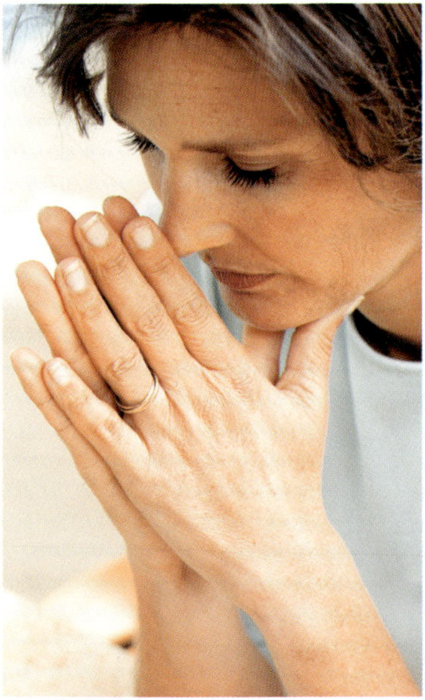

Un stress grave peut avoir un effet très négatif sur les cycles menstruels et les symptômes de la ménopause.

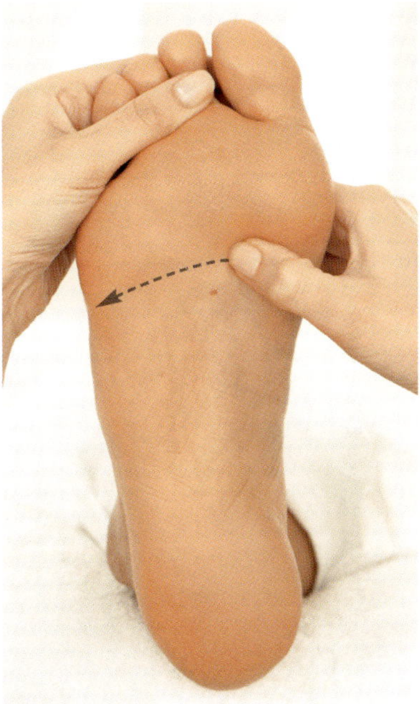

ZONE RÉFLEXE DU DIAPHRAGME

Fléchissez le pied du patient en arrière d'une main, pour tendre la peau. Utilisez le pouce de votre autre main pour travailler sous la tête des métatarsiens, à travers en allant de l'aspect latéral jusqu'à l'aspect médial du pied. Déplacez-vous lentement et répétez ce mouvement 8 fois.

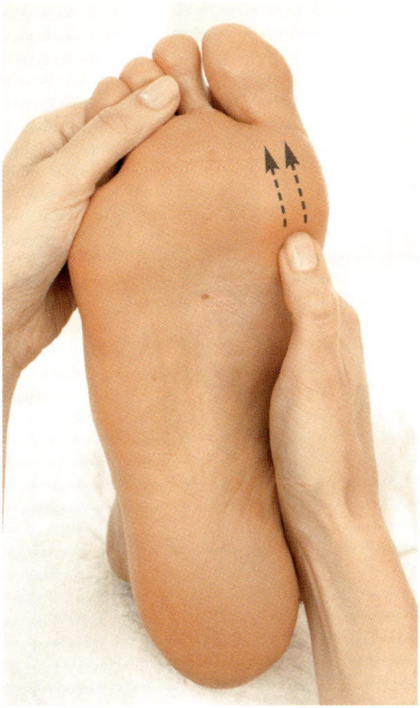

ZONE RÉFLEXE DE LA THYROÏDE

Utilisez votre pouce pour traiter la partie charnue du pied depuis la ligne du diaphragme jusqu'à la ligne du cou. Répétez lentement ce mouvement 6 fois sur la zone. Le fonctionnement optimal de la thyroïde contribue aux bons niveaux énergétiques.

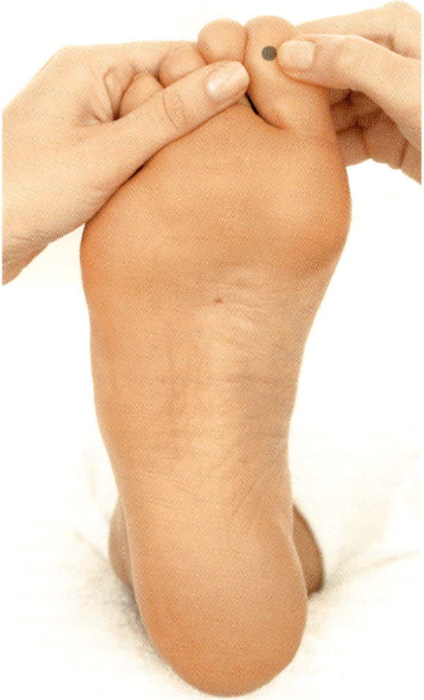

POINT RÉFLEXE DE L'HYPOPHYSE

Soutenez le gros orteil du patient avec les doigts d'une main et utilisez votre autre pouce pour tracer une croix afin de trouver le centre du gros orteil. Placez votre pouce au centre, poussez dessus et décrivez des cercles pendant 15 secondes.

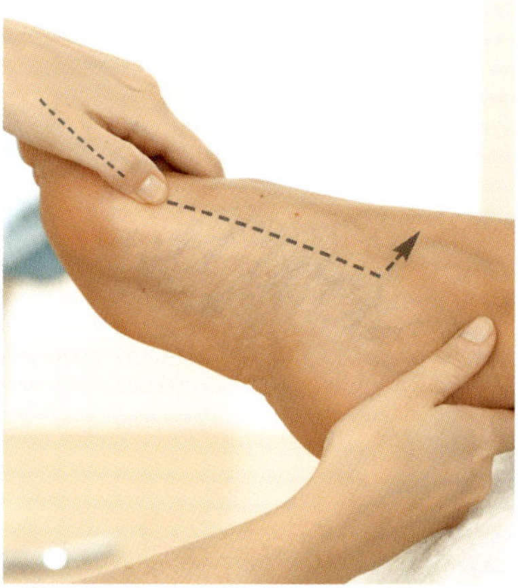

TOUTE LA COLONNE VERTÉBRALE

Travaillez sur l'aspect médial du pied. Soutenez le pied du patient d'une main et utilisez votre autre pouce pour avancer doucement en sept étapes entre les jointures du gros orteil, en gardant à l'esprit que chacune représente une vertèbre spécifique. Montez sur le pied. Effectuez ensuite une reptation en douze petites étapes sous la base de la jointure du gros orteil pour traiter les vertèbres thoraciques. Vous devez finir à l'os naviculaire, qui se trouve à mi-chemin entre le point de la vessie et la cheville. Traitez autour du naviculaire, qui représente la première vertèbre lombaire, montant en cinq étapes jusqu'au creux devant l'astragale, qui représente la cinquième vertèbre lombaire. Répétez doucement ce mouvement 5 fois.

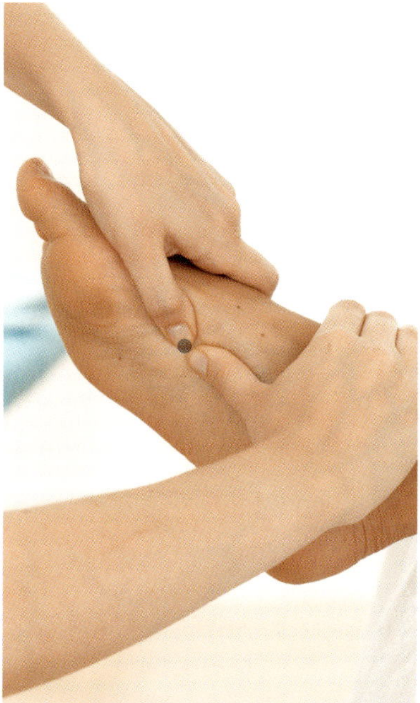

POINTS RÉFLEXES DU REIN/DE LA SURRÉNALE

Vous pouvez trouver ces réflexes dans la zone 1 en avançant le pouce en trois étapes vers le bas de la partie charnue du pied. Placez les pouces joints sur les réflexes rein/surrénale et poussez doucement en décrivant de petits cercles. Travaillez ainsi pendant 20 secondes.

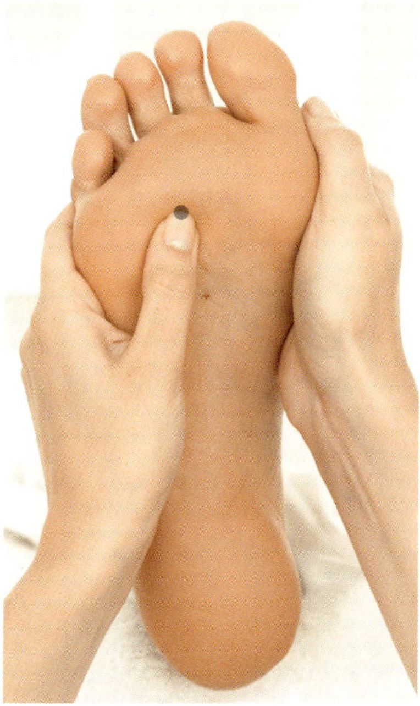

POINT RÉFLEXE DU PANCRÉAS

Ce point réflexe se trouve uniquement sur le pied droit. Placez votre pouce sur le troisième orteil du patient et tracez une ligne descendant jusqu'en dessous de la ligne du diaphragme. Poussez sur la jointure en montant et décrivez de petits cercles pendant 15 secondes.

Dépression

Les personnes souffrant de dépression constatent souvent que celle-ci affecte l'ensemble de leur corps, y compris leur sommeil, leur attitude envers eux-mêmes, leur alimentation et leur réaction à la vie. Elles se désintéressent des gens et des choses et ont du mal à éprouver du plaisir. Les symptômes habituels sont : mal de dos, fatigue chronique, troubles de l'appétit et du sommeil, problèmes digestifs, agitation, éclats de colère, sentiment d'inutilité. L'exercice s'avère utile en libérant des endorphines, les hormones de bien-être du corps, qui suscitent une excitation naturelle.

ZONES/POINTS RÉFLEXES À TRAITER

- Tête
- Hypothalamus
- Toute la colonne vertébrale
- Thyroïde
- Foie
- Côlon ascendant
- Côlon descendant

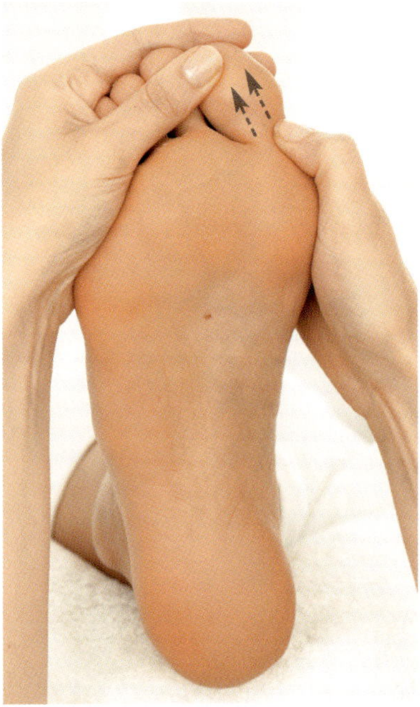

ZONE RÉFLEXE DE LA TÊTE

Soutenez le gros orteil du patient avec les doigts d'une main. Utilisez votre autre pouce pour monter depuis la ligne du cou jusqu'au sommet du gros orteil. Répétez plusieurs fois en traçant des lignes montant sur l'orteil, pendant une minute au total.

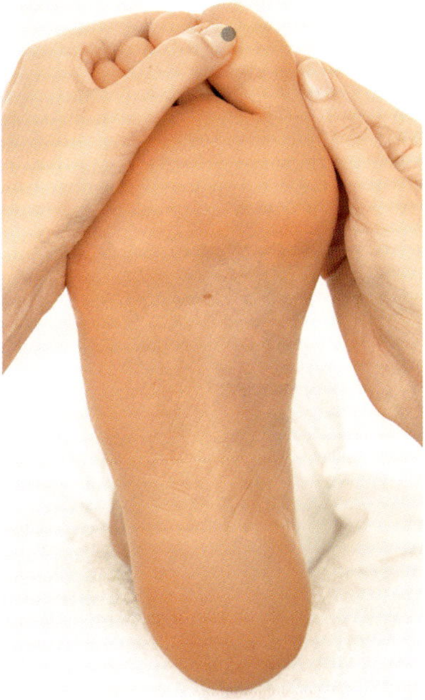

POINT RÉFLEXE DE L'HYPOTHALAMUS

Soutenez le gros orteil du patient avec les doigts d'une main et utilisez votre autre pouce pour tracer une croix afin de trouver le centre du gros orteil. Faites monter un peu votre pouce vers le bout du gros orteil et déplacez-vous un peu latéralement. Exercez un crochet pendant 10 secondes.

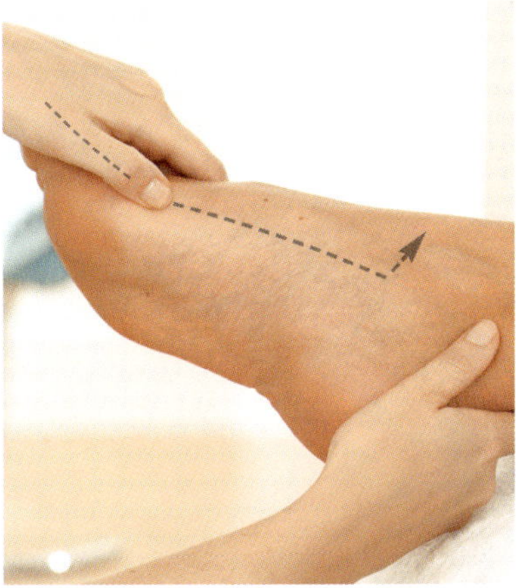

TOUTE LA COLONNE VERTÉBRALE

Travaillez sur l'aspect médial du pied. Soutenez le pied du patient d'une main et utilisez votre autre pouce pour avancer doucement en sept étapes entre les jointures du gros orteil, en gardant à l'esprit que chacune représente une vertèbre spécifique. Montez sur le pied. Effectuez ensuite une reptation en douze petites étapes sous la base de la jointure du gros orteil pour traiter les vertèbres thoraciques. Vous devez finir à l'os naviculaire, qui se trouve à mi-chemin entre le point de la vessie et la cheville. Traitez autour du naviculaire, qui représente la première vertèbre lombaire, montant en cinq étapes jusqu'au creux devant l'astragale, qui représente la cinquième vertèbre lombaire. Répétez doucement ce mouvement 5 fois.

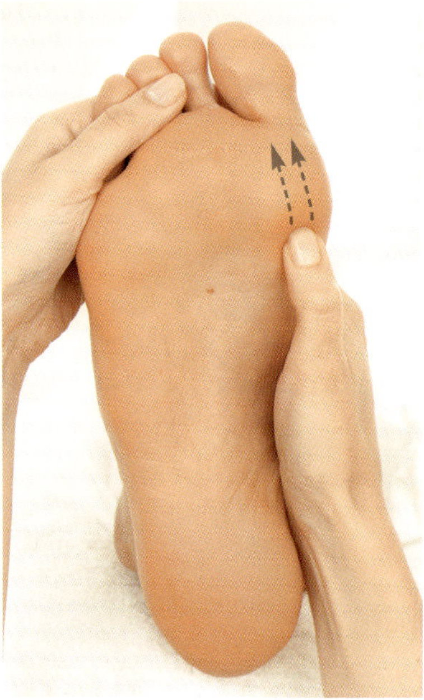

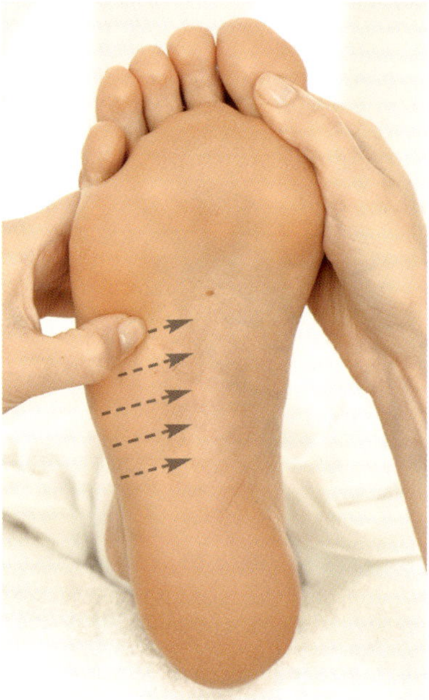

ZONE RÉFLEXE DE LA THYROÏDE

Utilisez le pouce d'une main pour traiter la partie charnue du pied depuis la ligne du diaphragme jusqu'à la ligne du cou. Répétez lentement ce mouvement 6 fois sur la zone. L'énergie nécessaire pour la journée peut être restaurée dans la thyroïde.

ZONE RÉFLEXE DU FOIE

Cette zone réflexe se trouve uniquement sur le pied droit. Soutenez le pied du patient avec la main droite, et placez votre pouce gauche juste sous la ligne du diaphragme. Travaillez lentement et précisément, en traversant horizontalement les zones 5 et 4 ainsi que le début de la zone 3. Allez dans une seule direction. Continuez ainsi jusqu'au-dessus du calcanéum. Pratiquez le mouvement sur le réflexe du foie 6 fois.

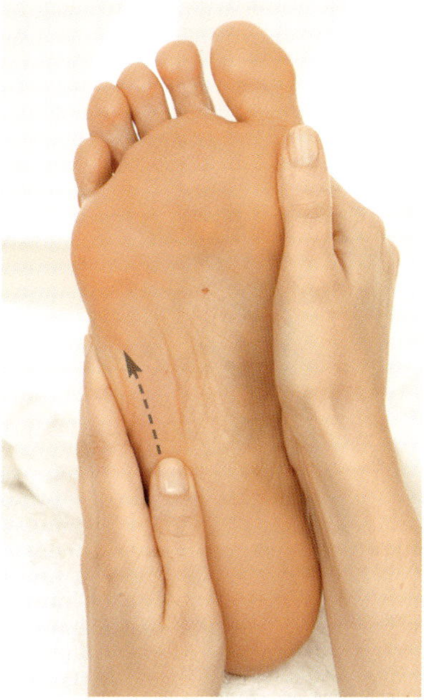

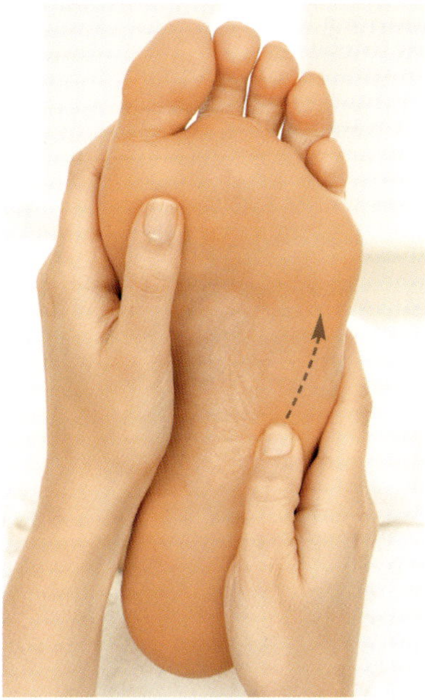

ZONE RÉFLEXE DU CÔLON ASCENDANT

Cette zone réflexe se trouve uniquement sur le pied droit. Utilisez votre pouce gauche pour monter sur la zone 4 depuis le calcanéum du patient. Continuez ainsi en montant jusqu'à la moitié du pied. Traitez la zone réflexe du côlon ascendant 4 fois par des mouvements lents pour débarrasser le côlon de déchets.

ZONE RÉFLEXE DU CÔLON DESCENDANT

Cette zone réflexe se trouve uniquement sur le pied gauche. Utilisez votre pouce droit pour monter sur la zone 4 depuis le calcanéum du patient afin de traiter cette partie du côlon. Continuez ainsi jusqu'à arriver à la moitié du pied. Traitez cette zone 6 fois par des mouvements lents pour stimuler le mouvement péristaltique du côlon.

Anxiété

L'anxiété, parfois manifestée en tant qu'attaque de panique, affecte tous les âges. Elle est d'ordinaire brusque, brève, intense – quand la réaction naturelle « lutte ou fuite » est activée à des moments inappropriés. Toutes les réactions au stress s'emballent, ce qui peut s'avérer pénible et perturbant pour la personne subissant l'attaque. Elle est souvent submergée par un sentiment de désastre imminent ou par l'impression de subir une crise cardiaque ou une attaque d'apoplexie. D'autres symptômes incluent vertige, palpitations cardiaques, transpiration, nausée, difficulté à respirer ou à penser clairement, sentiment d'irréalité. Il faut éviter le stress, le sucre, les plats industriels, les produits caféinés, l'excès d'alcool et de drogues. Il est intéressant de tenir un journal de ce qu'on mange, car l'allergie alimentaire peut déclencher une attaque de panique. Durant une attaque, il est conseillé d'utiliser les techniques de relaxation de la main.

ZONES/POINTS RÉFLEXES À TRAITER

- Tête
- Hypophyse
- Diaphragme
- Poumons
- Reins/surrénales
- Vertèbres thoraciques

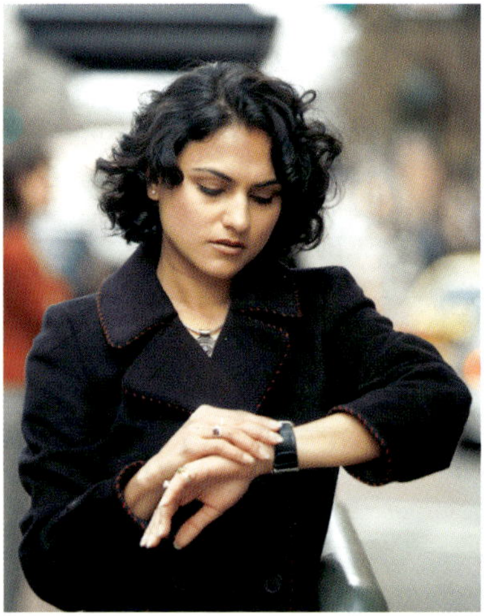

Les attaques de panique peuvent submerger la personne n'importe où, à tout moment.

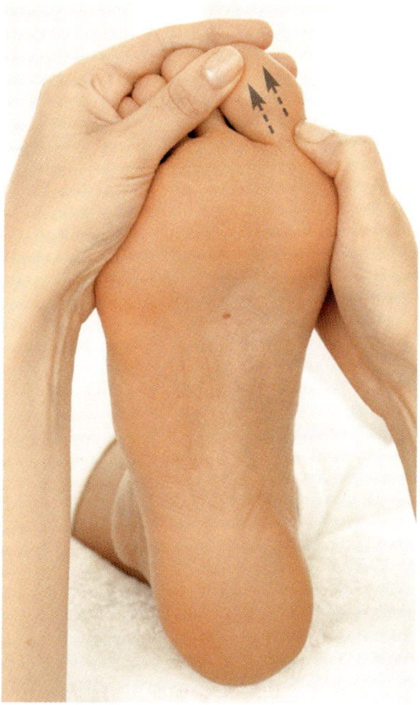

ZONE RÉFLEXE DE LA TÊTE

Soutenez le gros orteil du patient avec les doigts d'une main. Utilisez votre autre pouce pour monter depuis la ligne du cou jusqu'au sommet du gros orteil. Répétez plusieurs fois en traçant des lignes montant sur l'orteil pendant une minute au total.

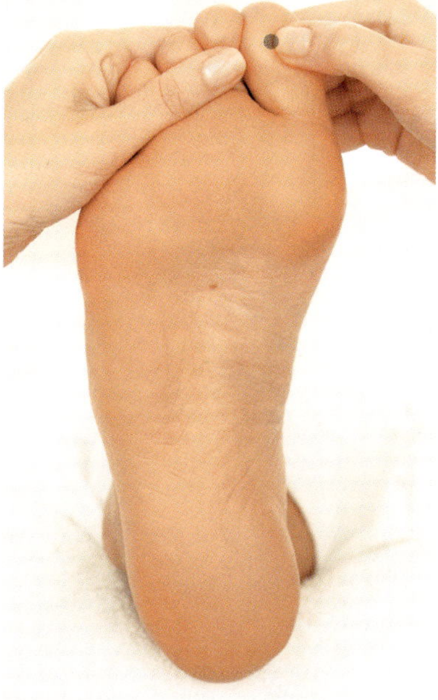

POINT RÉFLEXE DE L'HYPOPHYSE

Soutenez le gros orteil du patient avec les doigts d'une main et trouvez son centre en traçant une croix avec votre autre pouce. Placez votre pouce au centre, poussez dessus et décrivez des cercles pendant 15 secondes.

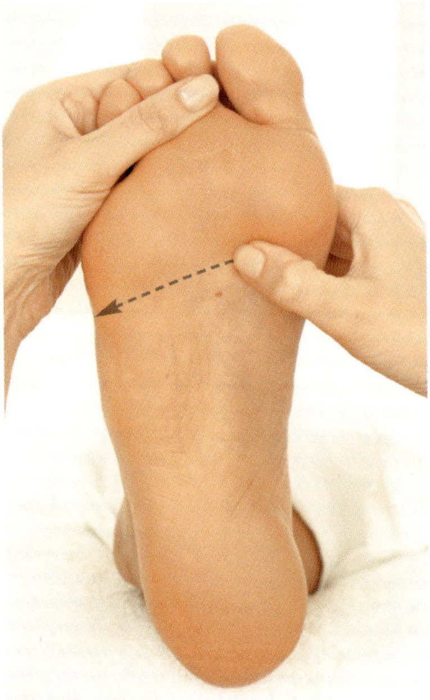

ZONE RÉFLEXE DU DIAPHRAGME

Fléchissez le pied du patient en arrière d'une main, pour tendre la peau. Utilisez le pouce de votre autre main pour travailler sous la tête des métatarsiens, en traversant de l'aspect latéral jusqu'à l'aspect médial du pied. Déplacez-vous lentement et répétez ce mouvement 8 fois.

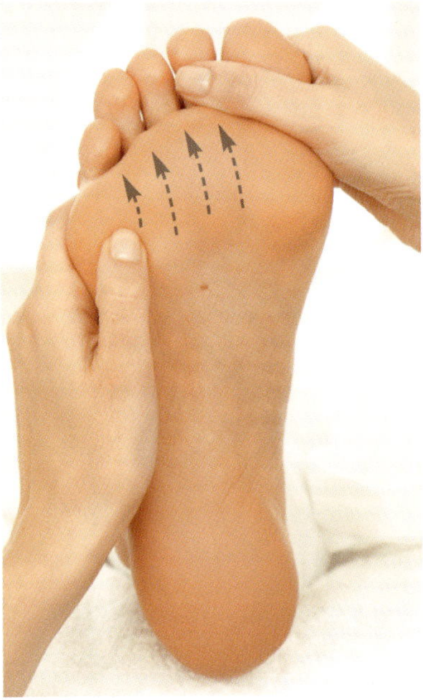

ZONE RÉFLEXE DU POUMON

Fléchissez le pied du patient en arrière avec la main, pour tendre la peau. Utilisez le pouce de votre autre main pour monter depuis la ligne du diaphragme jusqu'à la zone générale de l'œil/de l'oreille. Vous devez travailler entre les métatarsiens. Répétez ce processus 5 fois, en vous assurant d'avoir traité tous les espaces entre les métatarsiens.

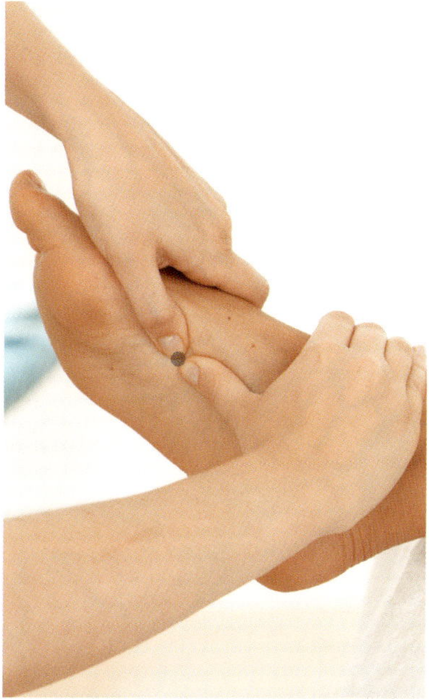

POINTS RÉFLEXES DU REIN/DE LA SURRÉNALE

Vous pouvez trouver ces réflexes dans la zone 1 en avançant le pouce en trois étapes vers le bas de la partie charnue du pied. Placez les pouces joints sur les réflexes rein/surrénale et poussez doucement en décrivant de petits cercles. Travaillez ainsi pendant 20 secondes.

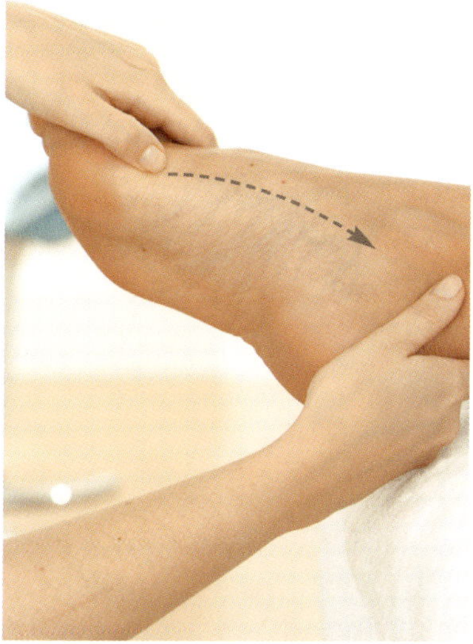

ZONE RÉFLEXE DES VERTÈBRES THORACIQUES

Soutenez le pied du patient et avancez en douze étapes à partir de la base de la jointure du gros orteil pour traiter les vertèbres thoraciques. Vous devez finir à l'os naviculaire, qui se trouve à mi-chemin entre le point de la vessie et la cheville. Chaque étape représente une vertèbre spécifique et doit être lente, effectuée avec une pression légère à moyenne. Répétez ce mouvement 3 fois pour accéder aux nerfs spinaux.

RÉFLEXOLOGIE POUR LES FEMMES

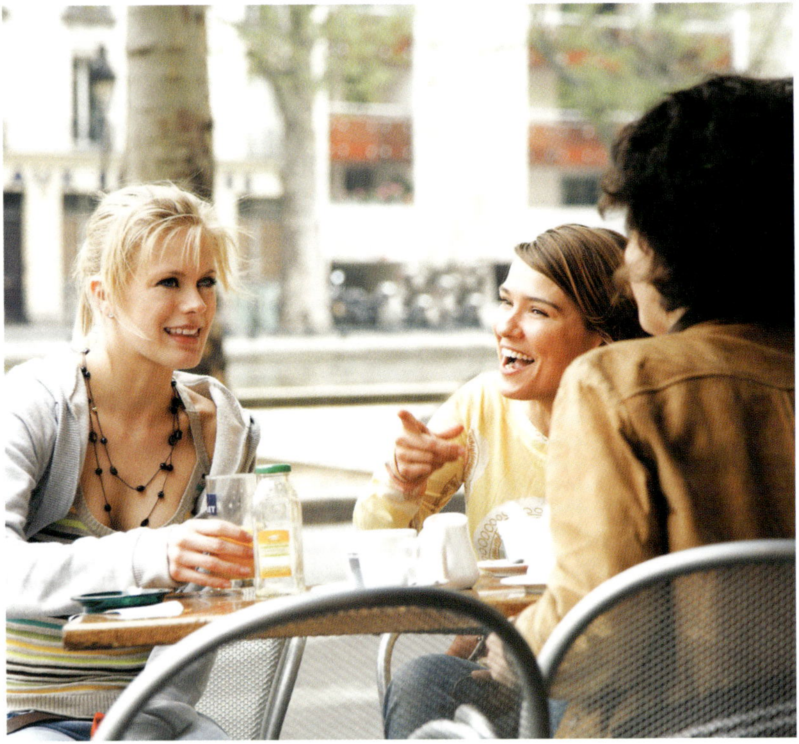

La réflexologie est utile pour nombre d'affections et de symptômes dont souffrent beaucoup de femmes.

CONSEILS POUR LE MODE DE VIE

L'excès de poids affecte les cycles menstruels en causant une production excessive d'œstrogène, qui interfère avec la réponse normale du cycle hormonal. La graisse fabrique et emmagasine de l'œstrogène. Si une femme souffre d'un problème affecté par l'excès de cette hormone (endométriose ou fibromes), elle devra perdre du poids pour abaisser le taux d'œstrogène.

L'alimentation régulière stabilise le taux de sucre sanguin – si celui-ci est faible, le taux de progestérone sera affecté. Le pain complet, les flocons d'avoine, le seigle et le riz brun pris toutes les deux heures contribuent à la stabilisation du taux de sucre sanguin, imposant moins d'effort aux hormones. Quand le sucre sanguin chute, le taux d'adrénaline monte, affectant l'humeur et la réaction au stress.

Les femmes souffrent de certaines affections se rapportant à leurs hormones. Si celles-ci ne fonctionnent pas bien, un effet de domino se manifeste dans le corps. Les femmes sont plus prédisposées que les hommes aux problèmes gastriques, car le système digestif ralentit pendant la menstruation, quand la progestérone détend les tissus musculaires. Les maux de tête liés au syndrome prémenstruel (voir page 270) sont une autre raison habituelle de consulter un médecin.

L'excès d'œstrogène est associé au syndrome des ovaires polykystiques, aux fibromes (voir page 278) et à l'endométriose (voir page 274). Attention donc au lait et à la viande parfois riches en stéroïdes, ainsi qu'à l'œstrogène synthétique présent dans les plastiques souples. Les hormones influencent les humeurs et les émotions, ainsi que la manière dont on réagit aux autres. La réflexologie pour les femmes se concentre sur les systèmes hormonal et nerveux.

Syndrome prémenstruel

Quelque 70 % des femmes souffrent d'une forme ou d'une autre de syndrome prémenstruel, surtout en raison d'un déséquilibre hormonal : trop d'œstrogène et des taux inappropriés de progestérone. Ce syndrome affecte les femmes une à deux semaines avant la menstruation, lorsque les taux hormonaux changent. Plusieurs symptômes l'annoncent, dont crampes musculaires, anxiété, humeur changeante, maux de tête, maladresse, mal de dos, acné, sensibilité des seins, dépression, insomnie, constipation, rétention de fluides. Il faut manger beaucoup de fruits et de légumes frais, de grains bio, de noix, de poisson, de poulet et de dinde bio, pour ne pas charger excessivement le foie de toxines. Le sel doit être éliminé de l'alimentation pour diminuer la rétention de fluides. Il faut éviter la caféine qui épuise les substances nutritives du corps et est associée aux niveaux accrus d'anxiété et à la sensibilité des seins. La tisane de camomille accroît le taux de glycine, acide aminé qui atténue les spasmes musculaires (y compris les crampes menstruelles) en relaxant l'utérus.

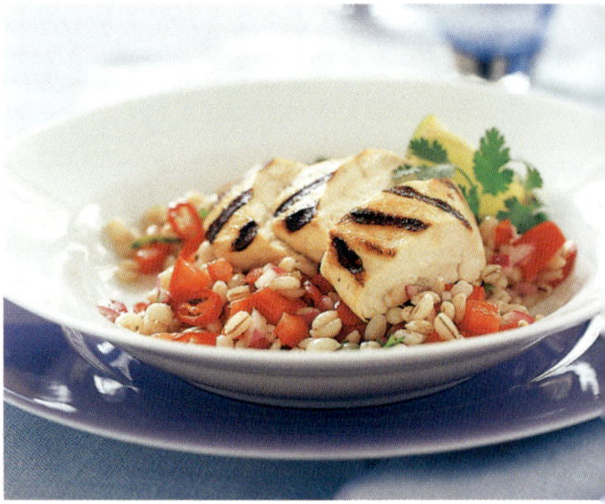

La consommation accrue de légumes bio et de poisson aide à équilibrer le taux d'hormones et prévient le syndrome prémenstruel.

ZONES/POINTS RÉFLEXES À TRAITER

- Hypophyse
- Thyroïde
- Pancréas
- Glandes surrénales
- Ovaires
- Toute la colonne vertébrale

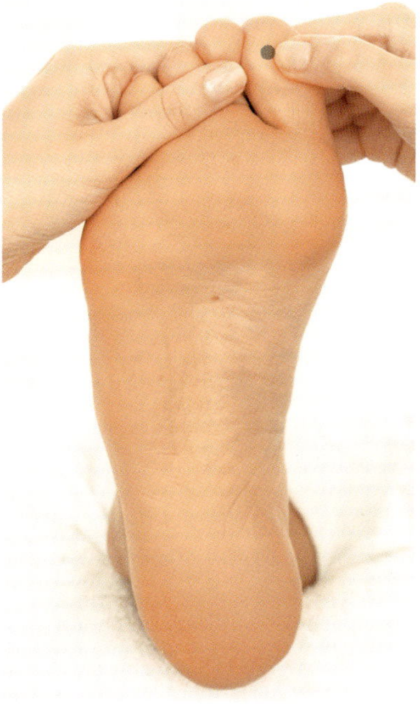

POINT RÉFLEXE DE L'HYPOPHYSE

Soutenez le gros orteil du patient avec les doigts d'une main et trouvez son centre en traçant une croix avec votre autre pouce. Placez votre pouce au centre, poussez dessus et décrivez des cercles pendant 15 secondes.

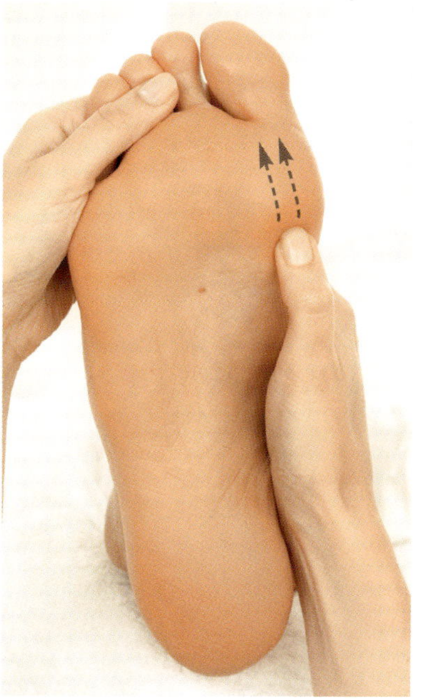

ZONE RÉFLEXE DE LA THYROÏDE

Utilisez le pouce d'une main pour traiter la partie charnue du pied, depuis la ligne du diaphragme jusqu'à la ligne du cou. Répétez lentement ce mouvement 6 fois sur la zone.

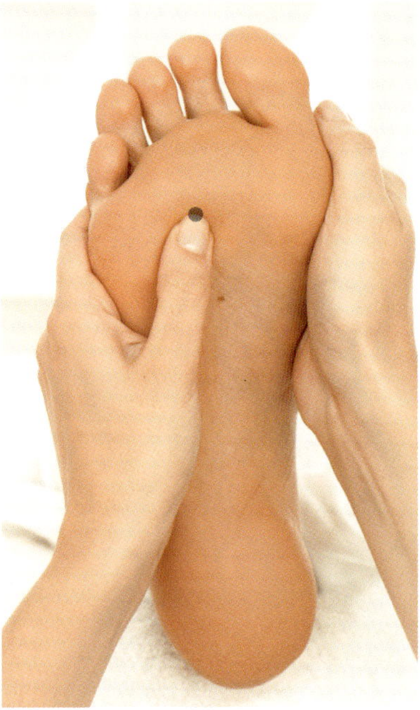

POINT RÉFLEXE DU PANCRÉAS

Ce point réflexe se trouve uniquement sur le pied droit. Placez le pouce sur le troisième orteil du patient, traçant une ligne descendant jusqu'en dessous de la ligne du diaphragme. Poussez sur la jointure en montant, en décrivant de petits cercles pendant 12 secondes.

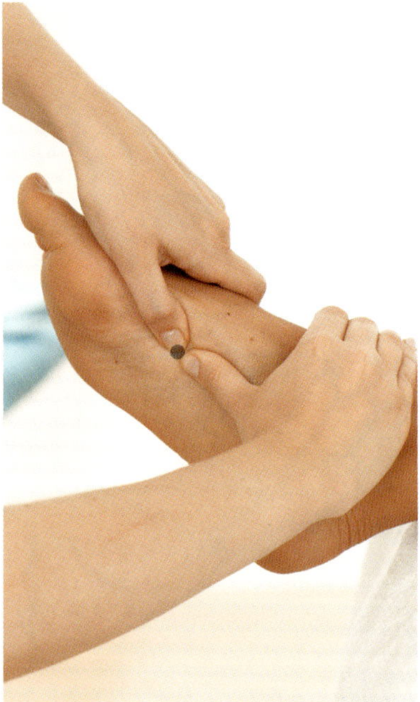

POINT RÉFLEXE SURRÉNAL

Les réflexes surrénaux sont situés dans la zone 1, trouvés en avançant le pouce en trois étapes vers le bas de la partie charnue du pied. Placez les pouces joints sur les réflexes surrénaux et poussez doucement en décrivant de petits cercles. Travaillez ainsi pendant 15 secondes.

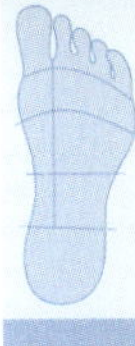

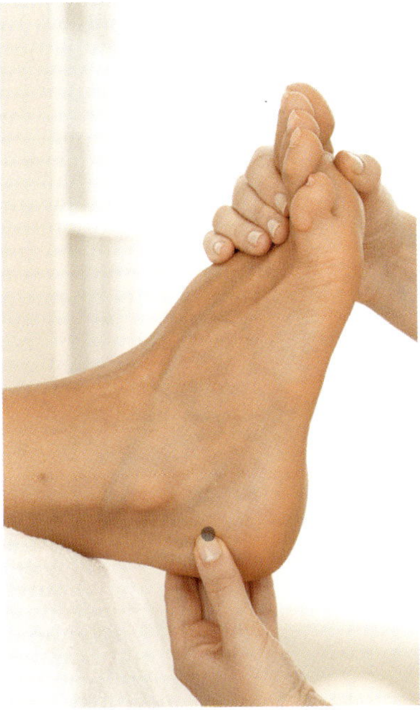

POINT RÉFLEXE DE L'OVAIRE

Travaillez sur l'aspect latéral de pied. Placez votre index à environ mi-chemin entre l'arrière du talon et l'astragale. Poussez dessus doucement, en décrivant des cercles pendant 20 secondes.

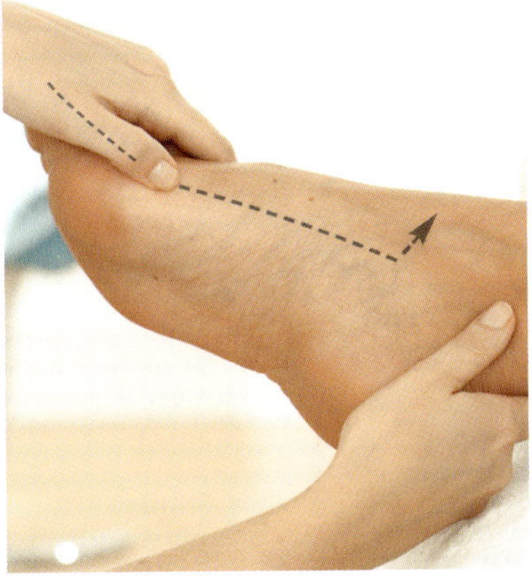

TOUTE LA COLONNE VERTÉBRALE

Travaillez sur l'aspect médial du pied. Soutenez le pied du patient d'une main et utilisez votre autre pouce pour avancer doucement en sept étapes entre les jointures du gros orteil, en gardant à l'esprit que chacune représente une vertèbre spécifique. Montez sur le pied. Effectuez ensuite une reptation en douze petites étapes sous la base de la jointure du gros orteil pour traiter les vertèbres thoraciques. Vous devez finir à l'os naviculaire, qui se trouve à mi-chemin entre le point de la vessie et la cheville. Traitez autour du naviculaire, qui représente la première vertèbre lombaire, montant en cinq étapes jusqu'au creux devant l'astragale, qui représente la cinquième vertèbre lombaire. Répétez doucement ce mouvement 5 fois.

Endométriose

Ce problème affecte les femmes âgées de 20 à 40 ans ; on ne sait pas ce qui le cause. Des cellules du revêtement de l'utérus se mettent à pousser dans d'autres parties du corps – le plus habituellement, dans la cavité abdominale. Elles réagissent aux changements hormonaux de la menstruation et saignent tous les mois, provoquant des adhérences. Les symptômes incluent douleur excessive, hémorragie menstruelle abondante ou anormale, mal du bas du dos, nausée, diarrhée, constipation et, dans certains cas, saignement rectal.

ZONES/POINTS RÉFLEXES À TRAITER

- Utérus
- Ovaires
- Côlon ascendant
- Côlon descendant
- Hypophyse
- Glandes surrénales
- Vertèbres thoraciques et lombaires

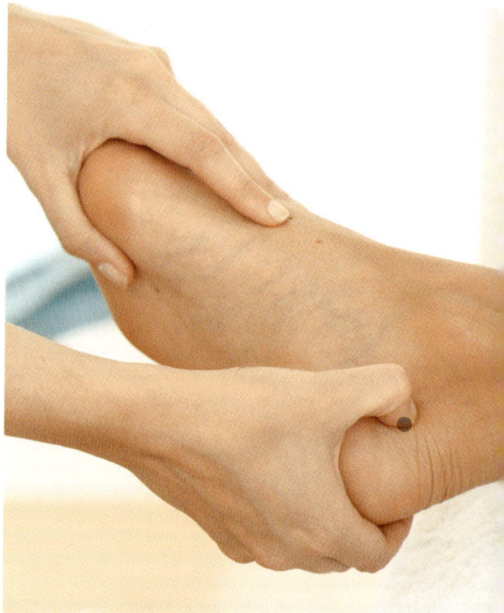

POINT RÉFLEXE DE L'UTÉRUS

Travaillez sur l'aspect médial de pied du patient. Placez votre index à mi-chemin entre l'arrière du talon et l'astragale. Poussez dessus doucement, décrivant des cercles pendant 20 secondes.

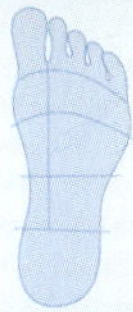

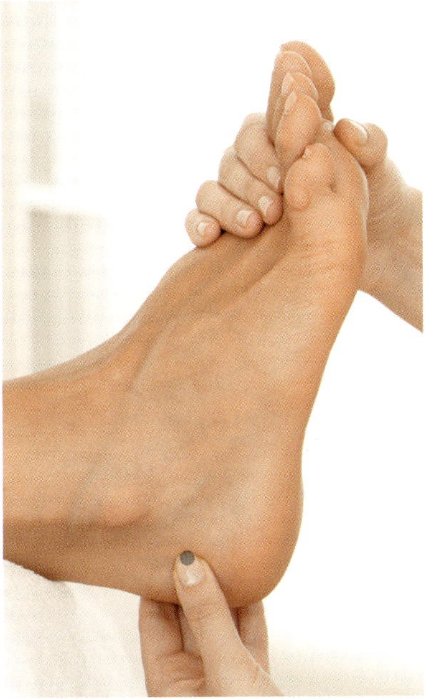

POINT RÉFLEXE DE L'OVAIRE

Travaillez sur l'aspect latéral de pied du patient. Placez votre index à mi-chemin entre l'arrière du talon et l'astragale. Poussez dessus doucement, décrivant des cercles pendant 20 secondes.

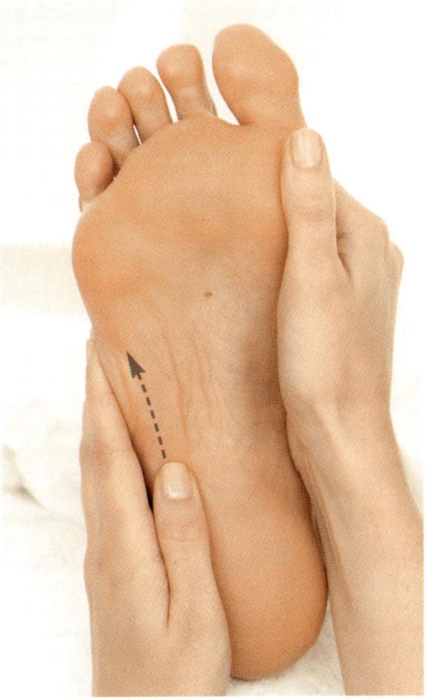

ZONE RÉFLEXE DU CÔLON ASCENDANT

Cette zone réflexe se trouve uniquement sur le pied droit. Utilisez votre pouce gauche pour monter sur la zone 4 depuis le calcanéum du patient. Continuez ainsi en montant jusqu'à la moitié du pied. Traitez la zone réflexe du côlon ascendant 4 fois par des mouvements lents pour aider le côlon à éliminer l'excès d'hormones susceptible de mettre le chaos dans le corps.

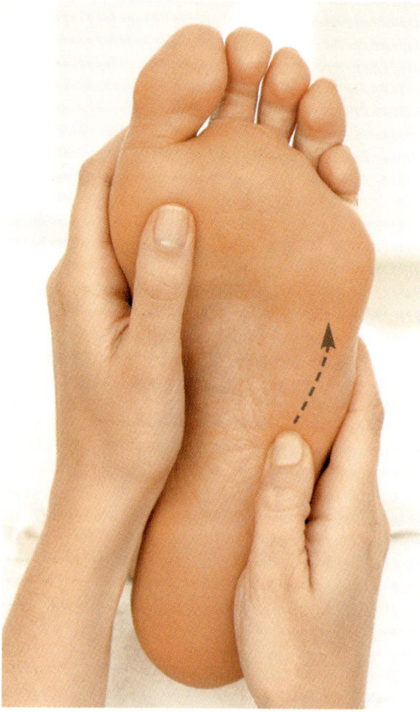

ZONE RÉFLEXE DU CÔLON DESCENDANT

Cette zone réflexe se trouve uniquement sur le pied gauche. Utilisez votre pouce droit pour traiter cette partie du côlon sur la zone 4 depuis le calcanéum du patient. Continuez ainsi jusqu'à arriver à la moitié du pied. Traitez cette zone réflexe 6 fois par des mouvements lents aidant à stimuler le mouvement péristaltique du côlon.

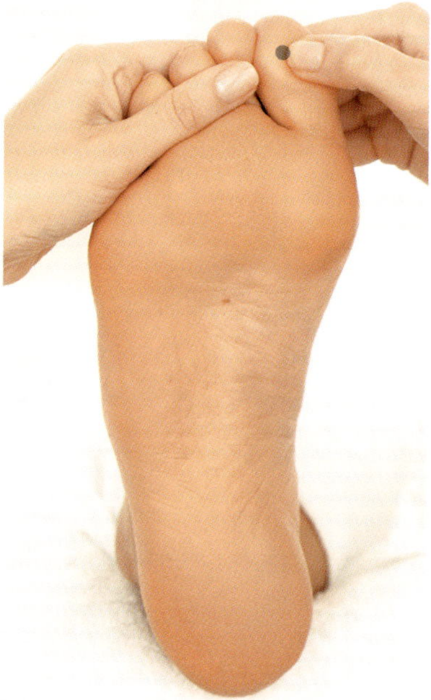

POINT RÉFLEXE DE L'HYPOPHYSE

Soutenez le gros orteil du patient avec les doigts d'une main et trouvez son centre en traçant une croix avec votre autre pouce. Placez votre pouce au centre, poussez dessus et décrivez des cercles pendant 15 secondes pour aider là équilibre le taux d'hormones.

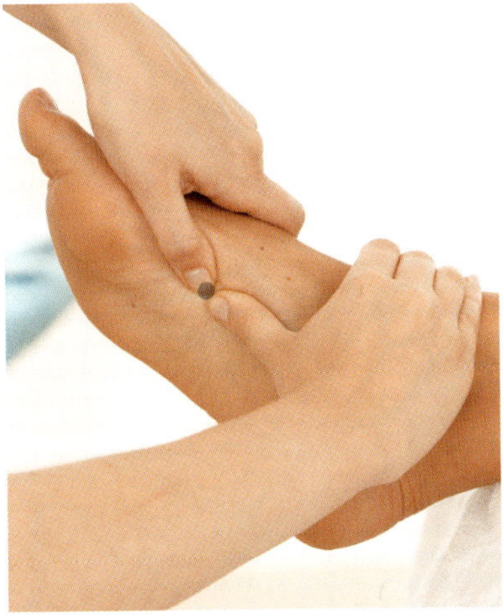

POINT RÉFLEXE SURRÉNAL

Les réflexes surrénaux sont situés dans la zone 1, trouvés en avançant le pouce en trois étapes vers le bas de la partie charnue du pied. Placez les pouces joints sur les réflexes surrénaux et poussez doucement en décrivant de petits cercles. Travaillez ainsi pendant 15 secondes pour atténuer la douleur.

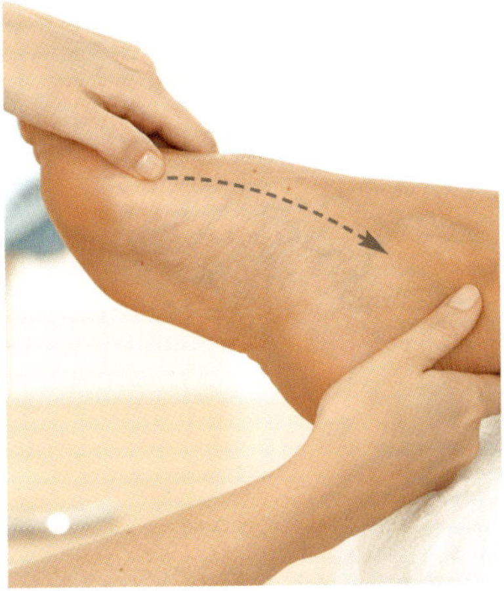

ZONE RÉFLEXE DES VERTÈBRES THORACIQUES ET LOMBAIRES

Se trouve sur l'aspect médial du pied. Soutenez le pied du patient d'une main. Utilisez votre autre pouce pour effectuer douze petites étapes sous la base de la jointure du gros orteil, afin de traiter les vertèbres thoraciques. Vous devez finir à l'os naviculaire, qui se trouve à mi-chemin entre le point de la vessie et la cheville. Traitez autour du naviculaire, qui représente la première vertèbre lombaire, montant en cinq étapes jusqu'au creux devant l'astragale, qui représente la cinquième vertèbre lombaire. Répétez ce mouvement 4 fois.

Fibromes

Les fibromes sont des tumeurs non cancéreuses de l'utérus. Ils sont constitués de faisceaux de cellules musculaires anormales se formant sur la paroi interne et la paroi externe de l'utérus. Affectant habituellement les femmes à la fin de la trentaine, les fibromes rétrécissent après la ménopause. Beaucoup de femmes souffrant de fibromes ne sont pas conscientes de leur présence. Si les fibromes atteignent une taille importante, ils affectent le cycle menstruel, le rendant abondant, fréquent ou douloureux.

ZONES/POINTS RÉFLEXES À TRAITER

- Sacrum
- Vessie
- Vertèbres lombaires
- Utérus
- Hypophyse
- Glandes surrénales

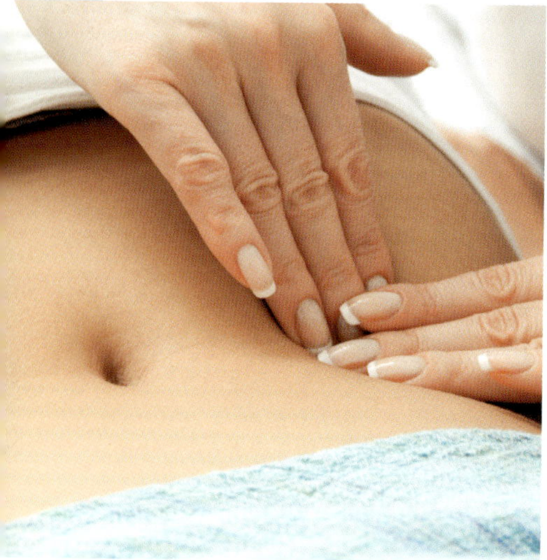

D'autres symptômes incluent : anémie (en raison d'une perte significative de sang), saignements entre les cycles, sécrétion vaginale accrue, douleur lors des rapports sexuels. L'utilisation de la pilule contraceptive a été associée au développement de fibromes.

Il faut toujours faire diagnostiquer les problèmes digestifs, susceptibles de masquer des affections gynécologiques comme les fibromes.

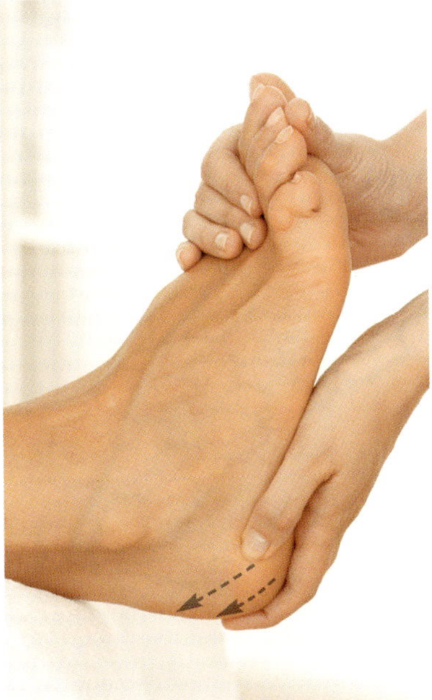

ZONE RÉFLEXE DU SACRUM

Travaillez sur l'aspect latéral du pied du patient. Placez votre pouce sur l'arrière du talon et effectuez une reptation pendant 25 secondes, avec des mouvements lents et précis. Répétez jusqu'à ce que vous ayez traité toute cette section du talon, en restant toujours assez bas pour éviter de passer sur le point réflexe de l'ovaire ou du testicule.

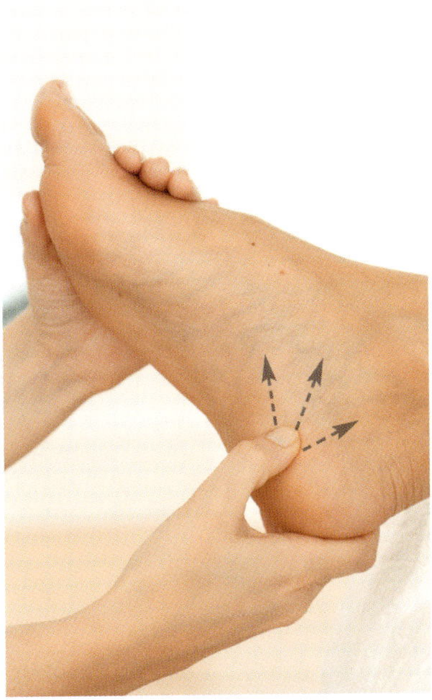

ZONE RÉFLEXE DE LA VESSIE

Travaillez sur l'aspect médial du pied. Placez votre pouce sur le point de la vessie, situé sur le bord de la région tendre à un tiers du parcours depuis l'arrière du talon. Utilisez votre pouce pour traiter en éventail la zone, comme les rayons d'une roue de bicyclette, revenant toujours au point de la vessie. Traitez la zone 10 fois.

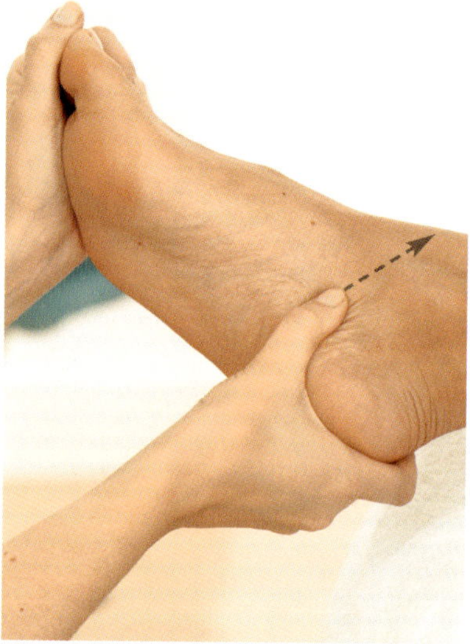

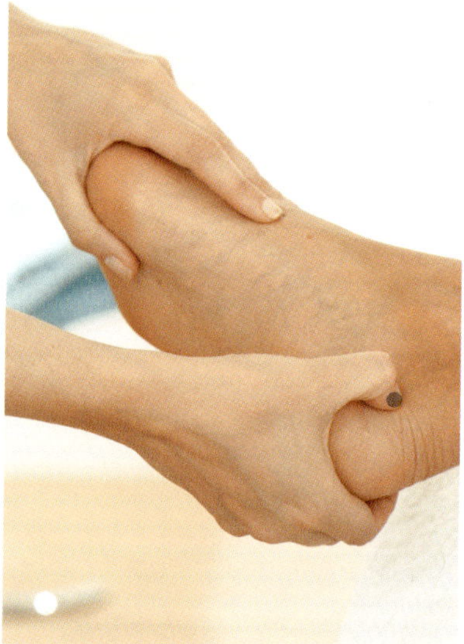

ZONE RÉFLEXE DES VERTÈBRES LOMBAIRES

Cette zone se trouve sur l'aspect médial du pied. Soutenez le pied du patient d'une main. Placez votre pouce sur le naviculaire, qui se trouve à mi-chemin entre le point de la vessie et la cheville. Traitez autour du naviculaire, qui représente la première vertèbre lombaire, montant en cinq étapes jusqu'au creux devant l'astragale, qui représente la cinquième vertèbre lombaire. Répétez ce mouvement 4 fois.

POINT RÉFLEXE DE L'UTÉRUS

En travaillant sur l'aspect médial de pied, placez votre index à mi-chemin entre l'arrière du talon et l'astragale. Poussez dessus doucement, décrivant des cercles pendant 15 secondes.

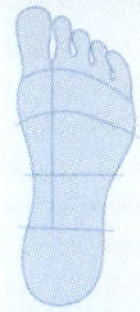

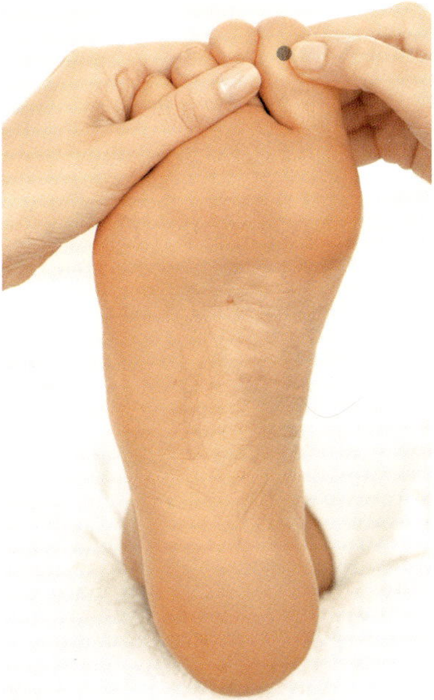

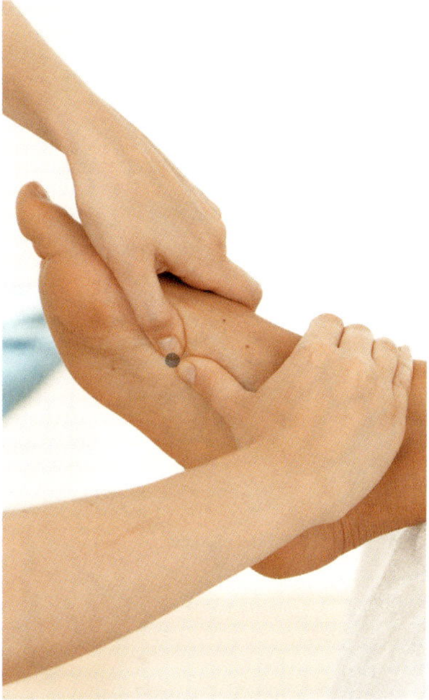

POINT RÉFLEXE DE L'HYPOPHYSE

Soutenez le gros orteil du patient avec les doigts d'une main et trouvez son centre en traçant une croix avec votre autre pouce. Placez votre pouce au centre, poussez dessus et décrivez des cercles pendant 15 secondes.

POINT RÉFLEXE SURRÉNAL

Les réflexes surrénaux sont situés dans la zone 1, trouvés en avançant le pouce en trois étapes vers le bas de la partie charnue du pied. Placez les pouces joints sur les réflexes surrénaux et poussez doucement en décrivant de petits cercles. Travaillez ainsi pendant 15 secondes.

Ménopause

Lorsque l'ovulation et la menstruation cessent autour de la cinquantaine, la fertilité féminine disparaît. La ménopause peut apparaître prématurément, même vers la vingtaine. Après la ménopause, la production d'œstrogène chute drastiquement. L'œstrogène est nécessaire au fonctionnement cellulaire normal de la peau, des artères, du cœur, de la vessie, du foie et des os. À cette époque, les femmes sont plus à même de souffrir d'ostéoporose et d'affections cardio-vasculaires. Pour optimiser la santé, il faut faire régulièrement de l'exercice et diminuer la prise quotidienne de laitages et de viande rouge, qui favorisent les bouffées de chaleur et la perte de calcium dans les os.

ZONES/POINTS RÉFLEXES À TRAITER

- Hypothalamus/hypophyse
- Thyroïde
- Parathyroïdes
- Foie
- Reins/surrénales
- Toute la colonne vertébrale

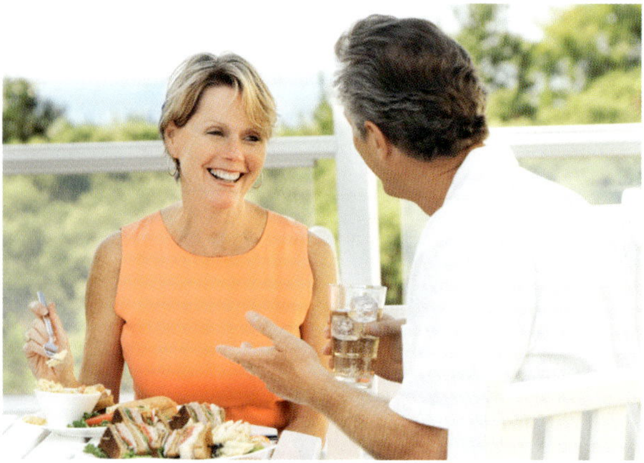

Une alimentation saine et l'exercice atténuent les symptômes de la ménopause.

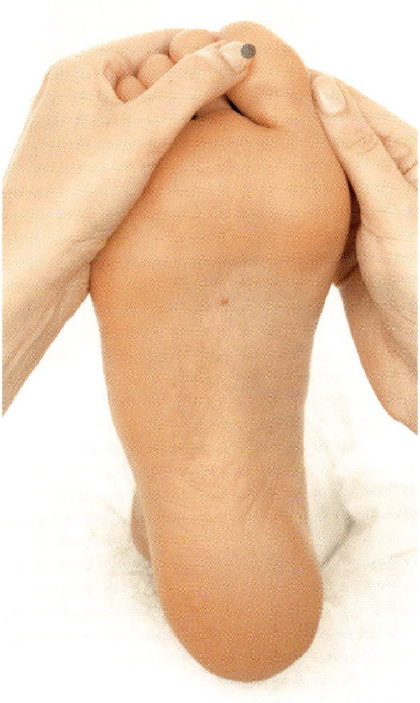

POINT RÉFLEXE DE L'HYPOTHALAMUS/ DE L'HYPOPHYSE

Soutenez le gros orteil du patient avec les doigts d'une main et trouvez le centre du gros orteil. Placez un pouce sur son centre pour découvrir le point de l'hypophyse. Placez votre autre pouce un peu plus haut que l'hypophyse et un peu latéralement. Appuyez les pouces joints et décrivez des cercles 30 secondes.

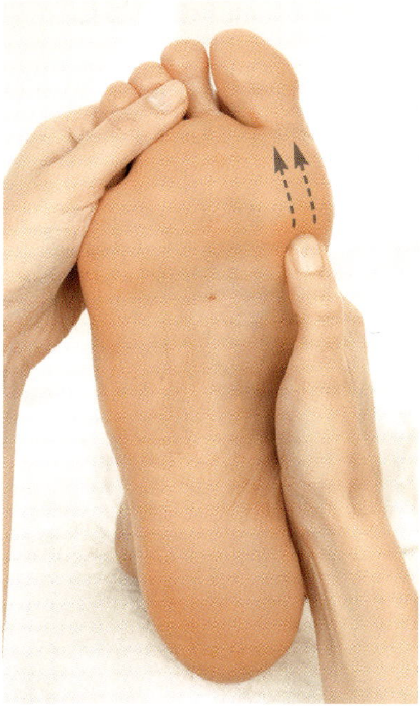

ZONE RÉFLEXE DE LA THYROÏDE

Utilisez le pouce d'une main pour traiter la partie charnue du pied, depuis la ligne du diaphragme jusqu'à la ligne du cou. Répétez lentement ce mouvement 6 fois sur la zone. La thyroïde produit la calcitonine, hormone favorisant la santé des os.

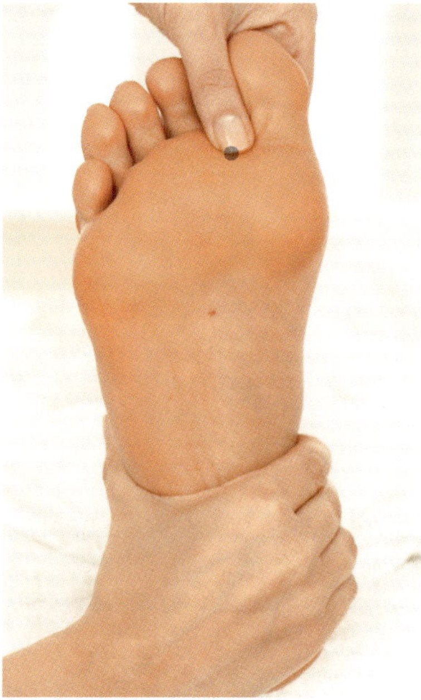

POINT RÉFLEXE DE LA PARATHYROÏDE

Ce point se trouve entre le gros orteil et le deuxième orteil. Utilisez votre index et pouce pour pincer une section de peau entre ces orteils. Maintenez la pression et décrivez doucement des cercles pendant 15 secondes.

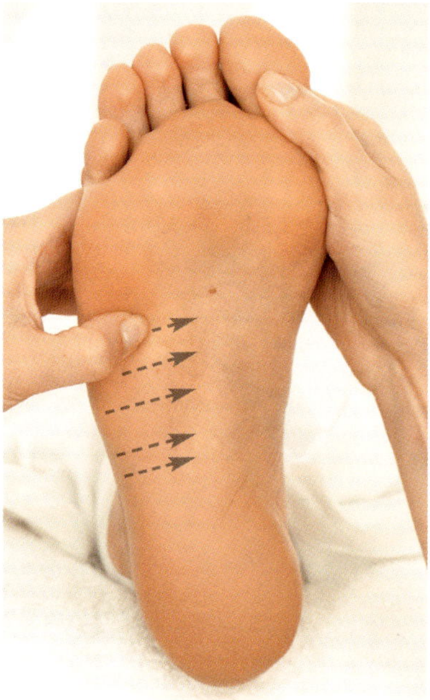

ZONE RÉFLEXE DU FOIE

La zone réflexe du foie se trouve uniquement sur le pied droit. Soutenez le pied du patient avec la main droite et placez votre pouce gauche juste sous la ligne du diaphragme. Travaillez lentement et précisément, en traversant horizontalement les zones 5 et 4 ainsi que le début de la zone 3. Allez dans une seule direction. Continuez ainsi jusqu'au-dessus du calcanéum, traitant le réflexe du foie 6 fois.

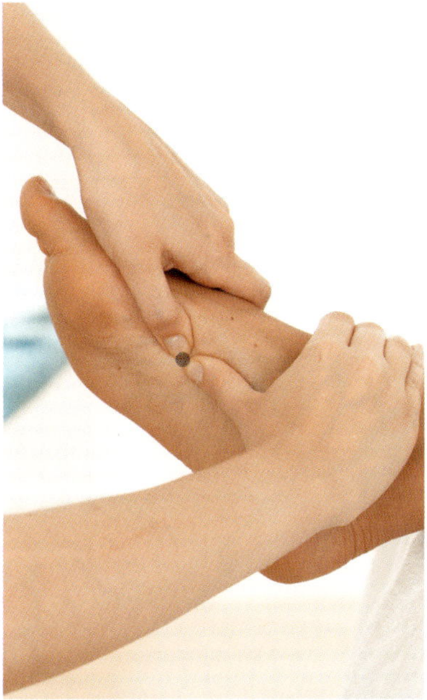

POINTS RÉFLEXES DU REIN/DE LA SURRÉNALE

Vous pouvez trouver ces réflexes dans la zone 1 en avançant le pouce en trois étapes vers le bas de la partie charnue du pied. Placez les pouces joints sur les réflexes rein/surrénale et poussez doucement en décrivant de petits cercles. Travaillez ainsi pendant 15 secondes.

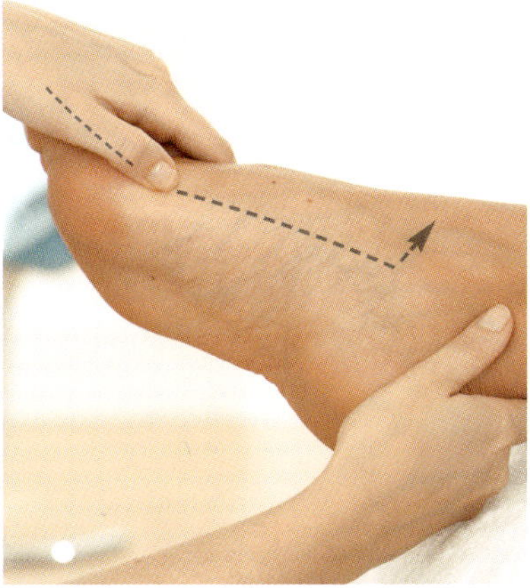

TOUTE LA COLONNE VERTÉBRALE

Travaillez sur l'aspect médial du pied. Soutenez le pied du patient d'une main et utilisez votre autre pouce pour avancer doucement en sept étapes entre les jointures du gros orteil, en gardant à l'esprit que chacune représente une vertèbre spécifique. Montez sur le pied. Effectuez ensuite une reptation en douze petites étapes sous la base de la jointure du gros orteil pour traiter les vertèbres thoraciques. Vous devez finir à l'os naviculaire, qui se trouve à mi-chemin entre le point de la vessie et la cheville. Traitez autour du naviculaire, qui représente la première vertèbre lombaire, montant en cinq étapes jusqu'au creux devant l'astragale, qui représente la cinquième vertèbre lombaire. Répétez doucement ce mouvement 3 fois.

RÉFLEXOLOGIE POUR LES HOMMES

Des hommes de science ont remarqué que les cellules des organismes masculin et féminin diffèrent de manières qui ne concernent pas les hormones, mais les chromosomes. Autrement dit, tous les organes et les parties du corps ont le potentiel de réagir en fonction du sexe. La réflexologie pour les hommes ne se concentre pas uniquement sur les troubles typiquement masculins affectant les organes reproducteurs : impuissance (voir page 288), hypertrophie de la prostate (voir page 292), prostatite (voir page 296) et infertilité (voir page 300), mais aussi sur la façon dont de nombreuses maladies s'expriment chez l'homme.

L'Association chinoise de réflexologie a constaté que cette thérapie est excellente pour les hommes présentant des dysfonctionnements sexuels, dont impuissance, éjaculation précoce et déficiences d'éjaculation. Son *Rapport* de 1996 présente une étude sur 37 hommes traités par la réflexologie, efficace à 87,5 % pour impuissance et à 100 % pour les autres troubles.

CONSEILS POUR LE MODE DE VIE

L'impuissance est un trouble commun qui peut être aggravé par le stress entourant cet état ainsi que par les effets du mode de vie. À mesure que le corps vieillit, les organes sexuels mettent plus de temps à réagir. L'individu devra réfléchir à la modification de sa manière de faire l'amour. Lorsque le fonctionnement sexuel change, l'homme a besoin d'une période de stimulation plus longue pour entrer en érection. L'artériosclérose affecte les nerfs régissant l'excitation sexuelle et l'apport de sang au pénis ; une alimentation pauvre en graisses contribuera à un moindre encrassement des vaisseaux sanguins. Plusieurs options thérapeutiques peuvent être discutées avec son médecin.

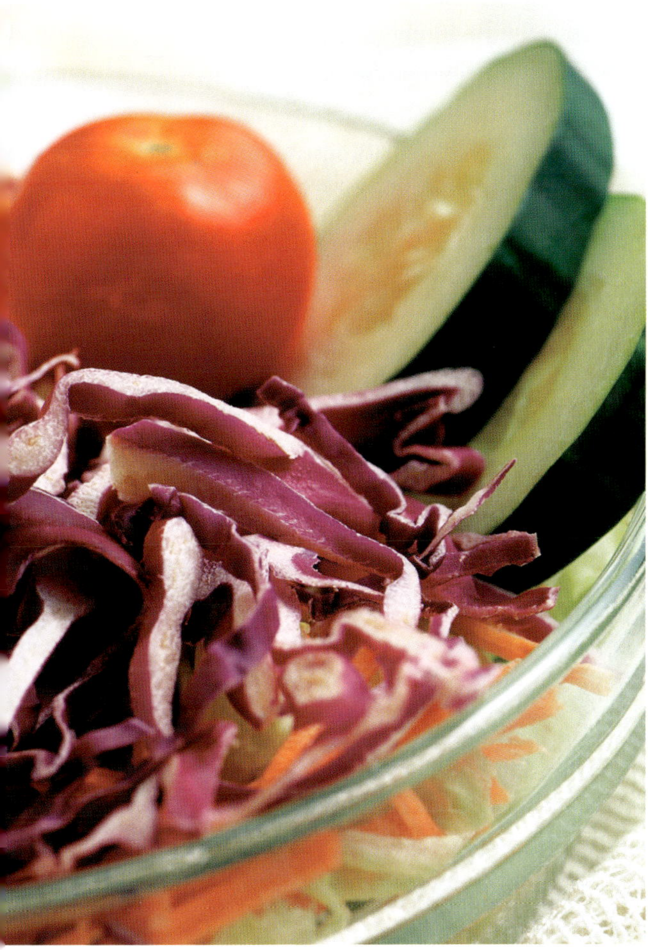

Une alimentation pauvre en graisses et riche en légumes et en fruits crus bénéficie à la performance sexuelle et à la fertilité masculines.

Impuissance

L'impuissance est caractérisée par l'incapacité à avoir une érection ou à maintenir une érection adéquate pour le rapport sexuel. Environ un homme de plus de 60 ans sur trois est affecté à un degré ou un autre par l'impuissance. L'érection est suscitée par une combinaison de stimuli cérébraux, d'activité des vaisseaux sanguins et des hormones et de fonctionnement nerveux. Parmi les maladies et les facteurs contribuant à l'impuissance on trouve : athérosclérose (durcissement des artères), hypertension, diabète, alcool, cigarettes, maladies sexuellement transmissibles. L'impuissance peut aussi être un effet secondaire de certains médicaments, antidépresseurs, antihistaminiques et antiulcéreux. Elle a parfois aussi des racines psychologiques. Il faut éviter le stress, la fumée de cigarette, les graisses animales, le sucre, les aliments frits et sans valeur nutritive et l'alcool, qui non seulement affecte la fonction sexuelle mais cause aussi l'andropause. La réflexologie aide à soigner l'impuissance.

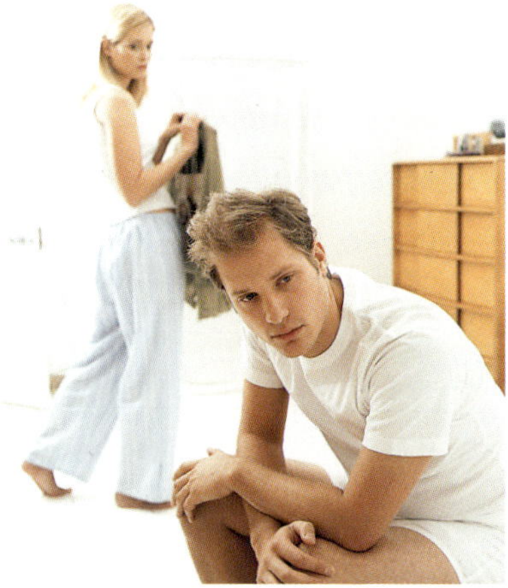

Il faut toujours connaître les effets secondaires de tout médicament pris, car certains favorisent l'impuissance.

ZONES/POINTS RÉFLEXES À TRAITER

- Prostate
- Testicules
- Vertèbres thoraciques et lombaires
- Glandes surrénales
- Diaphragme
- Poumons

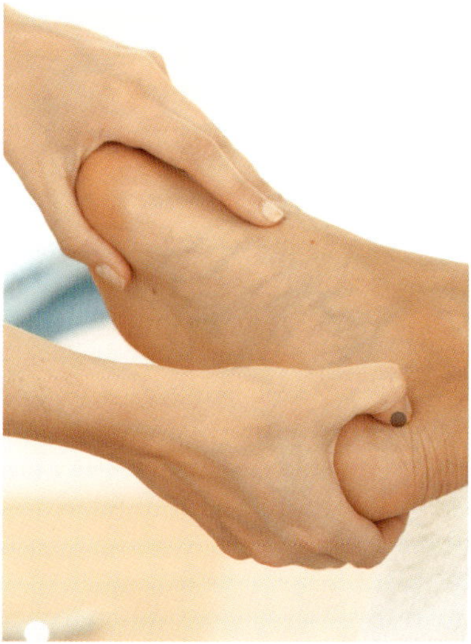

POINT RÉFLEXE DE LA PROSTATE

Travaillez sur l'aspect médial de pied. Placez votre index à mi-chemin entre l'arrière du talon et l'astragale. Poussez dessus doucement, décrivant des cercles pendant 20 secondes.

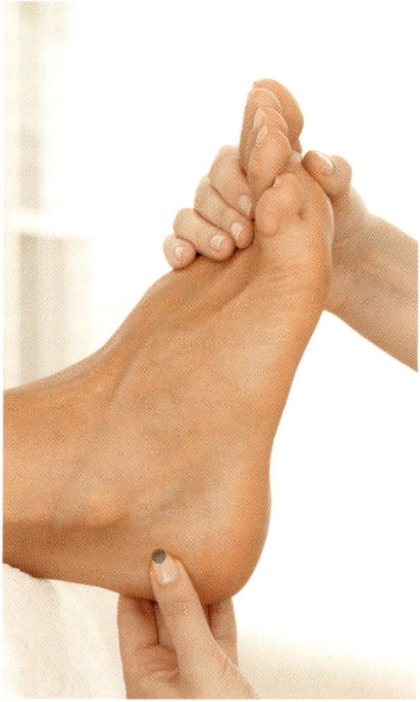

POINT RÉFLEXE DU TESTICULE

Travaillez sur l'aspect latéral de pied du patient. Placez votre index à mi-chemin entre l'arrière du talon et l'astragale. Poussez dessus doucement, décrivant des cercles pendant 10 secondes.

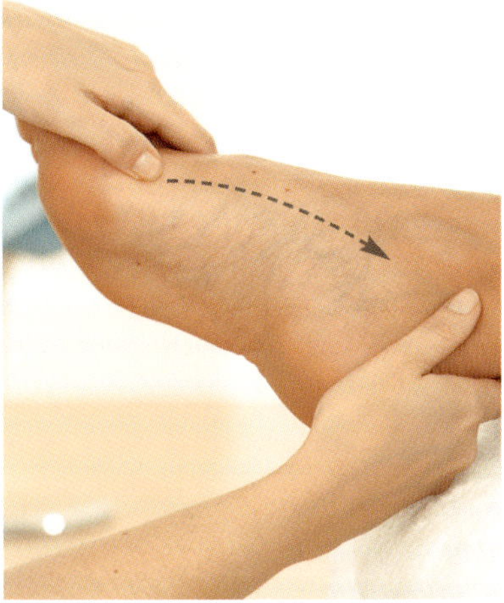

ZONE RÉFLEXE DES VERTÈBRES THORACIQUES ET LOMBAIRES

Travaillez sur l'aspect médial du pied. Soutenez le pied du patient d'une main. Utilisez votre autre pouce pour effectuer douze petites étapes sous la base de la jointure du gros orteil afin de traiter les vertèbres thoraciques. Vous devez finir à l'os naviculaire, qui se trouve à mi-chemin entre le point de la vessie et la cheville. Traitez autour du naviculaire, qui représente la première vertèbre lombaire, montant en cinq étapes jusqu'au creux devant l'astragale, qui représente la cinquième vertèbre lombaire. Répétez ce mouvement 4 fois.

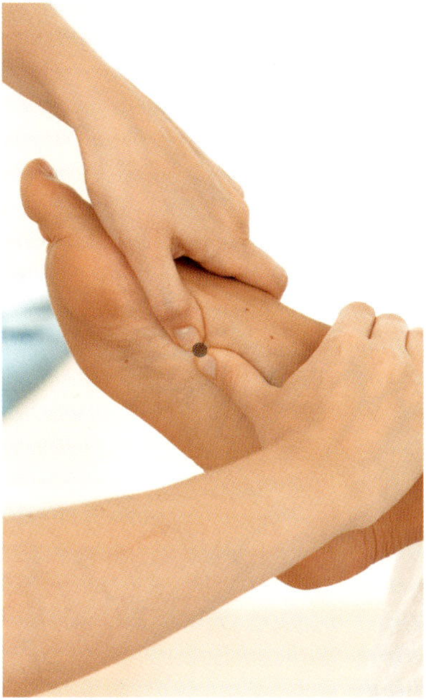

POINT RÉFLEXE SURRÉNAL

Les réflexes surrénaux sont situés dans la zone 1, trouvés en avançant le pouce en trois étapes vers le bas de la partie charnue du pied. Placez les pouces joints sur les réflexes surrénaux et poussez doucement en décrivant de petits cercles. Travaillez ainsi pendant 15 secondes.

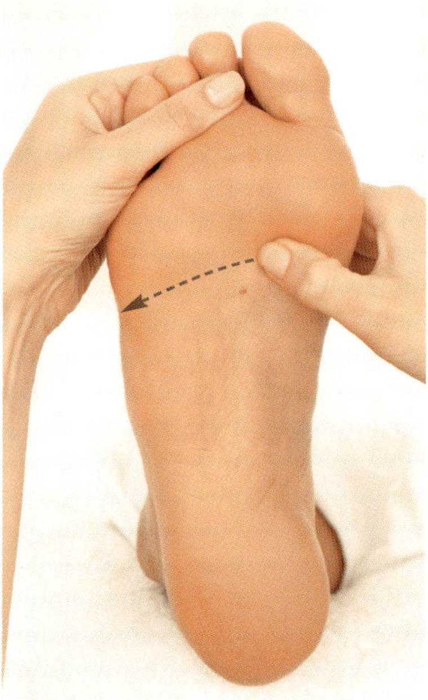

ZONE RÉFLEXE DU DIAPHRAGME

Soutenez le pied du patient d'une main et utilisez le pouce de votre autre main pour travailler sous la tête des métatarsiens, en traversant de l'aspect médial à l'aspect latéral du pied. Déplacez-vous lentement et répétez ce mouvement 8 fois.

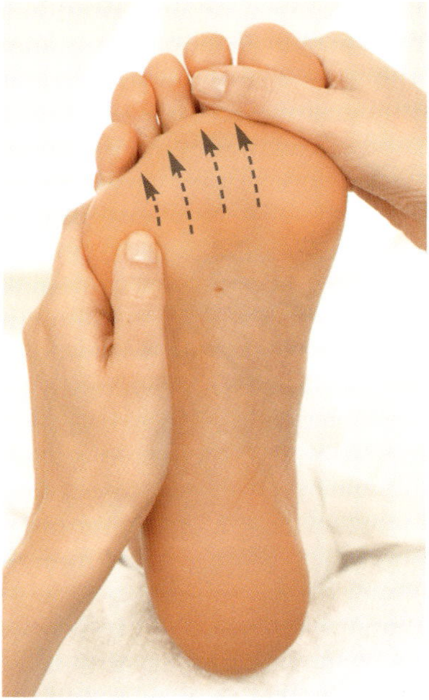

ZONE RÉFLEXE DU POUMON

Fléchissez le pied du patient en arrière avec la main, pour tendre la peau. Utilisez le pouce de votre autre main pour monter depuis la ligne du diaphragme jusqu'à la zone générale de l'œil/de l'oreille. Vous devez travailler entre les métatarsiens. Répétez ce processus 5 fois, en vous assurant d'avoir traité tous les espaces entre les métatarsiens et en dispersant tout cristal.

Hypertrophie de la prostate

L'hypertrophie progressive de la prostate peut être due aux changements hormonaux de l'âge, car le taux de testostérone diminue peu à peu. Ce problème affecte plus de la moitié des hommes de plus de 50 ans et trois quarts des hommes de plus de 70 ans. Non cancéreuse, cette affection suscite des symptômes désagréables : difficultés de miction, mictions fréquentes la nuit, sang dans les urines, douleurs et brûlures, infections de la vessie et troubles rénaux. Un mode de vie diminuant le taux de cholestérol dans le sang est recommandé, car les études ont montré un lien entre l'hypercholestérolémie et les troubles de la prostate. Il faut inclure dans l'alimentation carottes, bananes, pommes, poissons des mers du Nord, ail, tomates et huile d'olives. Les traitements réguliers de réflexologie aideront aussi à diminuer le stress et la tension contribuant à un taux élevé de cholestérol dans le sang.

ZONES/POINTS RÉFLEXES À TRAITER

- Hypophyse
- Prostate
- Vessie
- Foie
- Reins/surrénales
- Vertèbres thoraciques et lombaires

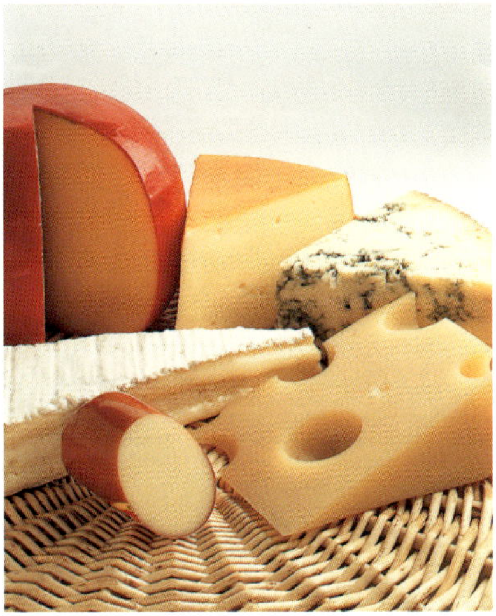

Les aliments riches en cholestérol, comme le fromage, doivent être évités. Un haut cholestérol peut provoquer des troubles de la prostate.

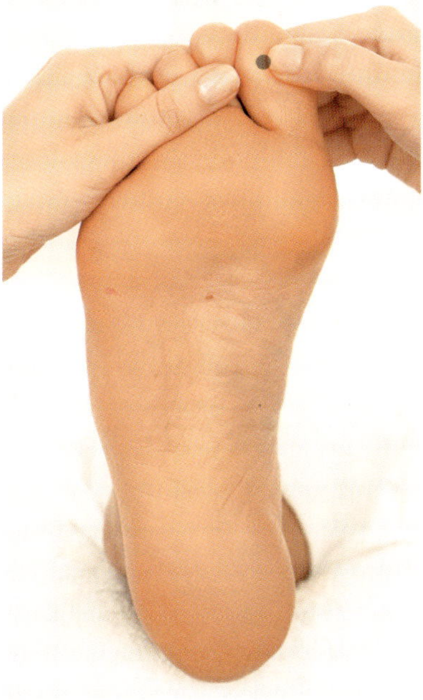

POINT RÉFLEXE DE L'HYPOPHYSE

Soutenez le gros orteil du patient avec les doigts d'une main et trouvez son centre en traçant une croix avec votre autre pouce. Placez votre pouce au centre, poussez dessus et décrivez des cercles pendant 15 secondes.

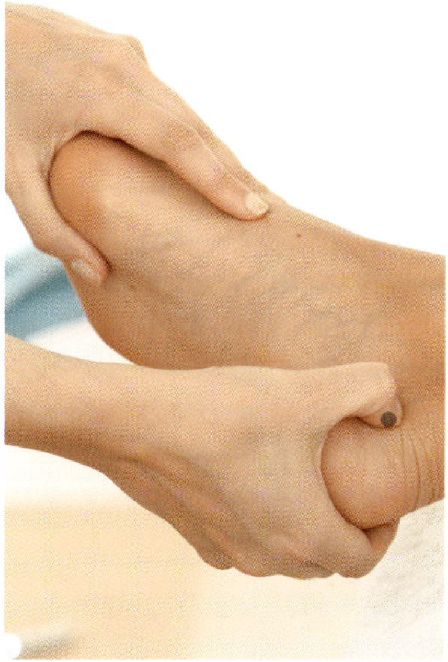

POINT RÉFLEXE DE LA PROSTATE

Travaillez sur l'aspect médial de pied. Placez votre index à mi-chemin entre l'arrière du talon et l'astragale. Poussez dessus doucement en décrivant des cercles pendant 20 secondes.

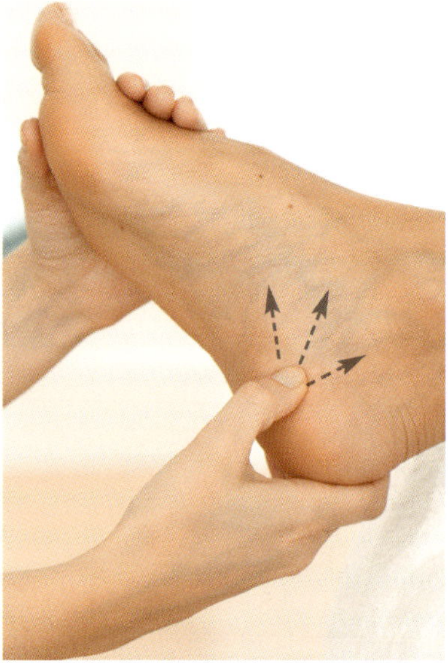

ZONE RÉFLEXE DE LA VESSIE

Travaillez sur l'aspect médial du pied du patient, en plaçant votre pouce sur le point de la vessie, situé sur le bord de la région tendre à presque un tiers du parcours depuis l'arrière du talon. Utilisez votre pouce pour traiter en éventail la zone, comme les rayons d'une roue de bicyclette, revenant toujours au point de la vessie. Traitez la zone 10 fois.

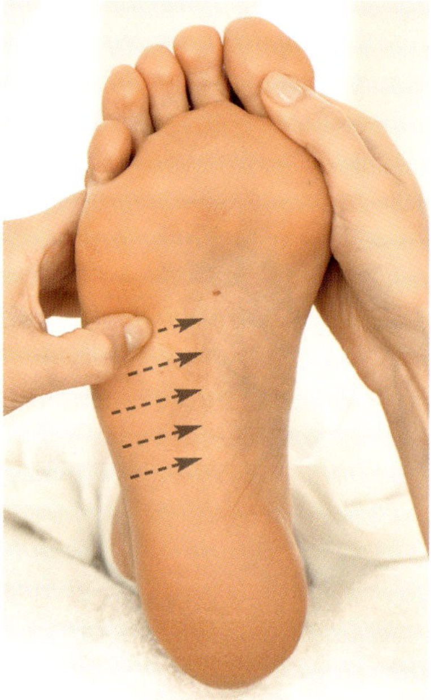

ZONE RÉFLEXE DU FOIE

Cette zone réflexe se trouve uniquement sur le pied droit. Soutenez le pied du patient avec la main droite, et placez votre pouce gauche juste sous la ligne du diaphragme. Travaillez lentement et précisément, en traversant horizontalement les zones 5 et 4 ainsi que le début de la zone 3. Allez dans une seule direction. Continuez ainsi jusqu'au-dessus du calcanéum. Pratiquez le mouvement sur le réflexe du foie 6 fois.

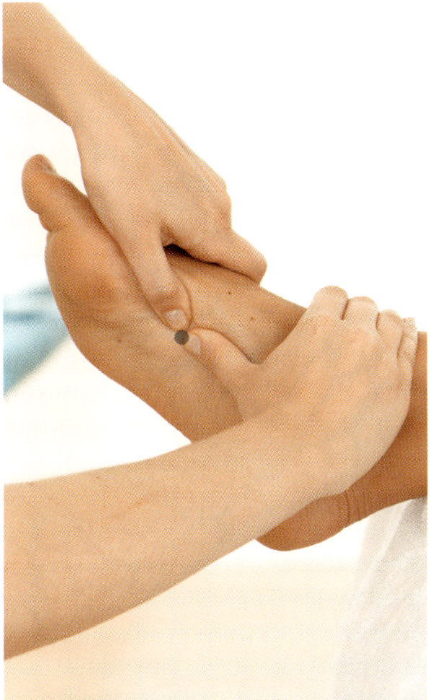

POINTS RÉFLEXES DU REIN/DE LA SURRÉNALE

Vous pouvez trouver ces réflexes dans la zone 1 en avançant le pouce en trois étapes vers le bas de la partie charnue du pied. Placez les pouces joints sur les réflexes rein/surrénale et poussez doucement en décrivant de petits cercles. Travaillez ainsi pendant 15 secondes.

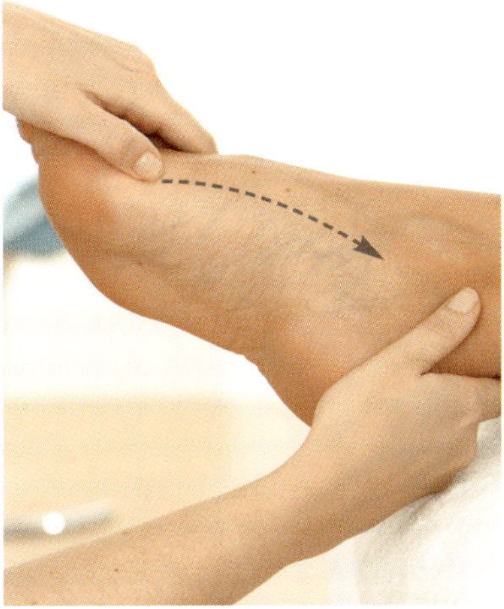

ZONE RÉFLEXE DES VERTÈBRES THORACIQUES ET LOMBAIRES

Cette zone se trouve sur l'aspect médial du pied. Soutenez le pied du patient d'une main. Utilisez votre autre pouce pour effectuer douze petites étapes sous la base de la jointure du gros orteil afin de traiter les vertèbres thoraciques. Vous devez finir à l'os naviculaire, qui se trouve à mi-chemin entre le point de la vessie et la cheville. Traitez autour du naviculaire, qui représente la première vertèbre lombaire, montant en cinq étapes jusqu'au creux devant l'astragale, qui représente la cinquième vertèbre lombaire. Répétez ce mouvement 4 fois.

Prostatite

Inflammation de la prostate, apparaissant chez les hommes de tout âge, d'habitude à cause des bactéries ou des changements hormonaux. La prostate est une glande sexuelle masculine, dont la sécrétion est concomitante à l'émission du sperme. Les principaux symptômes incluent rétention d'urine (ce qui peut affecter la vessie et les reins), douleur entre le scrotum et le rectum, fièvre, sensation de brûlure à la miction, impression que la vessie est pleine. Pour soulager les problèmes de prostate, il faut accroître la prise de zinc.

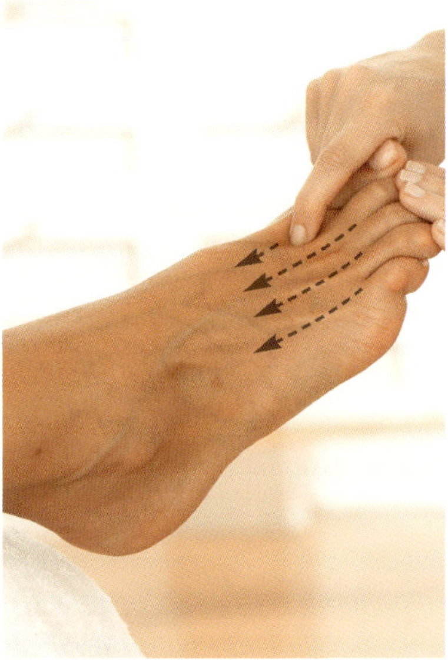

ZONES/POINTS RÉFLEXES À TRAITER

- Lymphatiques
- Hypophyse
- Prostate
- Vertèbres thoraciques et lombaires
- Vessie
- Uretère
- Reins/surrénales

ZONE RÉFLEXE DES GANGLIONS LYMPHATIQUES DU COU ET DE LA NUQUE

Travaillez sur l'aspect dorsal du pied. Utilisez votre index et pouce pour monter depuis la base des orteils vers la cheville, entre les métatarsiens. Travaillez en montant avec une pression moyenne aussi loin que vous le pouvez, puis descendez en glissant pour décrire légèrement des cercles entre les orteils. Répétez ce mouvement 6 fois pour fortifier le système immunitaire.

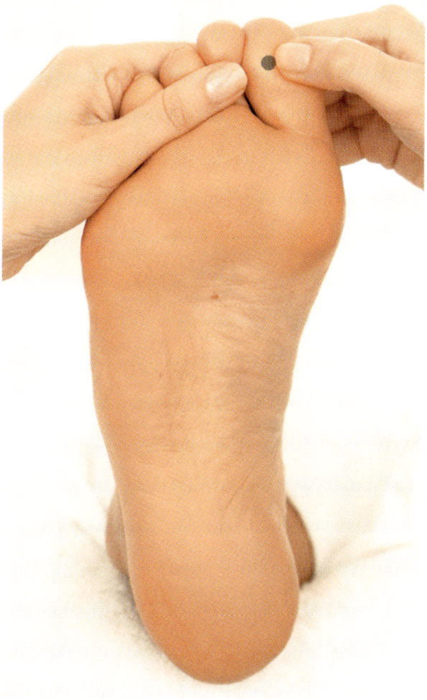

POINT RÉFLEXE DE L'HYPOPHYSE

Soutenez le gros orteil du patient avec les doigts d'une main et trouvez son centre en traçant une croix avec votre autre pouce. Placez votre pouce au centre, poussez dessus et décrivez des cercles pendant 15 secondes.

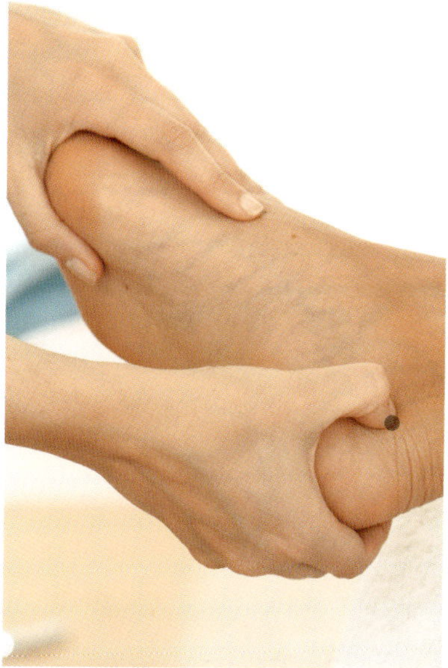

POINT RÉFLEXE DE LA PROSTATE

Travaillez sur l'aspect médial de pied du patient. Placez votre index à mi-chemin entre l'arrière du talon et l'astragale. Poussez dessus doucement et décrivez des cercles pendant 20 secondes.

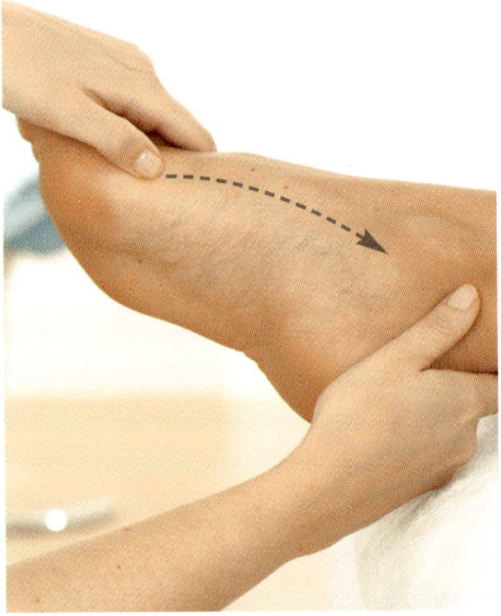

ZONE RÉFLEXE DES VERTÈBRES THORACIQUES ET LOMBAIRES

Cette zone se trouve sur l'aspect médial du pied. Soutenez le pied du patient d'une main. Utilisez votre autre pouce pour effectuer douze petites étapes sous la base de la jointure du gros orteil afin de traiter les vertèbres thoraciques. Vous devez finir à l'os naviculaire, qui se trouve à mi-chemin entre le point de la vessie et la cheville. Traitez autour du naviculaire, qui représente la première vertèbre lombaire, montant en cinq étapes jusqu'au creux devant l'astragale, qui représente la cinquième vertèbre lombaire. Répétez ce mouvement 4 fois.

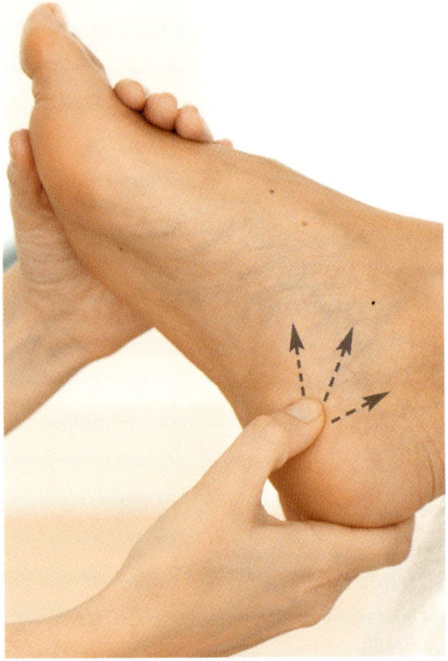

ZONE RÉFLEXE DE LA VESSIE

Travaillez sur l'aspect médial du pied, en plaçant votre pouce sur le point de la vessie, situé sur le bord de la région tendre à un tiers du parcours depuis l'arrière du talon. Utilisez votre pouce pour traiter en éventail la zone, comme les rayons d'une roue de bicyclette, revenant toujours au point de la vessie. Traitez la zone 10 fois.

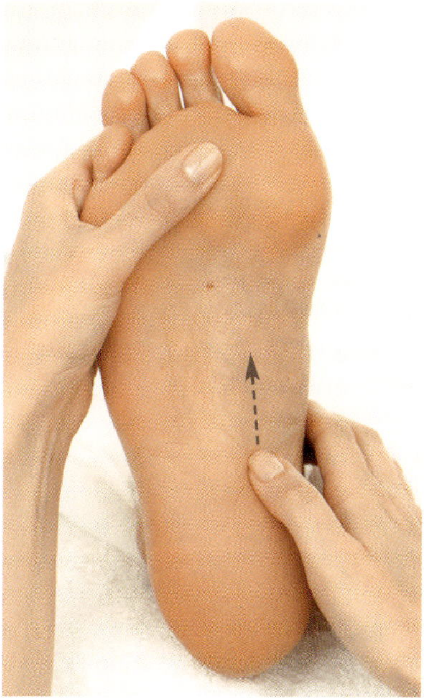

ZONE RÉFLEXE DE L'URETÈRE

Fléchissez le pied du patient un peu en arrière et montez lentement sur le tendon que vous trouverez à un tiers de la longueur du pied. Répétez ce mouvement 7 fois.

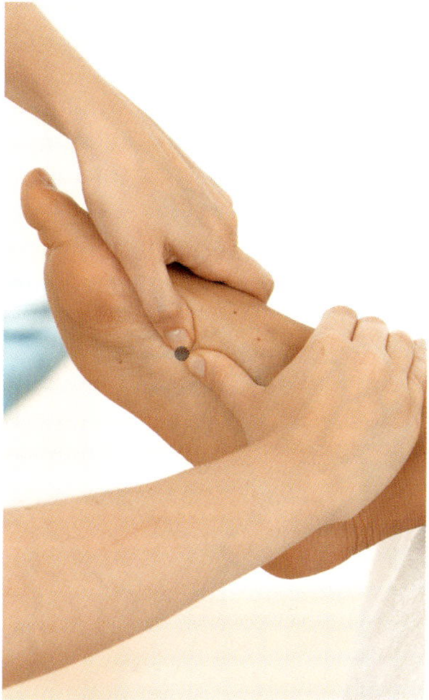

POINTS RÉFLEXES DU REIN/DE LA SURRÉNALE

La glande surrénale se trouve sur le rein et ces réflexes sont au sommet de la zone réflexe de l'uretère. Placez là les pouces joints sur les points réflexes rein/surrénale et poussez doucement en décrivant de petits cercles. Travaillez ainsi pendant 10 secondes. Ces réflexes sont naturellement sensibles, si bien qu'il faut appuyer doucement pour diminuer la pression du sang.

Infertilité masculine

C'est généralement le résultat d'une numération faible des spermatozoïdes ou d'un sperme anormal. Environ un couple sur cinq rencontre des problèmes d'infertilité. Le sperme est responsable d'environ 40 % des cas. Une diversité de facteurs influencent ce problème, dont l'exposition à une chaleur excessive, aux toxines ou à la radiation, blessures testiculaires, troubles hormonaux, maladie récente ou accès de fièvre prolongé, oreillons, consommation d'alcool. On peut remédier à certaines causes des défauts spermatiques (exposition à la chaleur, troubles hormonaux et maladie récente). Une analyse hormonale complète permettra de déterminer si une anomalie est présente : problème d'hypophyse, hypothyroïdisme ou hyperthyroïdisme. L'épuisement et le stress affectent aussi la fertilité. La testostérone est fabriquée dans le corps à partir du cholestérol, et une alimentation très pauvre en graisses peut en abaisser le taux. Toutefois, les substances nutritives antioxydantes comme la vitamine E aident à protéger le « bon » cholestérol.

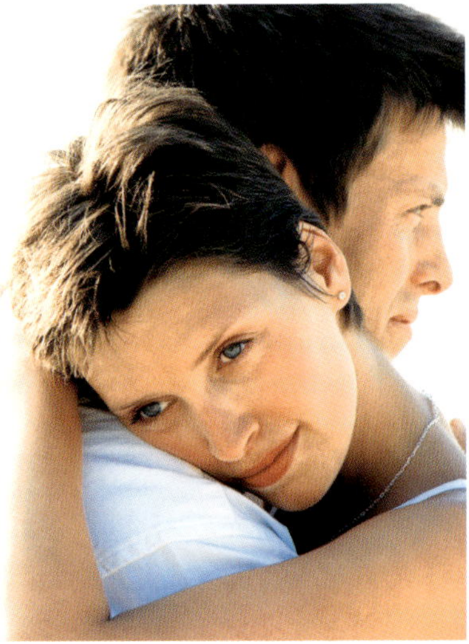

Il faut jusqu'à trois ans à certains couples pour concevoir naturellement. Dans ce cas, une alimentation saine est importante.

ZONES/POINTS RÉFLEXES À TRAITER

- Hypophyse
- Testicules
- Canal déférent
- Thyroïde
- Foie
- Glandes surrénales

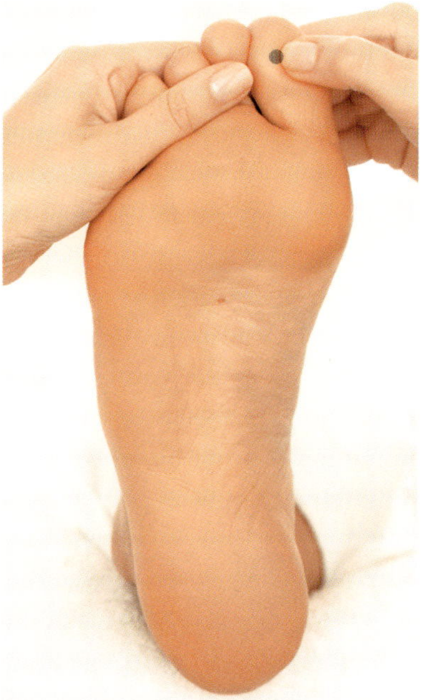

POINT RÉFLEXE DE L'HYPOPHYSE

Soutenez le gros orteil du patient avec les doigts d'une main et trouvez son centre en traçant une croix avec votre autre pouce. Placez votre pouce au centre, poussez dessus et décrivez des cercles pendant 15 secondes.

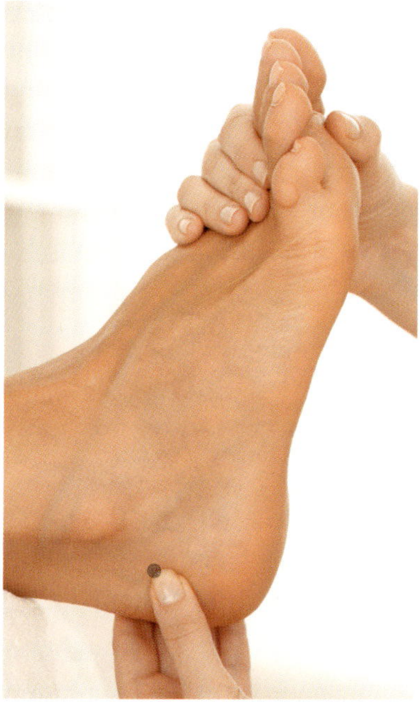

POINT RÉFLEXE DU TESTICULE

Travaillez sur l'aspect latéral de pied du patient. Placez votre index à mi-chemin entre l'arrière du talon et l'astragale. Poussez dessus doucement et décrivez des cercles pendant 15 secondes.

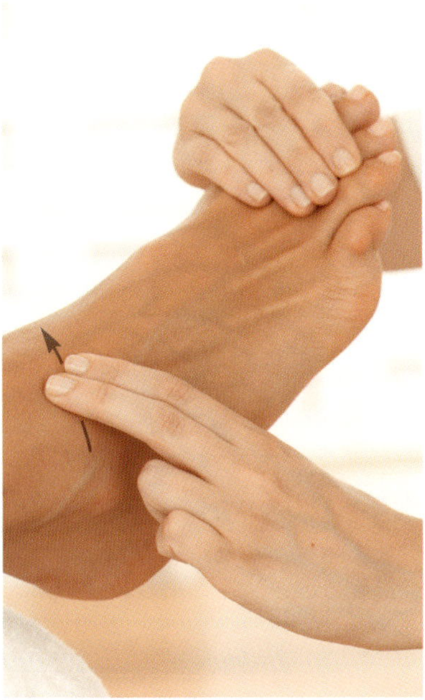

ZONE RÉFLEXE
DU CANAL DÉFÉRENT

Vous trouverez cette zone réflexe en traversant le sommet du pied du patient. Utilisez votre index et votre médius pour effectuer une reptation en allant de l'aspect latéral jusqu'à l'aspect médial du pied, connectant un astragale à l'autre, et retour. Répétez ainsi 12 fois.

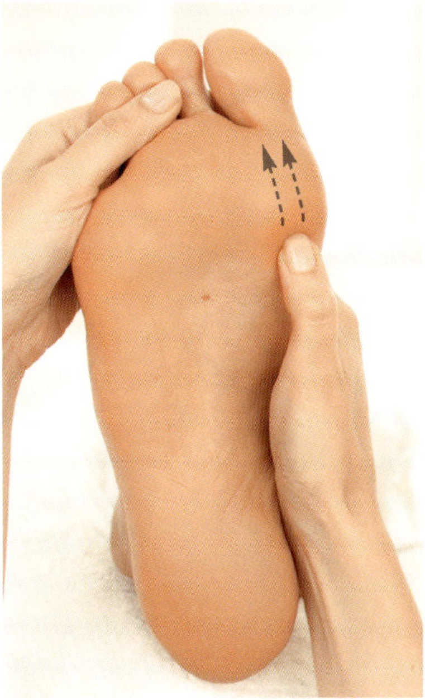

ZONE RÉFLEXE DE LA THYROÏDE

Utilisez le pouce pour traiter la partie charnue du pied depuis la ligne du diaphragme jusqu'à la ligne du cou. Répétez lentement ce mouvement 6 fois sur la zone, en dispersant les cristaux lorsque vous les trouvez.

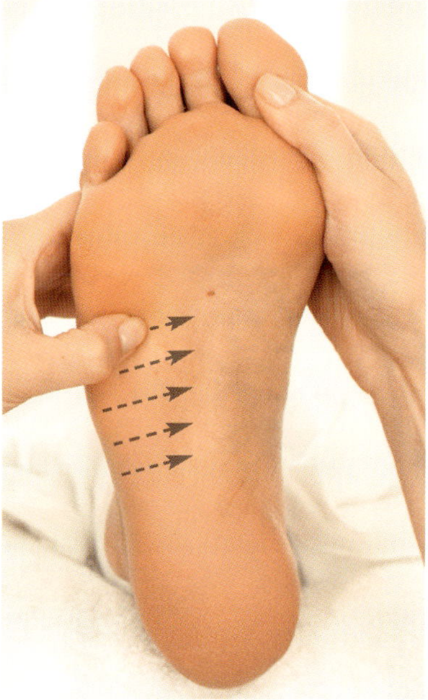

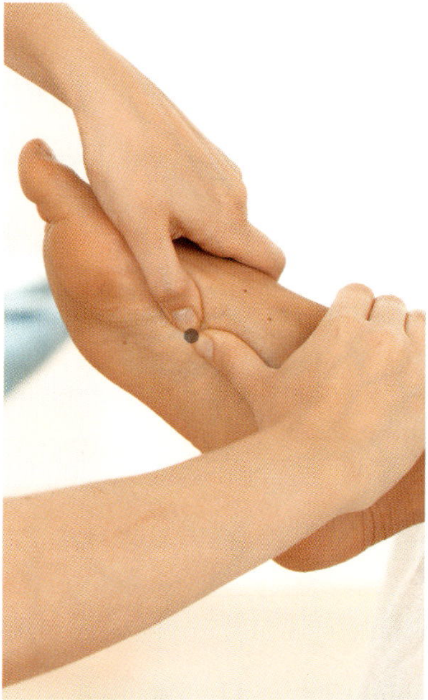

ZONE RÉFLEXE DU FOIE

Cette zone réflexe se trouve uniquement sur le pied droit. Soutenez le pied du patient avec la main droite, et placez votre pouce gauche juste sous la ligne du diaphragme. Travaillez lentement et précisément, en traversant horizontalement les zones 5 et 4 ainsi que le début de la zone 3. Allez dans une seule direction. Continuez ainsi jusqu'au-dessus du calcanéum. Pratiquez le mouvement sur le réflexe du foie 6 fois.

POINT RÉFLEXE SURRÉNAL

Les réflexes surrénaux sont situés dans la zone 1, trouvés en avançant le pouce en trois étapes vers le bas de la partie charnue du pied. Placez les pouces joints sur les réflexes surrénaux et poussez doucement en décrivant de petits cercles. Travaillez ainsi pendant 15 secondes.

GROSSESSE

La réflexologie et la grossesse vont très bien ensemble, ce que confirment de nombreuses études. La réflexologie aide à équilibrer les hormones, règle les cycles menstruels et l'ovulation, soulage les problèmes de la grossesse, favorise l'accouchement naturel et diminue la durée du travail. La plupart des troubles apparaissant pendant la grossesse sont le résultat des changements hormonaux, des déficiences en vitamines et en minéraux

La réflexologie atténue les problèmes se rapportant à la grossesse, comme la fatigue, le mal du bas du dos et le sommeil.

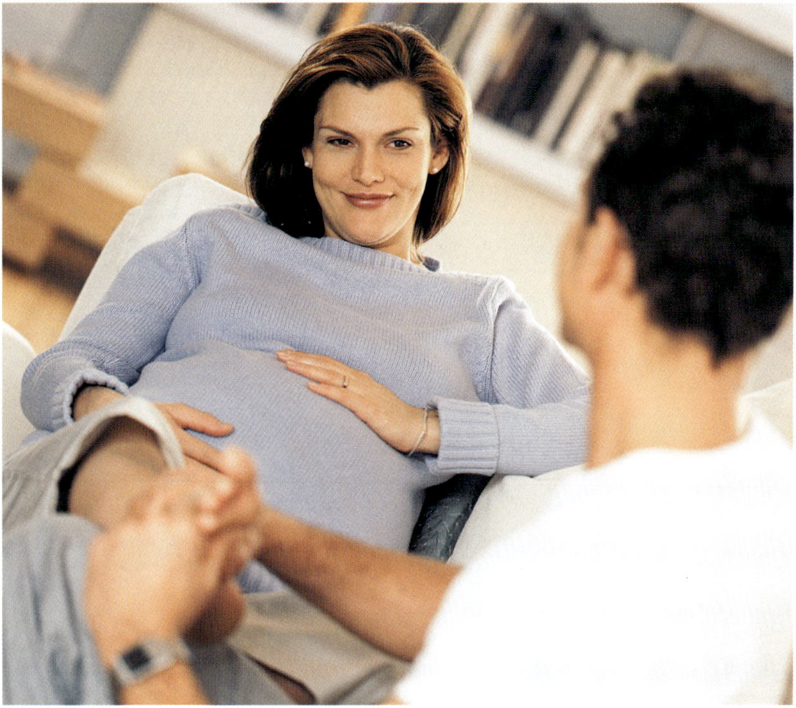

CONSEILS POUR LE MODE DE VIE

Après 25 à 30 ans, la fertilité décline chez les deux sexes. Comme les couples attendent maintenant avant d'avoir des enfants, l'infertilité est de plus en plus commune. Parmi les quelques suggestions pour favoriser la conception il y a l'abandon du tabac et de la caféine, qui gênent le développement de l'embryon. Une analyse des cheveux identifiera toute déficience minérale (comme le zinc) et toute toxine présente dans le corps. Les troubles gastriques comme la maladie cœliaque ou les maladies chroniques inflammatoires des intestins peuvent causer une malabsorption, donc une déficience en vitamines et minéraux. Un verre d'alcool par jour diminue les chances de conception de 50 %. L'alcool entrave l'ovulation et le fonctionnement correct du foie, qui à son tour affecte l'équilibre du sucre sanguin et l'élimination des toxines et des hormones usées. De plus, l'alcool est une supertoxine qui bloque l'absorption des acides gras essentiels, des vitamines et des substances nutritives de base.

et d'une redistribution de poids du corps en raison de l'inévitable accroissement de la masse corporelle. Le poids est un facteur important pour l'ovulation : pour ovuler, une femme doit avoir 18 % de graisse corporelle, raison pour laquelle les femmes souffrant de troubles de l'alimentation ont du mal à concevoir. La réflexologie a été utilisée avec succès sur les femmes désirant tomber enceintes. Avant la conception, je préconise une approche holistique avec une alimentation saine stabilisant le sucre sanguin (le taux bas affecte le taux de progestérone). Des taux élevés de protéines sont nécessaires à la femme pour concevoir, le zinc est important pour les deux sexes. Les doses excessives de vitamine C sont à éviter, car celle-ci assèche le fluide cervical, empêchant le sperme d'atteindre l'ovule.

Infertilité féminine

L'infertilité est l'échec de concevoir après environ une année d'activité sexuelle régulière ou l'incapacité à porter une grossesse à terme. Les causes les plus habituelles incluent le défaut d'ovulation, le blocage des trompes de Fallope, l'endométriose (voir page 274), les fibromes utérins (voir page 278). Certaines femmes développent des anticorps contre le sperme de leur partenaire. Les maladies sexuellement transmissibles causent certains types d'infertilité. Les œstrogènes synthétiques, stockés dans les cellules adipeuses, peuvent perturber l'équilibre hormonal – ils ont été associés à l'infertilité, au cancer du sein, à la faible numération des spermatozoïdes, à la puberté précoce. Ils sont présents dans l'eau du robinet comportant des résidus de contraceptifs oraux et d'hormones de remplacement, dans la viande, le lait, les laitages, les produits de toilette, les détergents, les plastiques souples (sous forme de stéroïdes).

ZONES/POINTS RÉFLEXES À TRAITER

- Hypophyse
- Thyroïde
- Ovaires
- Trompes de Fallope
- Vertèbres thoraciques et lombaires
- Ganglions lymphatiques

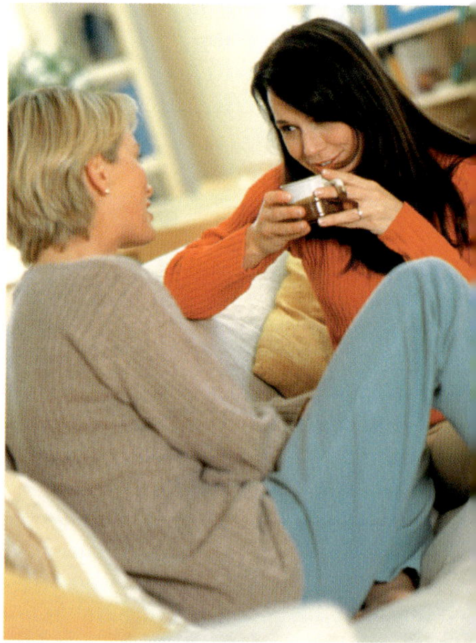

Chez la femme, l'équilibre du bien-être émotionnel et physique est extrêmement important pour la conception.

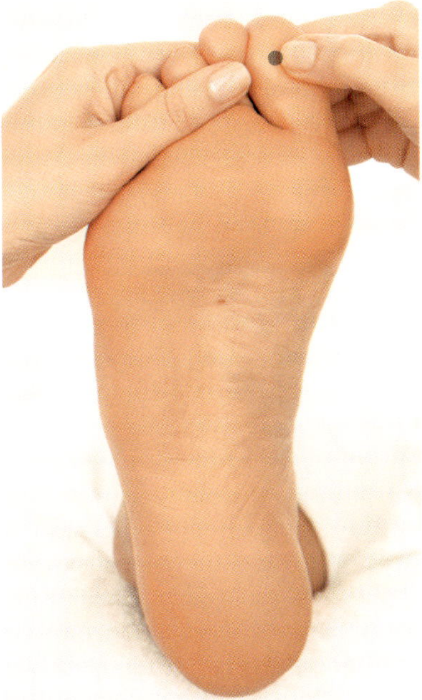

POINT RÉFLEXE DE L'HYPOPHYSE

Soutenez le gros orteil du patient avec les doigts d'une main et trouvez son centre en traçant une croix avec votre autre pouce. Placez votre pouce au centre, poussez dessus et décrivez des cercles pendant 15 secondes.

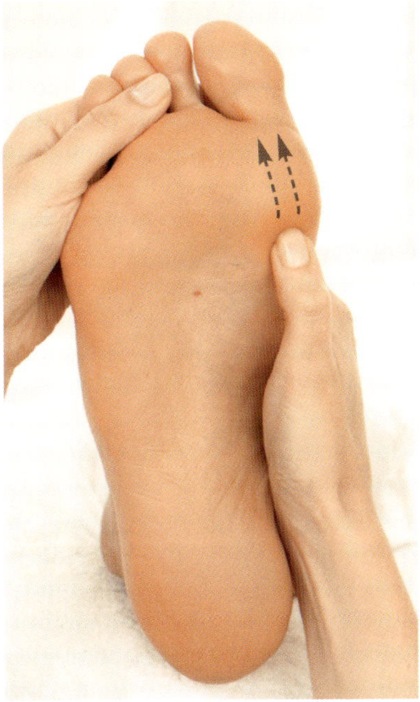

ZONE RÉFLEXE DE LA THYROÏDE

Utilisez votre pouce pour traiter la partie charnue du pied depuis la ligne du diaphragme jusqu'à la ligne du cou. Répétez lentement ce mouvement 6 fois sur la zone pour favoriser l'équilibre des hormones.

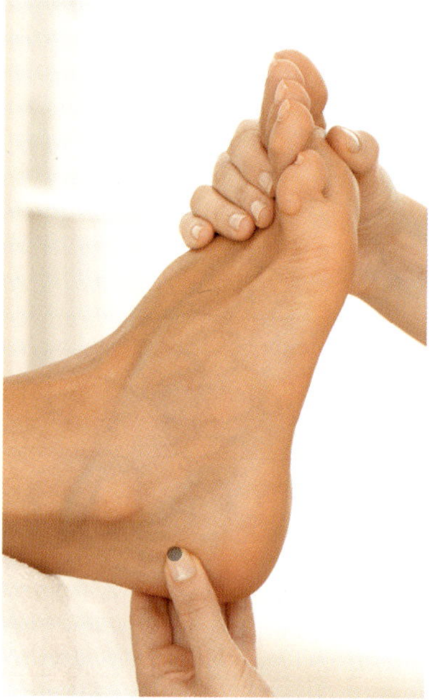

POINT RÉFLEXE DE L'OVAIRE

Travaillez sur l'aspect latéral de pied du patient. Placez votre index à mi-chemin entre l'arrière du talon et l'astragale. Poussez dessus doucement et décrivez des cercles pendant 15 secondes.

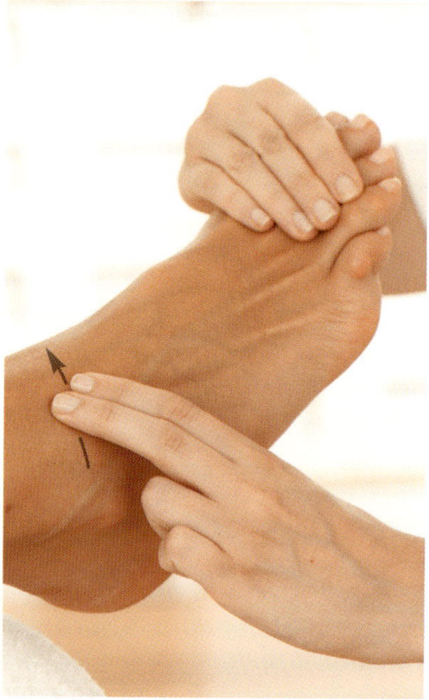

ZONE RÉFLEXE DE LA TROMPE DE FALLOPE

Vous trouverez cette zone réflexe en traversant le sommet du pied. Utilisez votre index et votre médius pour effectuer une reptation en allant de l'aspect médial à l'aspect latéral du pied, connectant un astragale à l'autre, et retour. Répétez ainsi 12 fois.

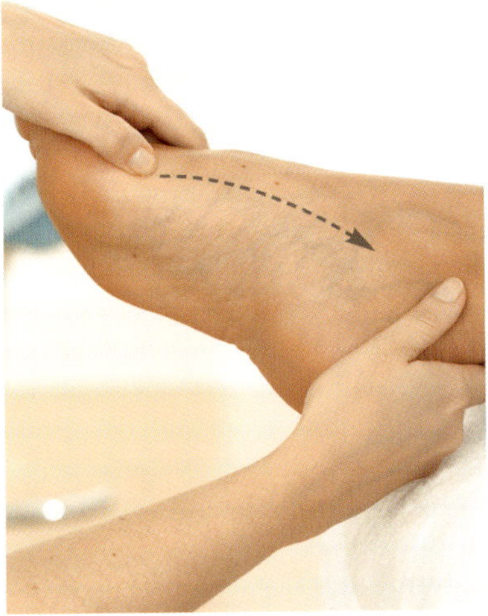

ZONE RÉFLEXE DES VERTÈBRES THORACIQUES ET LOMBAIRES

Cette zone se trouve sur l'aspect médial du pied. Soutenez le pied du patient d'une main. Utilisez votre autre pouce pour effectuer douze petites étapes sous la base de la jointure du gros orteil afin de traiter les vertèbres thoraciques. Vous devez finir à l'os naviculaire, qui se trouve à mi-chemin entre le point de la vessie et la cheville. Traitez autour du naviculaire, qui représente la première vertèbre lombaire, montant en cinq étapes jusqu'au creux devant l'astragale, qui représente la cinquième vertèbre lombaire. Répétez ce mouvement 4 fois.

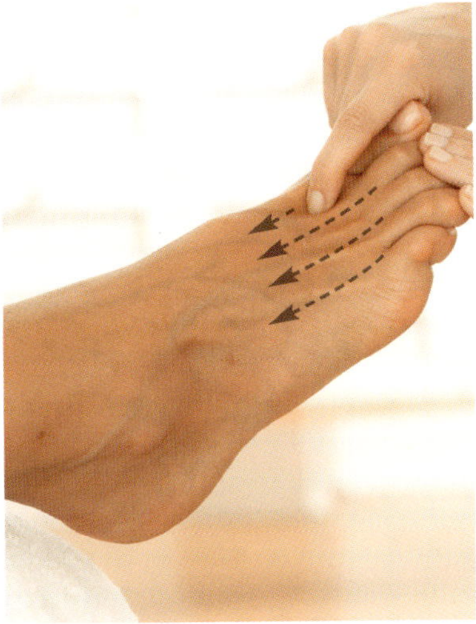

ZONE RÉFLEXE DES GANGLIONS LYMPHATIQUES DU COU ET DE LA NUQUE

Travaillez sur l'aspect dorsal du pied du patient. Utilisez votre index et votre pouce pour monter depuis la base des orteils vers la cheville entre les métatarsiens. Travaillez avec une pression moyenne en montant aussi loin que vous le pouvez, puis descendez en glissant pour décrire légèrement des cercles entre les orteils. Répétez ce mouvement 6 fois.

Grossesse, semaines 14 à 36

La réflexologie facilite l'état d'harmonie et de bien-être. Pendant la grossesse, le corps change en permanence en fonction des besoins de l'embryon. La réflexologie atténue les problèmes associés à la grossesse. Le traitement commence la quatorzième semaine – jusque-là, le corps s'adapte naturellement à son nouvel état. Il est important d'avoir une alimentation équilibrée, d'éviter les aliments sans valeur nutritive, très épicés ou frits, afin de fournir au bébé les vitamines et les minéraux dont il a besoin. Le thon, contenant du mercure, doit être limité à une fois par semaine.

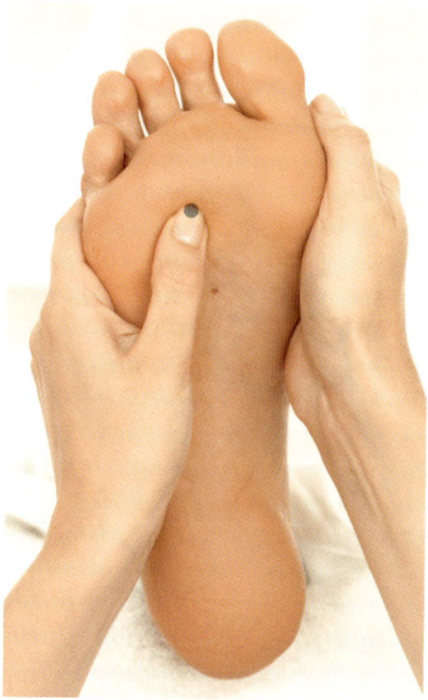

POINT RÉFLEXE DU PANCRÉAS

Ce point réflexe se trouve uniquement sur le pied droit. Placez votre pouce sur le troisième orteil du patient et tracez une ligne descendant jusqu'en dessous de la ligne du diaphragme. Poussez sur la jointure en montant et décrivez de petits cercles pendant 6 secondes.

ZONES/POINTS RÉFLEXES À TRAITER

- Pancréas
- Foie
- Côlon ascendant
- Côlon descendant
- Vessie
- Reins/surrénales
- Toute la colonne vertébrale

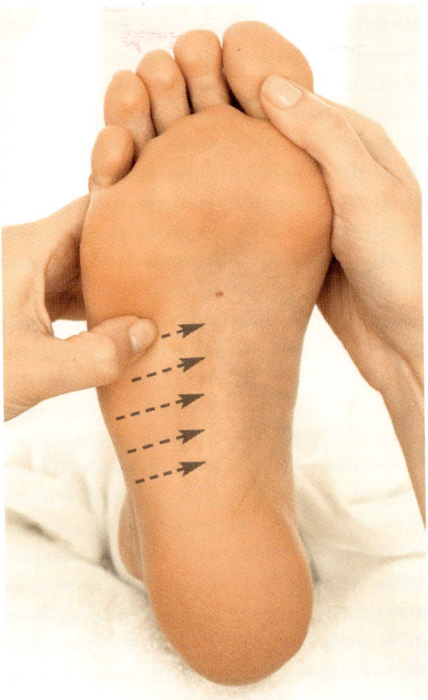

ZONE RÉFLEXE DU FOIE

Cette zone réflexe se trouve uniquement sur le pied droit. Soutenez le pied du patient avec la main droite, et placez votre pouce gauche juste sous la ligne du diaphragme. Travaillez lentement et précisément, en traversant horizontalement les zones 5 et 4 ainsi que le début de la zone 3. Allez dans une seule direction. Continuez ainsi jusqu'au-dessus du calcanéum. Pratiquez le mouvement sur le réflexe du foie 6 fois.

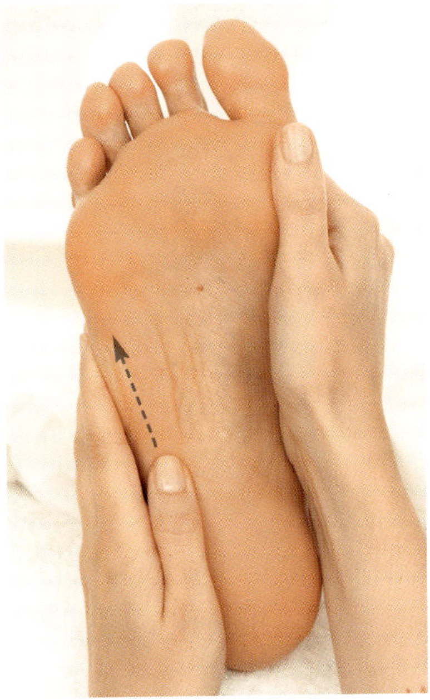

ZONE RÉFLEXE DU CÔLON ASCENDANT

Cette zone réflexe se trouve uniquement sur le pied droit. Utilisez votre pouce gauche pour monter sur la zone 4 depuis le calcanéum du patient. Continuez ainsi en montant jusqu'à la moitié du pied. Traitez la zone réflexe du côlon ascendant 4 fois par des mouvements lents aidant à éliminer les déchets et les toxines.

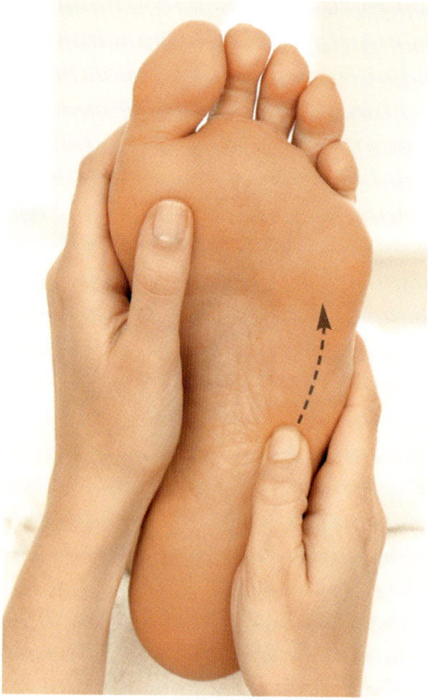

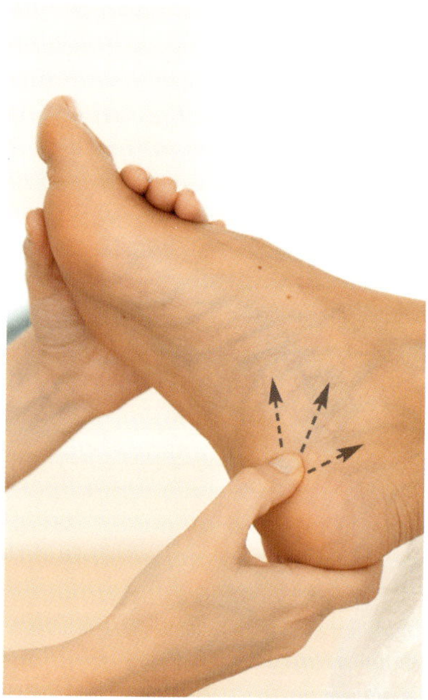

ZONE RÉFLEXE
DU CÔLON DESCENDANT

Cette zone réflexe se trouve uniquement sur le pied gauche. Utilisez votre pouce droit pour monter sur la zone 4 depuis le calcanéum du patient, afin de traiter cette partie du côlon. Continuez ainsi jusqu'à arriver à la moitié du pied. Traitez cette zone réflexe 6 fois par des mouvements lents pour stimuler le mouvement péristaltique du côlon.

ZONE RÉFLEXE DE LA VESSIE

Travaillez sur l'aspect médial du pied. Placez votre pouce sur le point de la vessie, situé sur le bord de la région tendre à presque un tiers du parcours depuis l'arrière du talon. Utilisez votre pouce pour traiter en éventail la zone, comme les rayons d'une roue de bicyclette, revenant toujours au point de la vessie. Traitez la zone 6 fois.

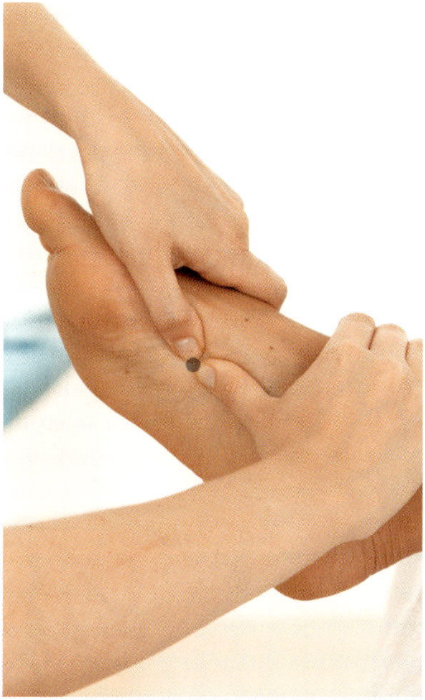

POINTS RÉFLEXES DU REIN/DE LA SURRÉNALE

Vous pouvez trouver ces réflexes dans la zone 1 en avançant le pouce en trois étapes vers le bas de la partie charnue du pied. Placez les pouces joints sur les points réflexes rein/surrénale et poussez doucement en décrivant de petits cercles. Travaillez ainsi pendant 20 secondes.

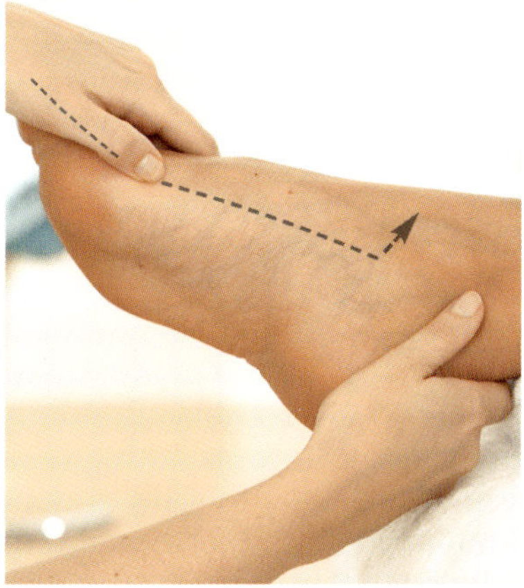

TOUTE LA COLONNE VERTÉBRALE

Travaillez sur l'aspect médial du pied. Soutenez le pied du patient d'une main et utilisez votre autre pouce pour avancer doucement en sept étapes entre les jointures du gros orteil, en gardant à l'esprit que chacune représente une vertèbre spécifique. Montez sur le pied. Effectuez ensuite une reptation en douze petites étapes sous la base de la jointure du gros orteil pour traiter les vertèbres thoraciques. Vous devez finir à l'os naviculaire, qui se trouve à mi-chemin entre le point de la vessie et la cheville. Traitez autour du naviculaire, qui représente la première vertèbre lombaire, montant en cinq étapes jusqu'au creux devant l'astragale, qui représente la cinquième vertèbre lombaire. Répétez doucement ce mouvement 3 fois.

Grossesse, semaines 37 à 40

La réflexologie prépare à la naissance – physiquement, psychologiquement et, plus important, en équilibrant les hormones. L'insomnie est très habituelle durant les dernières semaines de grossesse, causée par l'anxiété de l'accouchement et la difficulté de trouver une position confortable de sommeil ; elle est aussi liée aux taux bas du complexe vitaminé B. Les oreillers bien disposés, y compris sous le ventre, soulagent l'essoufflement. Le bacon, le fromage, le sucre, les tomates, le chocolat, les pommes de terre et le vin sont à éviter le soir, car ils stimulent le cerveau. Les bananes, les figues, le yaourt et les crackers complets, qui contiennent des agents favorisant le sommeil, sont préférables le soir. La plupart des femmes veulent accoucher naturellement. En travaillant sur le réflexe de l'hypophyse, la production d'ocytocine – qui fait se contracter l'utérus pendant le travail – est favorisée. L'ocytocine synthétique est utilisée parfois pour induire le travail ou pour expulser le placenta après l'accouchement. Une ou deux tasses de tisane de feuilles de framboisier par jour pendant les deux derniers mois de grossesse, même pendant le travail, sont conseillées. Cette tisane est censée fortifier les parois de l'utérus et accélérer l'accouchement.

ZONES/POINTS RÉFLEXES À TRAITER

- Hypophyse
- Thyroïde
- Utérus
- Ovaires
- Reins/surrénales
- Toute la colonne vertébrale

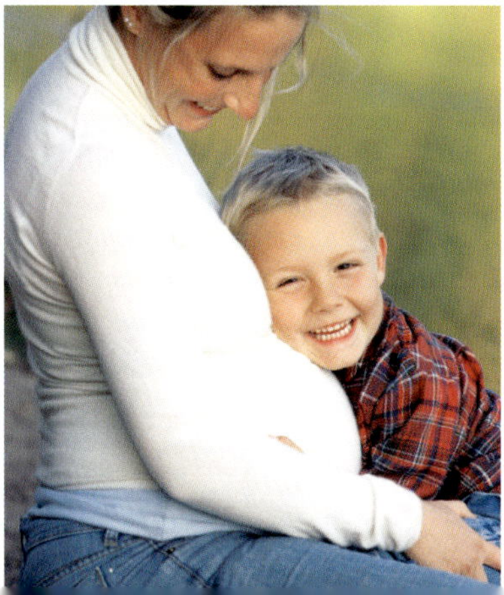

Après un traitement de réflexologie, le bébé bouge d'habitude.

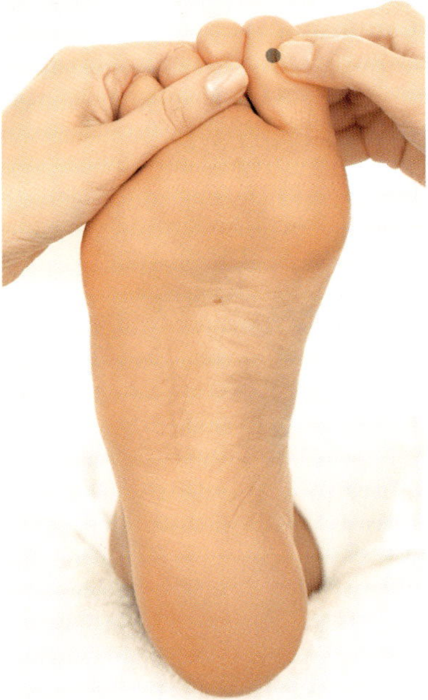

POINT RÉFLEXE DE L'HYPOPHYSE

Soutenez le gros orteil du patient avec les doigts d'une main et trouvez son centre en traçant une croix avec votre autre pouce. Placez votre pouce au centre, poussez dessus et décrivez des cercles pendant 25 secondes.

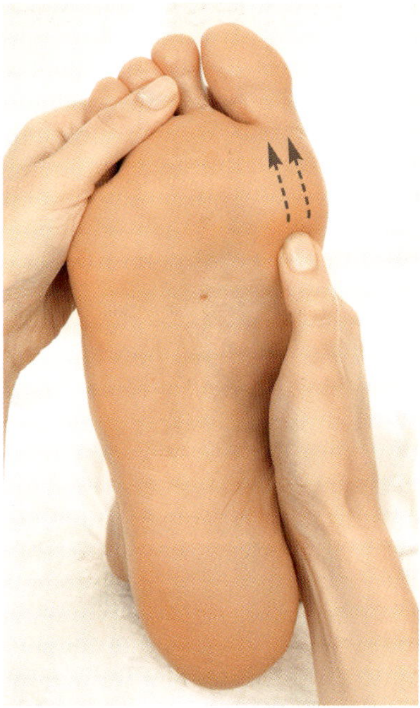

ZONE RÉFLEXE DE LA THYROÏDE

Utilisez votre pouce pour traiter la partie charnue du pied depuis la ligne du diaphragme jusqu'à la ligne du cou. Répétez lentement ce mouvement 7 fois sur la zone.

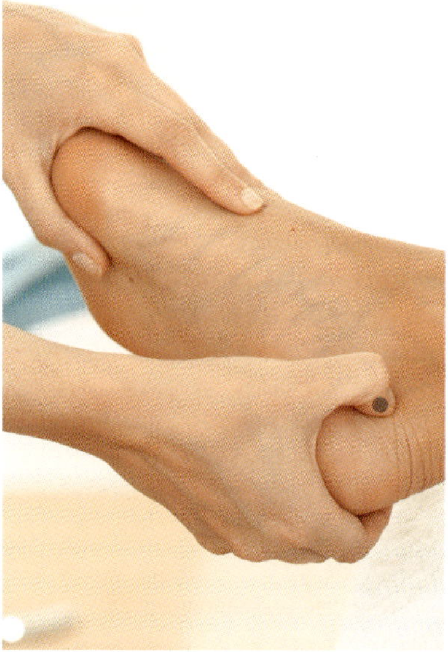

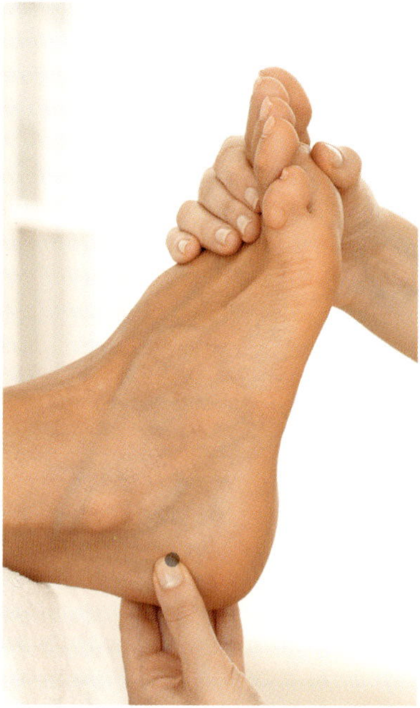

POINT RÉFLEXE DE L'UTÉRUS

Travaillez sur l'aspect médial de pied du patient. Placez votre index à mi-chemin entre l'arrière du talon et l'astragale. Poussez dessus doucement et décrivez des cercles pendant 10 secondes.

POINT RÉFLEXE DE L'OVAIRE

Travaillez sur l'aspect latéral de pied du patient. Placez votre index à mi-chemin entre l'arrière du talon et l'astragale. Poussez dessus doucement et décrivez des cercles pendant 15 secondes.

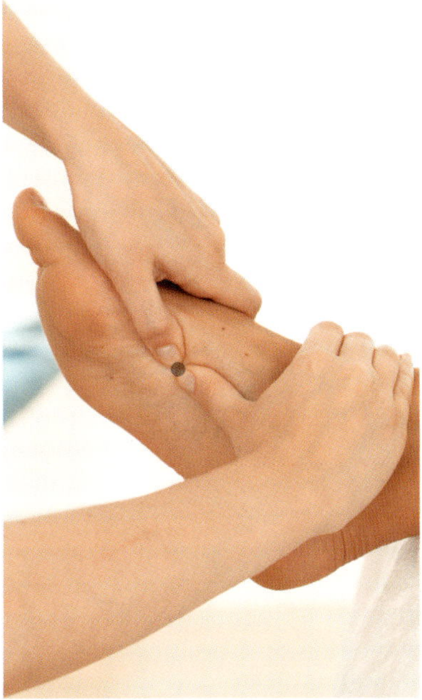

POINTS RÉFLEXES DU REIN/DE LA SURRÉNALE

Vous pouvez trouver ces réflexes dans la zone 1 en avançant le pouce en trois étapes vers le bas de la partie charnue du pied. Placez les pouces joints et poussez doucement sur ces réflexes, en décrivant de petits cercles. Travaillez ainsi pendant 25 secondes pour favoriser la relaxation du corps.

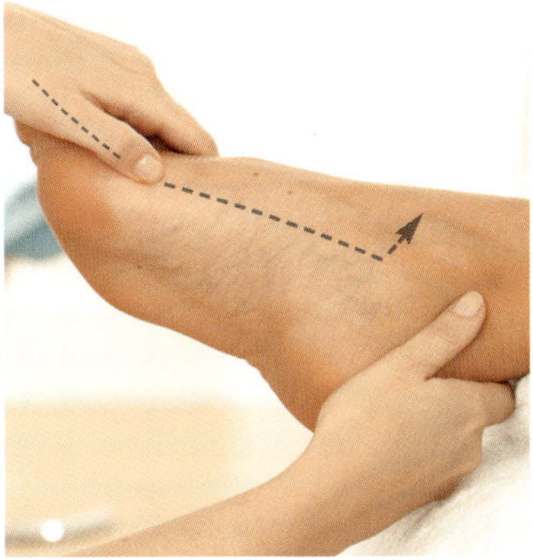

TOUTE LA COLONNE VERTÉBRALE

Travaillez sur l'aspect médial du pied. Soutenez le pied du patient d'une main et utilisez votre autre pouce pour avancer doucement en sept étapes entre les jointures du gros orteil, en gardant à l'esprit que chacune représente une vertèbre spécifique. Montez sur le pied. Effectuez ensuite une reptation en douze petites étapes sous la base de la jointure du gros orteil pour traiter les vertèbres thoraciques. Vous devez finir à l'os naviculaire, qui se trouve à mi-chemin entre le point de la vessie et la cheville. Traitez autour du naviculaire, qui représente la première vertèbre lombaire, montant en cinq étapes jusqu'au creux devant l'astragale, qui représente la cinquième vertèbre lombaire. Répétez doucement ce mouvement 5 fois.

Après la naissance

Pendant la grossesse, les taux d'œstrogène et de progestérone montent, lissant les muscles de l'utérus, des intestins et les veines. Après la naissance, ces taux chutent immédiatement et sont très bas dès le second jour. La réflexologie aide le retour des tissus à l'état d'avant la grossesse et soutient le bien-être émotionnel et mental de la mère. La dépression post-partum peut être ressentie comme un manque d'énergie écrasant et handicapant. Des tâches simples concernant le bébé (ou la vie en général) semblent trop difficiles. Ces symptômes peuvent apparaître des semaines après la naissance, et la dépression postnatale devenir intense alors que le bébé a déjà de 3 à 6 mois.

ZONES/POINTS RÉFLEXES À TRAITER

- Hypophyse
- Thyroïde
- Foie
- Poumons
- Reins/surrénales
- Toute la colonne vertébrale

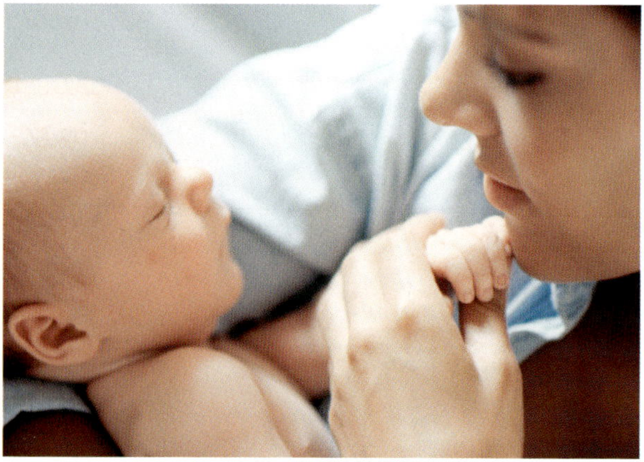

Après la naissance, la réflexologie aide à rééquilibrer les hormones maternelles.

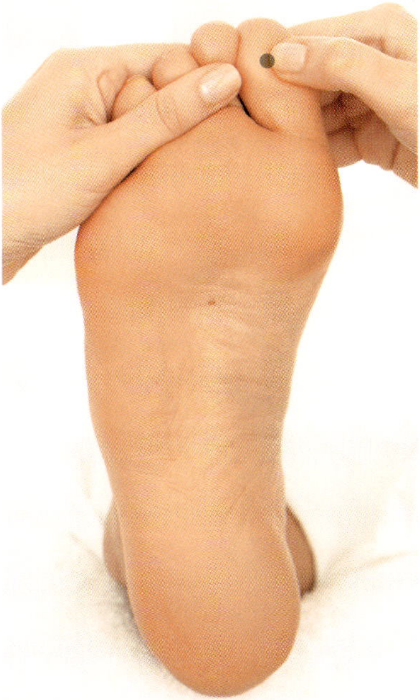

POINT RÉFLEXE DE L'HYPOPHYSE

Soutenez le gros orteil du patient avec les doigts d'une main et trouvez son centre en traçant une croix avec votre autre pouce. Placez votre pouce au centre, poussez dessus et décrivez des cercles pendant 25 secondes.

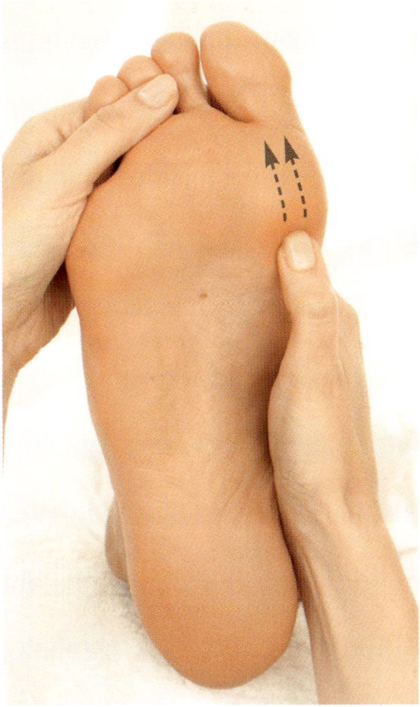

ZONE RÉFLEXE DE LA THYROÏDE

Utilisez votre pouce pour traiter la partie charnue du pied depuis la ligne du diaphragme jusqu'à la ligne du cou. Répétez lentement ce mouvement 10 fois sur la zone pour restaurer les niveaux énergétiques.

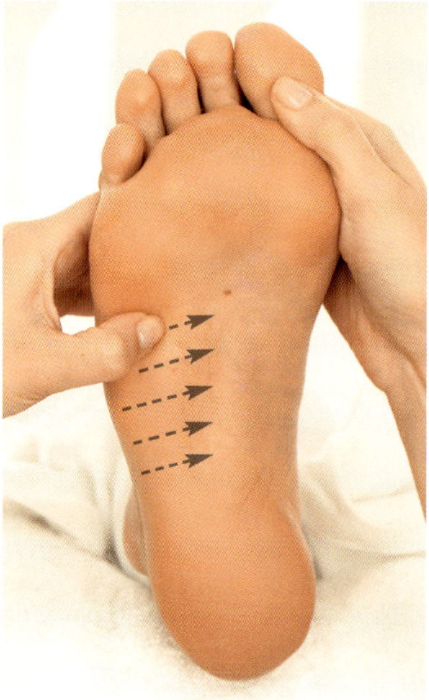

ZONE RÉFLEXE DU FOIE

Cette zone réflexe se trouve uniquement sur le pied droit. Soutenez le pied du patient avec la main droite, et placez votre pouce gauche juste sous la ligne du diaphragme. Travaillez lentement et précisément, en traversant horizontalement les zones 5 et 4 ainsi que le début de la zone 3. Allez dans une seule direction. Continuez ainsi jusqu'au-dessus du calcanéum. Pratiquez le mouvement sur le réflexe du foie 6 fois.

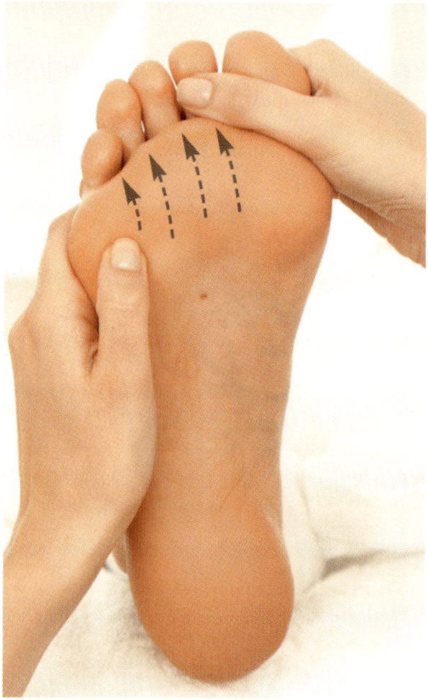

ZONE RÉFLEXE DU POUMON

Fléchissez le pied du patient en arrière d'une main, pour tendre la peau. Utilisez le pouce de votre autre main pour monter depuis la ligne du diaphragme jusqu'à la zone générale de l'œil/de l'oreille. Travaillez entre les métatarsiens. Répétez ce processus 7 fois, en vous assurant d'avoir traité tous les espaces entre les métatarsiens.

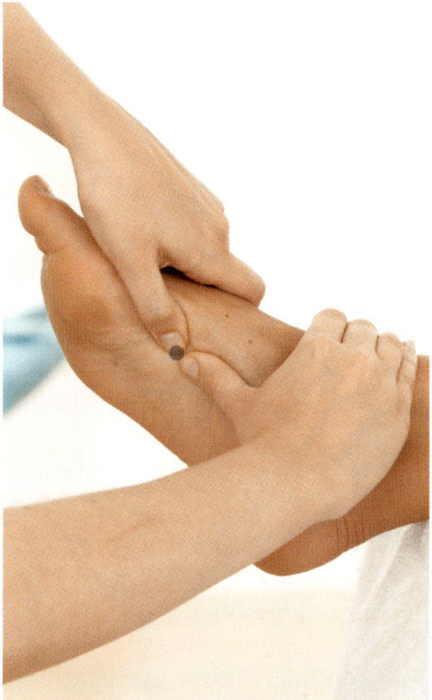

POINTS RÉFLEXES DU REIN/DE LA SURRÉNALE

Vous pouvez trouver ces réflexes dans la zone 1 en avançant le pouce en trois étapes vers le bas de la partie charnue du pied. Placez les pouces joints sur les points réflexes rein/surrénale et poussez doucement en décrivant de petits cercles. Travaillez ainsi pendant 20 secondes.

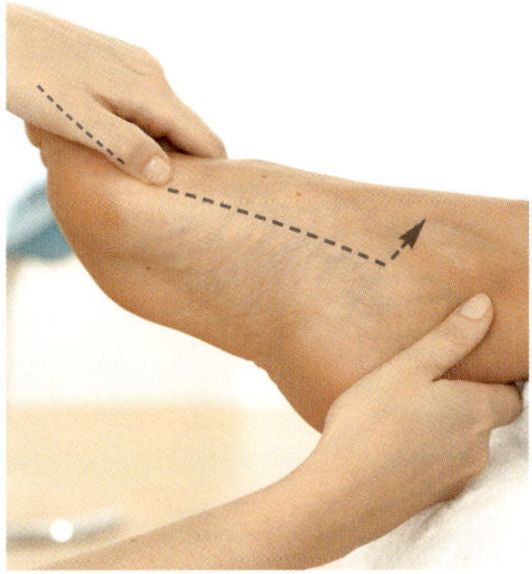

TOUTE LA COLONNE VERTÉBRALE

Travaillez sur l'aspect médial du pied. Soutenez le pied du patient d'une main et utilisez votre autre pouce pour avancer doucement en sept étapes entre les jointures du gros orteil, en gardant à l'esprit que chacune représente une vertèbre spécifique. Montez sur le pied. Effectuez ensuite une reptation en douze petites étapes sous la base de la jointure du gros orteil pour traiter les vertèbres thoraciques. Vous devez finir à l'os naviculaire, qui se trouve à mi-chemin entre le point de la vessie et la cheville. Traitez autour du naviculaire, qui représente la première vertèbre lombaire, montant en cinq étapes jusqu'au creux devant l'astragale, qui représente la cinquième vertèbre lombaire. Répétez doucement ce mouvement 3 fois.

TRAITER LES JEUNES ENFANTS

La réflexologie bénéficie aux jeunes enfants et stimule le processus de guérison tout en assurant que les systèmes corporels fonctionnent à tous les niveaux. Parfois, l'anxiété de la mère ou du père suscite la détresse de l'enfant. Il est donc toujours conseillé de traiter aussi le parent par la réflexologie pour les problèmes affectant

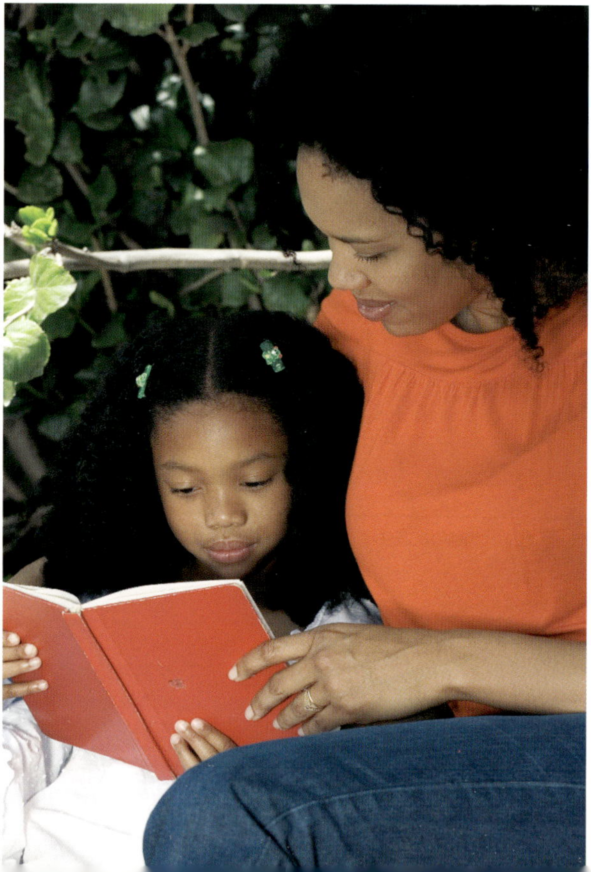

La réflexologie peut resserrer le lien entre parent et enfant. Le traitement est administré juste avant ou après lui avoir raconté son histoire du soir.

CONSEILS POUR LE MODE DE VIE

Un enfant de moins de 12 ans sur 200 souffre de dépression, de trouble déficitaire de l'attention (voir page 332 à 335), d'hyperactivité, d'obsessions légères. La cause la plus habituelle est le stress ou un changement de situation, à l'école ou à la maison. D'autres facteurs sont les allergies alimentaires, les déficiences nutritionnelles et vitaminiques, les déséquilibres du sucre sanguin, la maladie de Lyme, le déséquilibre de la sérotonine, parfois une infection bactérienne. Il faut avoir une approche holistique de la santé et donner à l'enfant des fruits et des légumes bio toutes les deux heures, de l'huile de poisson et éviter le sucre, les plats industriels, les additifs, la caféine et le blé. Les hydrates de carbone élèvent les taux de sérotonine dans le cerveau, ce qui a un effet calmant. L'huile de poisson améliore la concentration et soulage la dyslexie. Il faut consulter un médecin pour écarter la maladie de Lyme ou l'angine streptococcique.

son enfant. Quand les deux sont traités, leurs attaches sont resserrées. La relation entre enfant et parent est un aspect important du processus de guérison. Appliquer une pression légère sur les points réflexes suscite des changements physiologiques dans le corps, dont le potentiel curatif est stimulé. Le traitement doit être administré dans une pièce calme, à l'éclairage voilé, où joue une musique douce. L'enfant doit être confortablement installé. Il pourra s'endormir, tout jouet qu'il aime à portée de sa main. Le parent fera mieux d'administrer ce traitement le soir, soit avant, soit juste après avoir lu à son enfant son histoire du soir. Évidemment, si un enfant présente un problème médical, il faut l'emmener immédiatement chez le médecin ou à l'hôpital le plus proche.

Mauvais appétit

Ce n'est pas un trouble en tant que tel, mais plutôt le symptôme d'un autre problème affectant l'enfant. Souvent, les facteurs émotionnels – stress, anxiété, dépression, maladie, traumatisme, inquiétudes à l'école, souci quant aux amitiés, harcèlement ou problèmes à la maison – peuvent couper visiblement l'appétit de l'enfant. Un problème sous-jacent non détecté peut exister aussi : trouble alimentaire ou alimentation sans valeur nutritive provoquant des déficiences nutritionnelles. Pour stimuler l'appétit, il faut recourir à une alimentation saine, variée et amusante, en fonction des goûts de l'enfant. La réflexologie peut stimuler l'appétit, ainsi qu'à diminuer l'anxiété qui le fait disparaître.

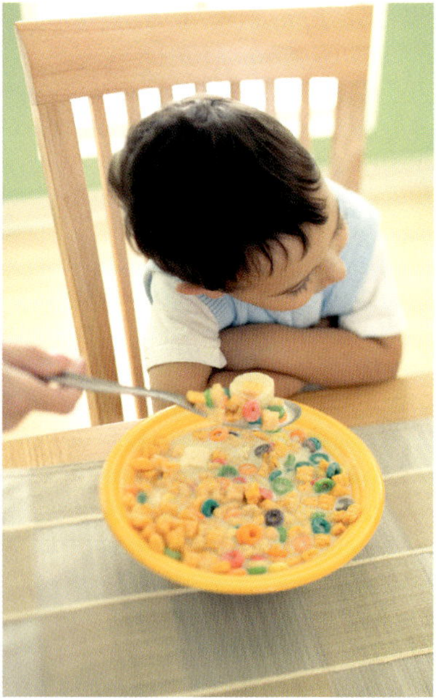

Plusieurs facteurs contribuent au mauvais appétit de l'enfant, dont le stress et l'anxiété ou les problèmes à l'école ou à la maison.

ZONES/POINTS RÉFLEXES À TRAITER

- Hypothalamus/hypophyse
- Diaphragme
- Estomac
- Côlon ascendant/transverse
- Glandes surrénales
- Toute la colonne vertébrale

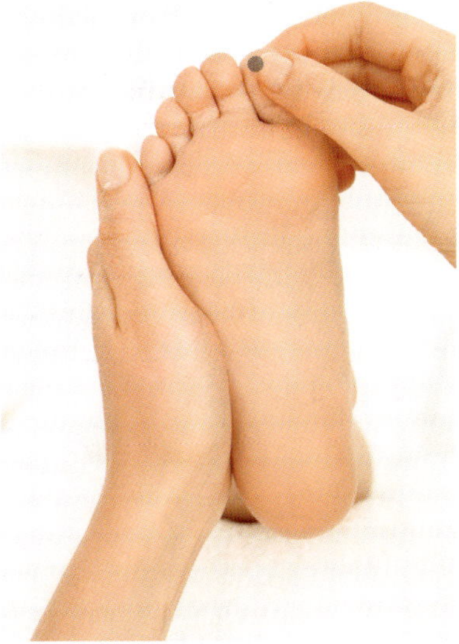

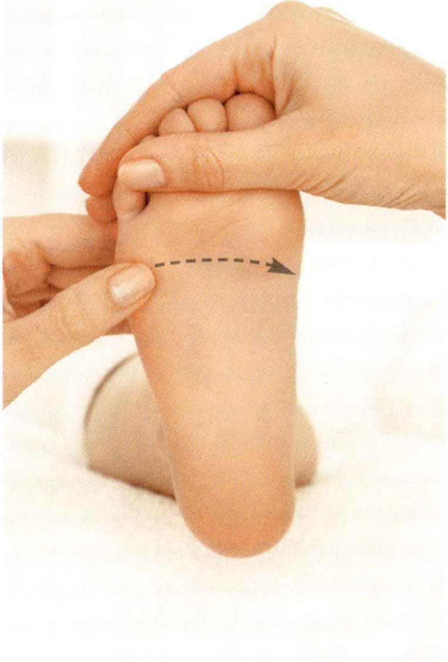

POINT RÉFLEXE DE L'HYPOTHALAMUS/ DE L'HYPOPHYSE

Soutenez le gros orteil du patient avec les doigts d'une main et trouvez le centre du gros orteil. Placez votre pouce là sur le réflexe de l'hypophyse. Montez un peu latéralement à partir de l'hypophyse. Effectuez des mouvements circulaires pendant 30 secondes.

ZONE RÉFLEXE DU DIAPHRAGME

Fléchissez le pied du patient en arrière d'une main, pour tendre la peau. Utilisez le pouce de votre autre main pour travailler sous la tête des métatarsiens, en traversant de l'aspect latéral jusqu'à l'aspect médial du pied. Déplacez-vous lentement et répétez ce mouvement 8 fois.

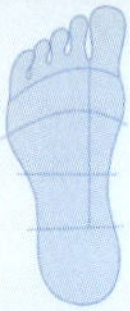

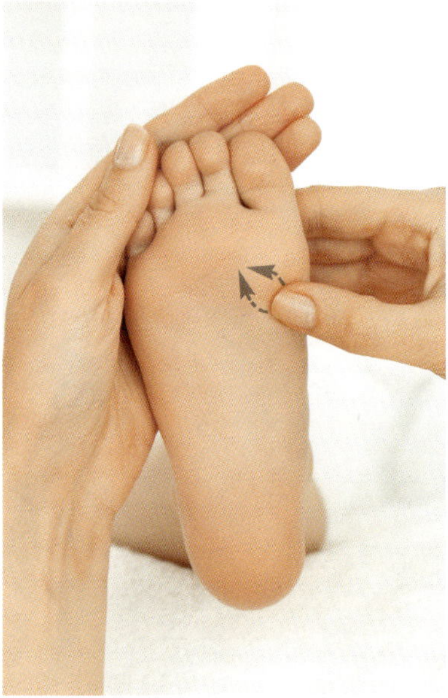

ZONE RÉFLEXE DE L'ESTOMAC

Vous trouverez cette zone réflexe juste sous la partie charnue du pied. Soutenez le pied du patient d'une main et placez votre autre pouce juste au-dessous de la zone réflexe de la thyroïde. Traitez en douceur en montant latéralement jusqu'au réflexe du plexus solaire, vous arrêtant là pour le stimuler en cercles pendant 4 secondes. Répétez ce mouvement 8 fois.

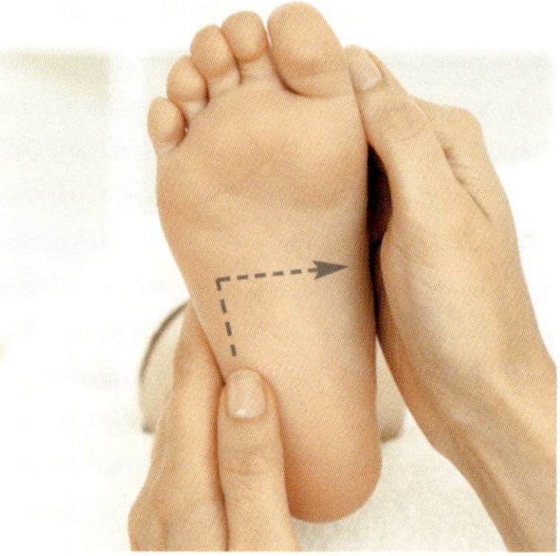

POINT RÉFLEXE DU CÔLON ASCENDANT/TRANSVERSE

Cette zone réflexe se trouve uniquement sur le pied droit. Utilisez votre pouce gauche pour monter sur la zone 4 depuis le calcanéum du patient. Continuez ainsi en montant jusqu'à la moitié du pied. Traitez la zone réflexe du côlon ascendant 4 fois par des mouvements lents. Puis traversez par une reptation le côlon transverse.

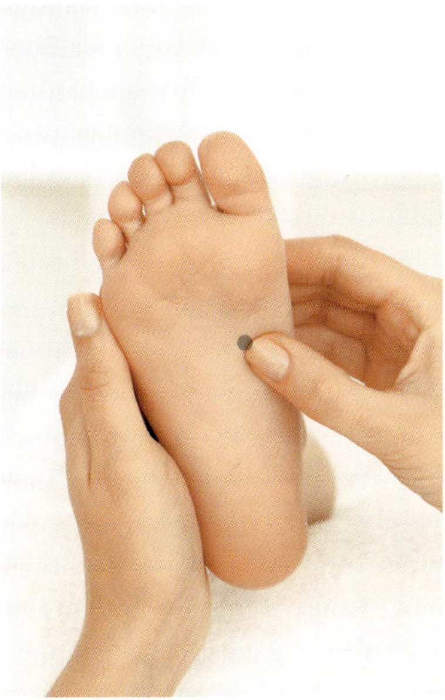

POINT RÉFLEXE SURRÉNAL

Les réflexes surrénaux sont situés dans la zone 1, trouvés en avançant le pouce en trois étapes vers le bas de la partie charnue du pied. Placez les pouces joints sur les réflexes surrénaux et poussez doucement en décrivant de petits cercles. Travaillez ainsi pendant 15 secondes.

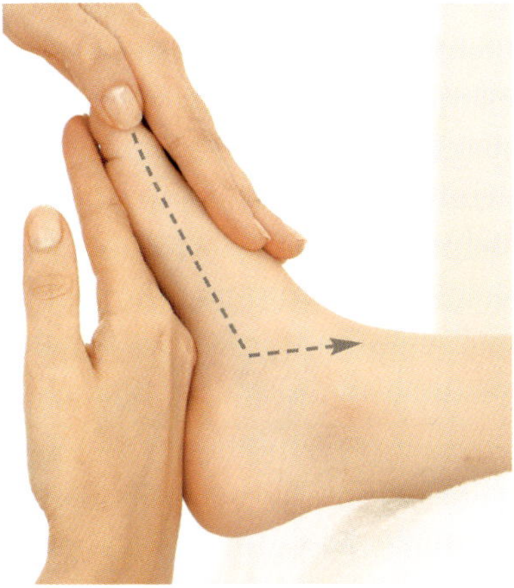

TOUTE LA COLONNE VERTÉBRALE

Travaillez sur l'aspect médial du pied. Soutenez le pied du patient d'une main et utilisez votre autre pouce pour avancer doucement en sept étapes entre les jointures du gros orteil, en gardant à l'esprit que chacune représente une vertèbre spécifique. Montez sur le pied. Effectuez ensuite une reptation en douze petites étapes sous la base de la jointure du gros orteil pour traiter les vertèbres thoraciques. Vous devez finir à l'os naviculaire, qui se trouve à mi-chemin entre le point de la vessie et la cheville. Traitez autour du naviculaire, qui représente la première vertèbre lombaire, montant en cinq étapes jusqu'au creux devant l'astragale, qui représente la cinquième vertèbre lombaire. Répétez doucement ce mouvement 3 fois.

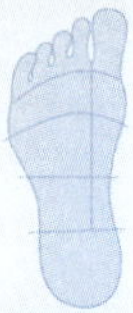

Diphtérie laryngienne

Infection respiratoire qui rétrécit la gorge, très enflée. Peut être très grave et doit être traitée par un médecin si l'enfant a du mal à respirer. La diphtérie laryngienne survient chez les jeunes enfants, dont les voies aériennes sont bien plus étroites que celles des adultes. La plupart des crises interviennent la nuit, lorsque la production de mucus s'accroît. Les symptômes incluent spasmes de la gorge, difficulté à respirer, bruit sifflant, enrouement, impression de suffoquer, oppression dans les poumons et toux aboyante, autre signe caractéristique. Cette maladie est généralement précédée d'une crise allergique, d'un rhume, d'une bronchite ou de l'inhalation d'un corps étranger. Pour délayer le mucus, il faut donner à l'enfant beaucoup de liquides, tisanes et soupes. L'enfant profitera d'un bain chaud au gingembre, après quoi il sera enveloppé dans une serviette épaisse et mis au lit pour qu'il transpire, ce qui fluidifiera le mucus et débarrassera le corps de toxines. La réflexologie agit sur tous les systèmes du corps pour alléger le stress dont souffre l'enfant et détendre ses voies aériennes.

ZONES/POINTS RÉFLEXES À TRAITER

- Œsophage
- Diaphragme
- Poumons
- Glandes surrénales
- Ganglions lymphatiques du cou et de la nuque
- Toute la colonne vertébrale

On peut placer l'enfant souffrant de diphtérie laryngienne dans un bain chaud au gingembre, puis l'envelopper d'une serviette épaisse pour qu'il transpire, ce qui fluidifiera le mucus.

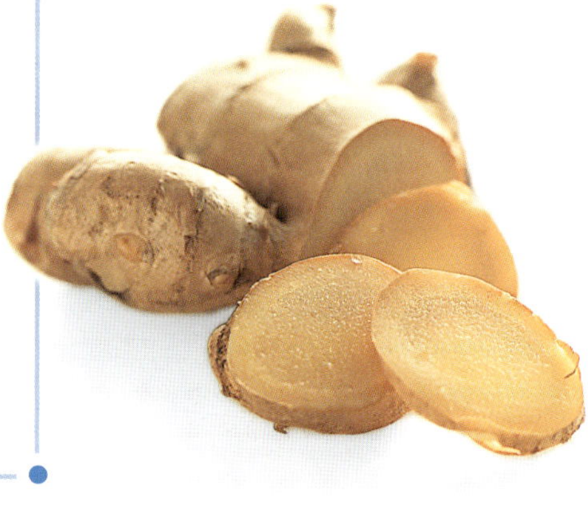

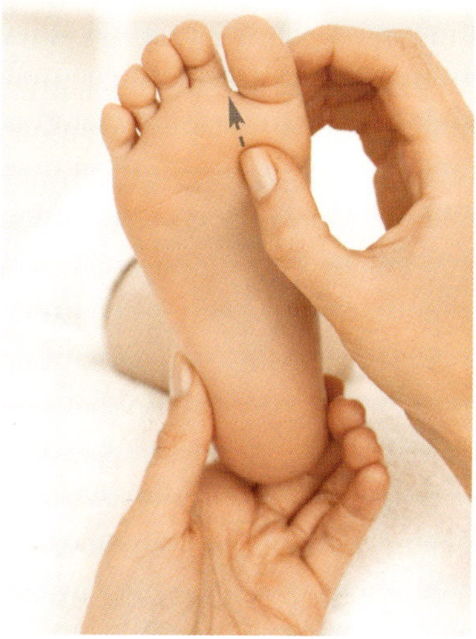

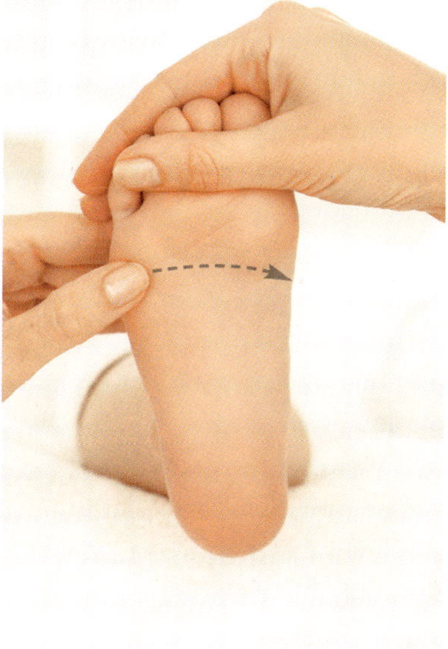

ZONE RÉFLEXE DE L'ŒSOPHAGE

Fléchissez le pied du patient en arrière d'une main, pour tendre la peau. Placez le pouce de votre autre main sur la ligne du diaphragme entre zones 1 et 2. Travaillez entre les métatarsiens depuis la ligne du diaphragme jusqu'à la zone générale de l'œil/de l'oreille. Continuez ainsi 6 fois. Le traitement de cette zone soulage les affections de l'œsophage, la mauvaise haleine, les difficultés à avaler et les brûlures d'estomac et fortifie l'œsophage.

ZONE RÉFLEXE DU DIAPHRAGME

Fléchissez le pied du patient en arrière d'une main, pour tendre la peau. Utilisez le pouce de votre autre main pour travailler sous la tête des métatarsiens, en traversant de l'aspect latéral jusqu'à l'aspect médial du pied. Déplacez-vous lentement et répétez ce mouvement 6 fois.

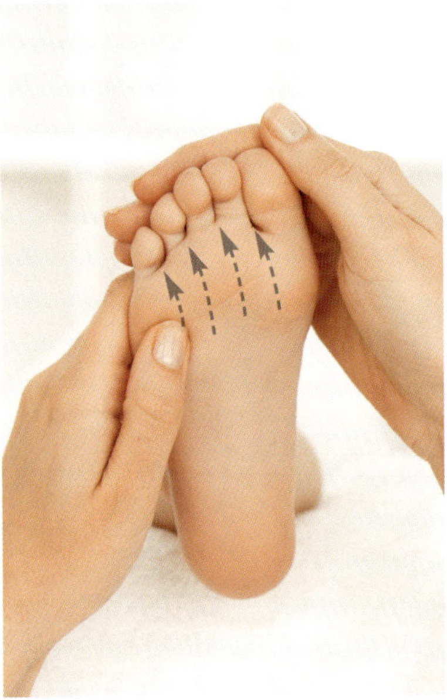

ZONE RÉFLEXE DU POUMON

Fléchissez le pied du patient en arrière d'une main, pour tendre la peau. Utilisez le pouce de votre autre main pour monter depuis la ligne du diaphragme jusqu'à la zone générale de l'œil/de l'oreille. Travaillez entre les métatarsiens. Répétez ce processus 7 fois, en vous assurant d'avoir traité tous les espaces entre les métatarsiens.

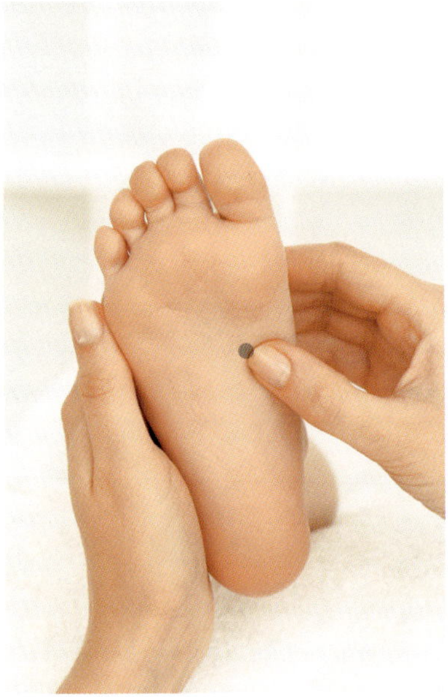

POINT RÉFLEXE SURRÉNAL

Le point réflexe de la glande surrénale se trouve dans la zone 1, trouvé en avançant le pouce en trois étapes vers le bas de la partie charnue du pied. Placez votre pouce sur le point sur les réflexes surrénaux et poussez doucement en décrivant de petits cercles. Travaillez ainsi pendant 15 secondes.

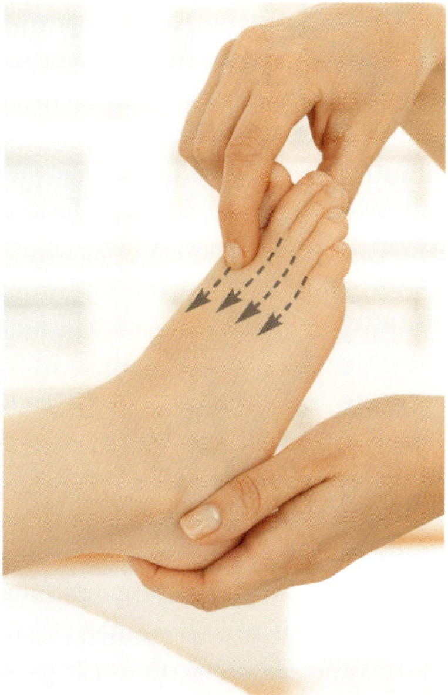

ZONE RÉFLEXE DES GANGLIONS LYMPHATIQUES DU COU ET DE LA NUQUE

Travaillez sur l'aspect dorsal du pied du patient. Utilisez votre index et pouce pour monter depuis la base des orteils vers la cheville entre les métatarsiens. Appliquez une pression moyenne en montant aussi loin que vous le pouvez, puis descendez en glissant pour décrire légèrement des cercles entre les orteils. Répétez ce mouvement 6 fois pour fortifier le système immunitaire.

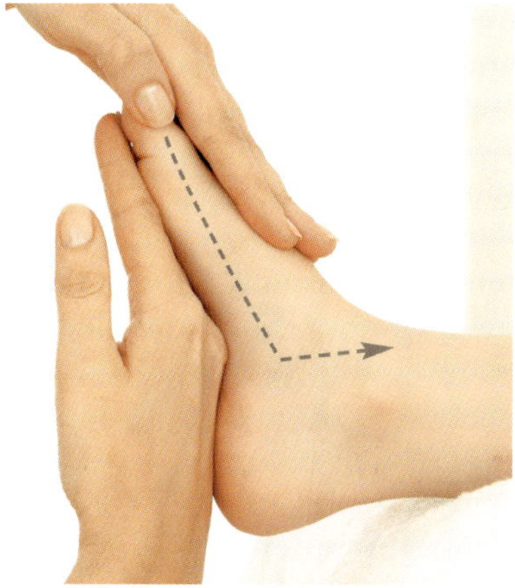

TOUTE LA COLONNE VERTÉBRALE

Travaillez sur l'aspect médial du pied. Soutenez le pied du patient d'une main et utilisez votre autre pouce pour avancer doucement en sept étapes entre les jointures du gros orteil, en gardant à l'esprit que chacune représente une vertèbre spécifique. Montez sur le pied. Effectuez ensuite une reptation en douze petites étapes sous la base de la jointure du gros orteil pour traiter les vertèbres thoraciques. Vous devez finir à l'os naviculaire, qui se trouve à mi-chemin entre le point de la vessie et la cheville. Traitez autour du naviculaire, qui représente la première vertèbre lombaire, montant en cinq étapes jusqu'au creux devant l'astragale, qui représente la cinquième vertèbre lombaire. Répétez doucement ce mouvement 3 fois.

Hyperactivité

En termes médicaux, il s'agit d'un trouble déficitaire de l'attention, suscitant une diversité de problèmes comportementaux et d'apprentissage, dont l'incapacité à achever les tâches, les coups que l'enfant s'inflige à la tête, le comportement autodestructeur, les crises de colère, les difficultés à suivre en classe, la faible résistance au stress, le manque de concentration. Les facteurs liés à l'hyperactivité incluent l'hérédité, le tabagisme de la mère pendant la grossesse, la privation d'oxygène à la naissance, les allergies alimentaires. La consommation du sucre et des additifs présents dans les aliments a été fortement associée au comportement hyperactif. Mieux vaut donc éviter : bacon, beurre, boissons gazeuses, moutarde, confiseries, chocolat, fromages colorés, hot-dogs, jambon, maïs, lait, sel, salami, thé et blé. Si on pense que les allergies alimentaires contribuent à l'hyperactivité de l'enfant, il faut consulter un diététicien spécialiste de cette affection. La réflexologie peut traiter les systèmes nerveux et endocrinien pour susciter un état de calme et d'équilibre, ainsi que le système digestif, pour aider à éliminer les allergènes et les autres déchets.

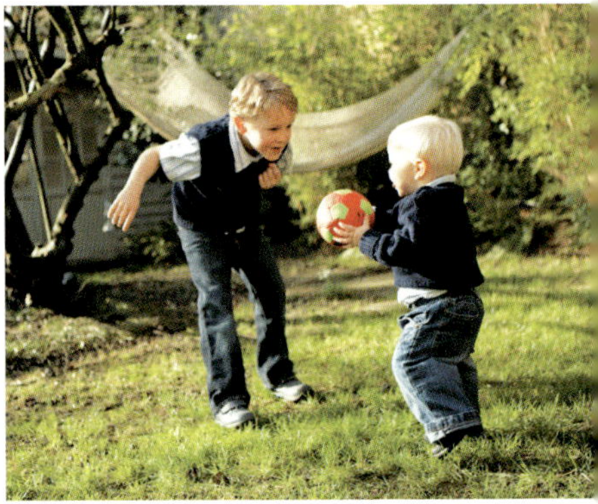

Les études ont montré que les acides gras essentiels sont bénéfiques quand les enfants ont des problèmes de concentration.

ZONES/POINTS RÉFLEXES À TRAITER

- Hypophyse
- Pancréas
- Glandes surrénales
- Côlon ascendant/transverse
- Foie
- Toute la colonne vertébrale

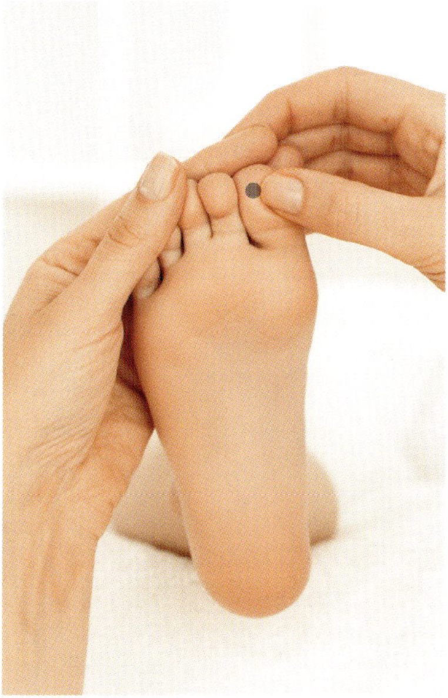

POINT RÉFLEXE DE L'HYPOPHYSE

Soutenez le gros orteil du patient avec les doigts d'une main et trouvez son centre en traçant une croix avec votre autre pouce. Placez votre pouce au centre, poussez dessus et décrivez des cercles pendant 15 secondes.

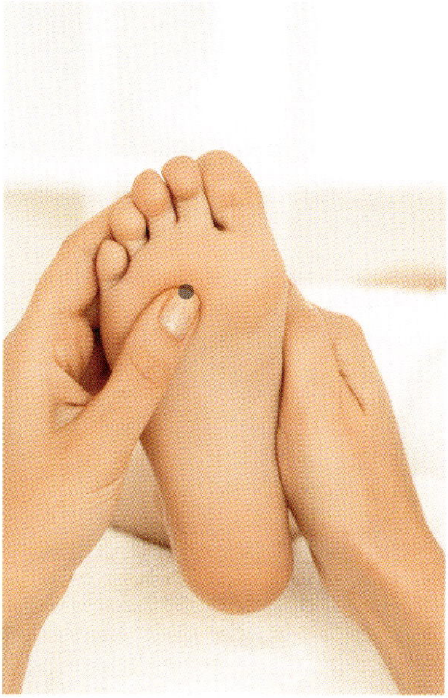

POINT RÉFLEXE DU PANCRÉAS

Ce point réflexe se trouve uniquement sur le pied droit. Placez votre pouce sur le troisième orteil du patient et tracez une ligne descendant jusqu'en dessous de la ligne du diaphragme. Poussez sur la jointure en montant et exercez un crochet dessus pendant 12 secondes.

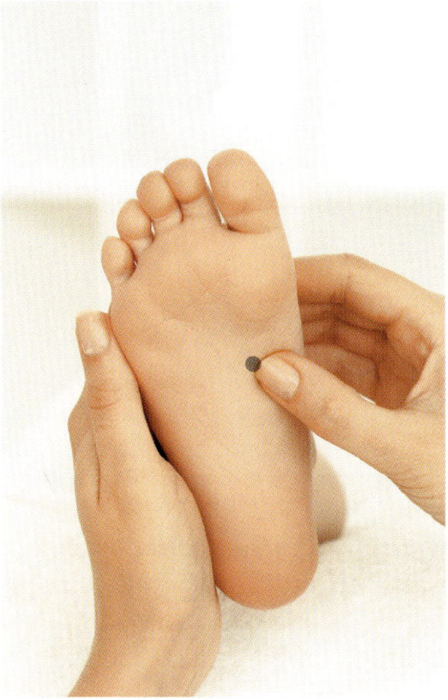

POINT RÉFLEXE SURRÉNAL

Les réflexes surrénaux sont situés dans la zone 1, trouvés en avançant le pouce en trois étapes vers le bas de la partie charnue du pied. Placez votre pouce sur le point sur les réflexes surrénaux et poussez doucement en décrivant de petits cercles. Travaillez ainsi pendant 15 secondes.

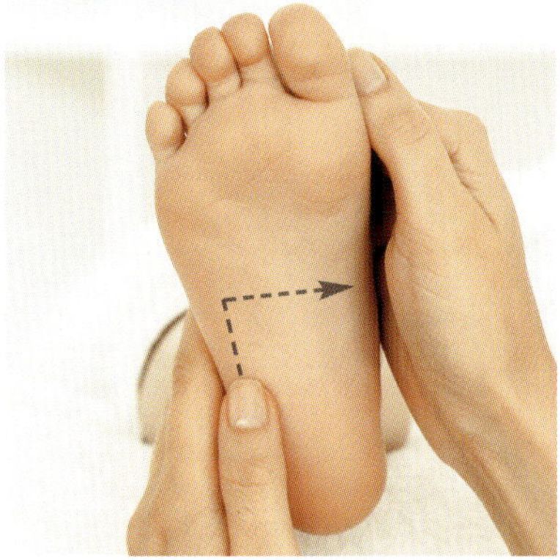

POINT RÉFLEXE DU CÔLON ASCENDANT/TRANSVERSE

Cette zone réflexe se trouve uniquement sur le pied droit. Utilisez votre pouce gauche pour monter sur la zone 4 depuis le calcanéum du patient. Continuez ainsi en montant jusqu'à la moitié du pied. Tournez ensuite votre pouce pour qu'il traverse à angle droit le côlon transverse. Répétez 4 fois avec des mouvements lents.

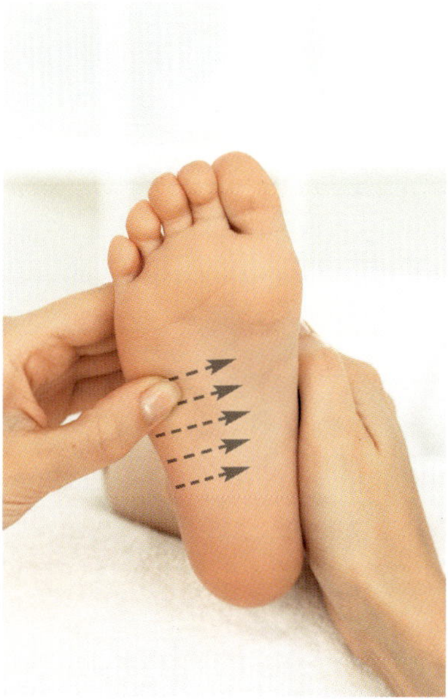

ZONE RÉFLEXE DU FOIE

Cette zone réflexe se trouve uniquement sur le pied droit. Soutenez le pied du patient avec la main droite, et placez votre pouce gauche juste sous la ligne du diaphragme. Travaillez lentement et précisément, en traversant horizontalement les zones 5 et 4 ainsi que le début de la zone 3. Allez dans une seule direction. Continuez ainsi jusqu'au-dessus du calcanéum, traitant le réflexe du foie 6 fois. Travaillez avec une pression légère.

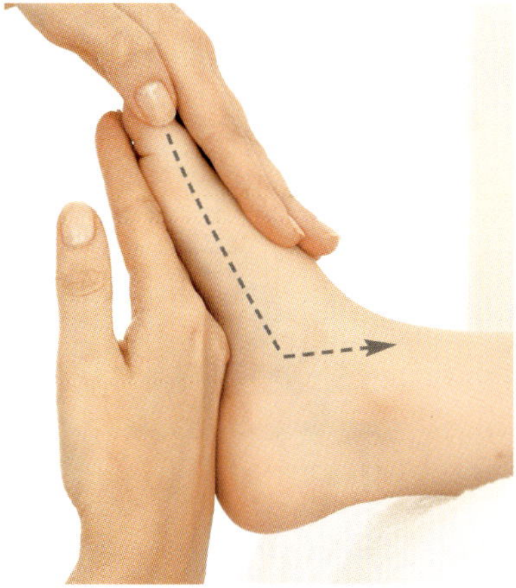

TOUTE LA COLONNE VERTÉBRALE

Travaillez sur l'aspect médial du pied. Soutenez le pied du patient d'une main et utilisez votre autre pouce pour avancer doucement en sept étapes entre les jointures du gros orteil, en gardant à l'esprit que chacune représente une vertèbre spécifique. Montez sur le pied. Effectuez ensuite une reptation en douze petites étapes sous la base de la jointure du gros orteil pour traiter les vertèbres thoraciques. Vous devez finir à l'os naviculaire, qui se trouve à mi-chemin entre le point de la vessie et la cheville. Traitez autour du naviculaire, qui représente la première vertèbre lombaire, montant en cinq étapes jusqu'au creux devant l'astragale, qui représente la cinquième vertèbre lombaire. Répétez doucement ce mouvement 3 fois.

L'ÂGE D'OR

À mesure qu'on avance en âge, le système immunitaire se détériore et rend plus vulnérable à la maladie. La plupart des personnes âgées souffrent de maladies chroniques, manquent d'énergie vitale et se fatiguent très vite. Le vieillissement est un processus naturel, de même que le ralentissement, car le corps devient plus faible – ce qui n'est en aucun cas un signe que quelque chose va mal. Tout le monde se sent fatigué après une journée difficile et la réaction normale du corps est un ralentissement ; c'est une partie des cycles naturels caractérisant les diverses étapes de la vie. De nombreux facteurs sont susceptibles de miner l'enthousiasme envers la vie d'une personne âgée, dont la mauvaise alimentation, le manque d'argent, la solitude, engendrant par là une sorte d'ennui et d'indifférence envers les proches et le monde. Un cycle de dépression auto-alimentée peut se mettre en place, où l'inquiétude excessive à propos des douleurs bénignes et des courbatures génère un stress affaiblissant davantage le système immunitaire et rendant la personne encore plus vulnérable à la maladie.

La réflexologie est un traitement très efficace pour les personnes âgées. Elle leur confère un sentiment de bien-être, les faisant se sentir plus équilibrés et plus en accord avec elles-mêmes, outre soulager leurs douleurs, courbatures et symptômes des affections chroniques. Au niveau le plus basique, la réflexologie intensifie la circulation, très importante à cet âge.

CONSEILS POUR LE MODE DE VIE

Le développement d'un système immunitaire sain est essentiel pour les personnes âgées. Une bonne façon d'y parvenir est de boire pendant la journée de la tisane de camomille qui stimule le système immunitaire et combat les infections. La camomille accroît le taux d'hippurate, associé à une activité antibactérienne accrue.

L'exercice en douceur est une merveilleuse manière de stimuler le système immunitaire. Il est le secret de la bonne santé et la longévité.

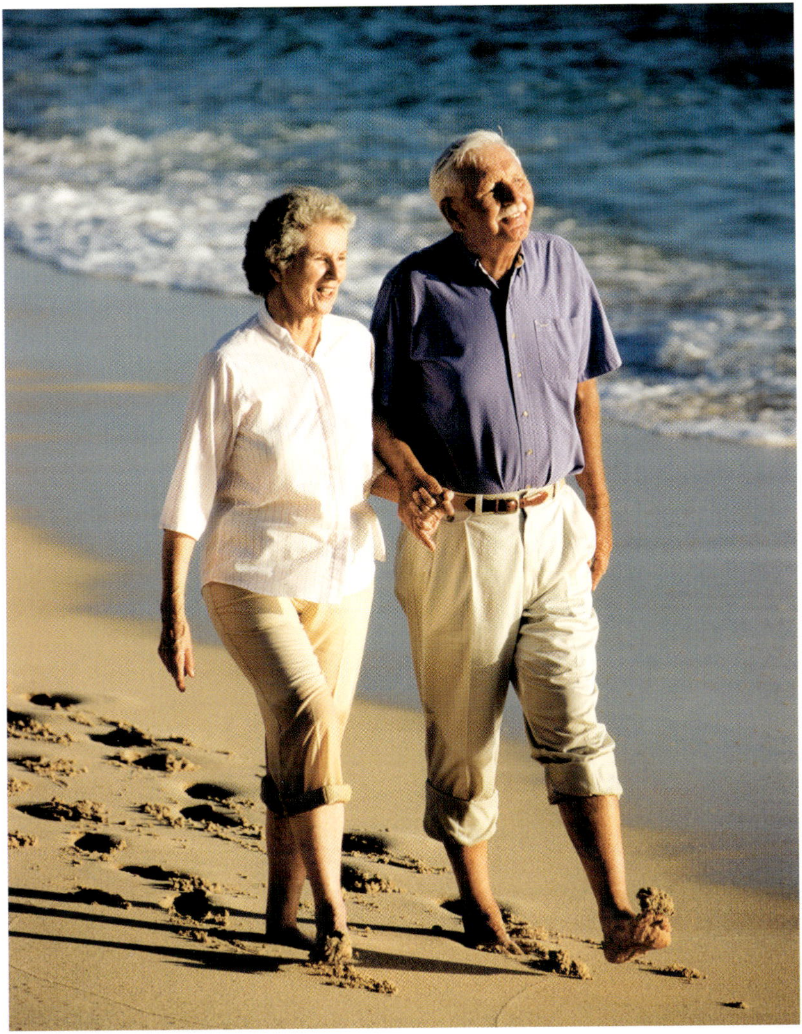

Maladie d'Alzheimer

La maladie d'Alzheimer est un type de démence affectant habituellement les personnes âgées, bien qu'elle puisse aussi frapper des gens de 40 ans. L'alzheimer est caractérisé par une dégénérescence mentale progressive qui interfère avec la capacité d'agir à la maison ou au travail. Les symptômes incluent perte de mémoire, dépression, humeurs très changeantes. La mort intervient dans un laps de 5 à 10 ans. On ne connaît pas sa cause précise, bien que les études désignent les déficiences nutritionnelles, surtout en vitamines B12, A, E, le bore, le potassium et le zinc. L'autopsie de personnes mortes de la maladie d'Alzheimer a révélé des taux excessifs de mercure et d'aluminium dans le cerveau. Il est utile de noter que les poissons comme le thon contiennent beaucoup de mercure, tout comme les compléments d'huile de foie de poisson. L'alimentation bio équilibrée permet d'enrichir le corps en vitamines et en minéraux. Les techniques de relaxation aident le patient à se sentir en sécurité.

En 2006, une équipe du Centre de recherche sur les plantes médicinales de l'université du Newcastle (Grande-Bretagne), dirigée par le Dr Ed Okello, a constaté que le thé vert et le thé noir inhibent l'activité des enzymes liées au développement d'un alzheimer.

ZONES/POINTS RÉFLEXES À TRAITER

- Tête
- Hypothalamus/hypophyse
- Diaphragme
- Poumons
- Reins/surrénales
- Toute la colonne vertébrale

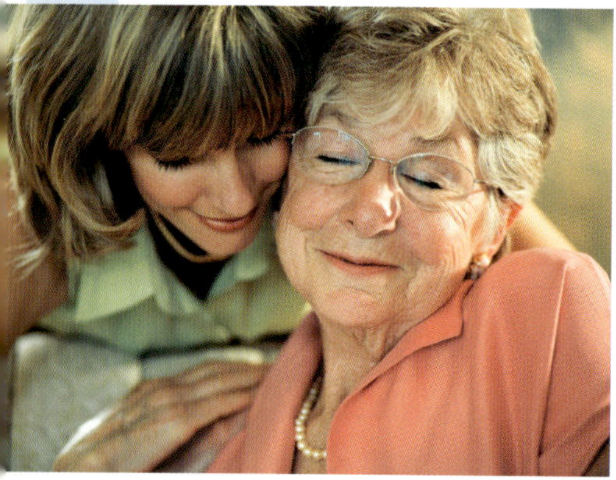

La réflexologie est une méthode non verbale de communication, paisible et rassurante.

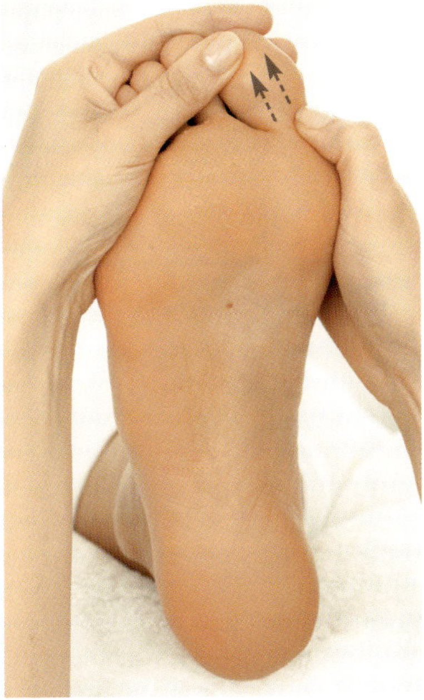

ZONE RÉFLEXE DE LA TÊTE

Soutenez le gros orteil du patient avec les doigts d'une main. Utilisez votre autre pouce pour monter depuis la ligne du cou jusqu'au sommet du gros orteil. Répétez plusieurs fois en traçant lentement et doucement des lignes montant sur l'orteil.

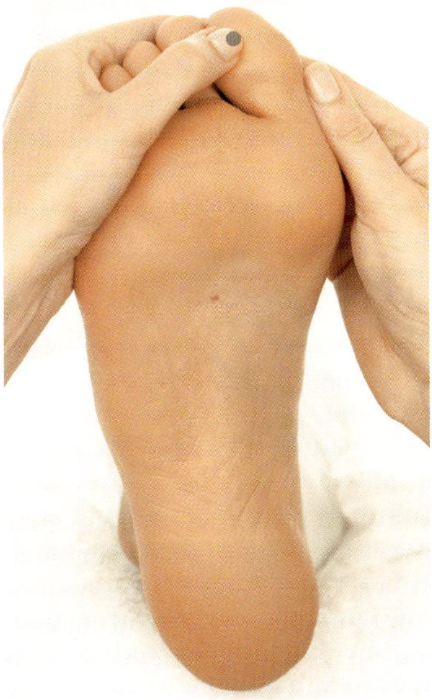

POINT RÉFLEXE DE L'HYPOTHALAMUS/ DE L'HYPOPHYSE

Soutenez le gros orteil du patient avec les doigts d'une main, puis trouvez le centre du gros orteil. Placez un pouce dessus pour l'hypophyse et stimulez ce point, puis montez un peu latéralement à partir de là, en décrivant des cercles pendant 30 secondes.

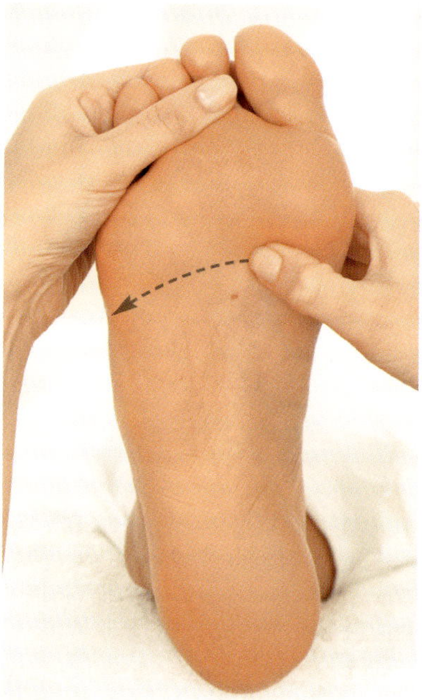

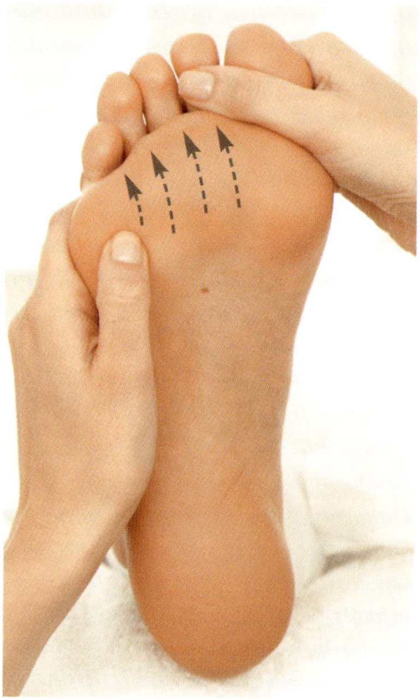

ZONE RÉFLEXE DU DIAPHRAGME

Fléchissez le pied du patient en arrière d'une main, pour tendre la peau. Utilisez le pouce de votre autre main pour travailler sous la tête des métatarsiens, en traversant de l'aspect latéral jusqu'à l'aspect médial du pied. Déplacez-vous lentement et répétez ce mouvement 6 fois.

ZONE RÉFLEXE DU POUMON

Fléchissez le pied du patient en arrière avec la main, pour tendre la peau. Utilisez le pouce de votre autre main pour monter depuis la ligne du diaphragme jusqu'à la zone générale de l'œil/de l'oreille. Travaillez entre les métatarsiens. Répétez ce processus 7 fois, en vous assurant d'avoir traité tous les espaces entre les métatarsiens.

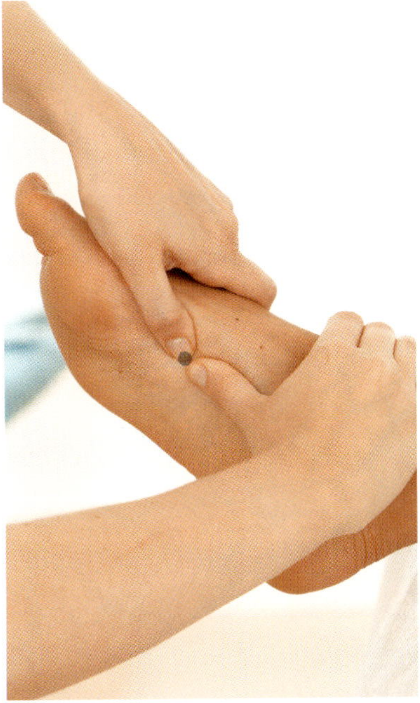

POINTS RÉFLEXES DU REIN/DE LA SURRÉNALE

Vous pouvez trouver ces réflexes dans la zone 1 en avançant le pouce en trois étapes vers le bas de la partie charnue du pied. Placez les pouces joints sur les réflexes surrénaux et poussez doucement en décrivant de petits cercles. Travaillez ainsi pendant 15 secondes.

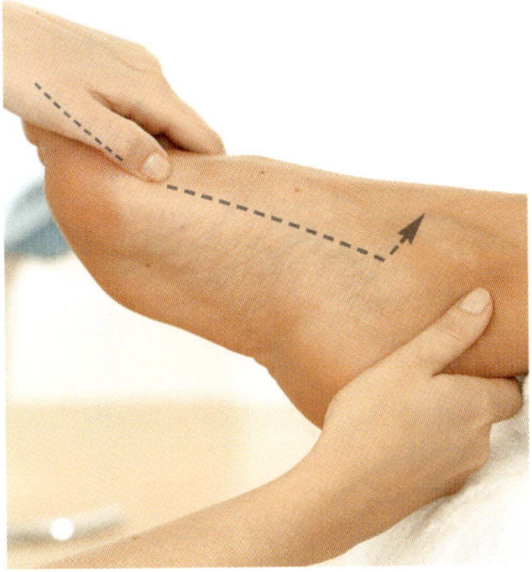

TOUTE LA COLONNE VERTÉBRALE

Travaillez sur l'aspect médial du pied. Soutenez le pied du patient d'une main et utilisez votre autre pouce pour avancer doucement en sept étapes entre les jointures du gros orteil, en gardant à l'esprit que chacune représente une vertèbre spécifique. Montez sur le pied. Effectuez ensuite une reptation en douze petites étapes sous la base de la jointure du gros orteil pour traiter les vertèbres thoraciques. Vous devez finir à l'os naviculaire, qui se trouve à mi-chemin entre le point de la vessie et la cheville. Traitez autour du naviculaire, qui représente la première vertèbre lombaire, montant en cinq étapes jusqu'au creux devant l'astragale, qui représente la cinquième vertèbre lombaire. Répétez doucement ce mouvement 3 fois.

Arthrite

C'est l'une des affections les plus ordinaires chez les personnes âgées, l'inflammation de l'une ou de plusieurs articulations, caractérisée par la raideur, la douleur et le gonflement. La gamme de mouvement est souvent réduite, ce qui gêne les activités quotidiennes. Ce nom ne désigne pas une affection unique, mais des problèmes articulaires ayant nombre de causes. Dans la plupart des cas, la personne ressentira presque en permanence de la douleur. La pression globale doit être légère, car les articulations usées sont fragiles et peu flexibles ; en cas de gêne, on allège la pression.

ZONES/POINTS RÉFLEXES À TRAITER

- Hypophyse
- Parathyroïdes
- Reins/surrénales
- Côlon ascendant
- Côlon descendant
- Toute la colonne vertébrale
- Foie

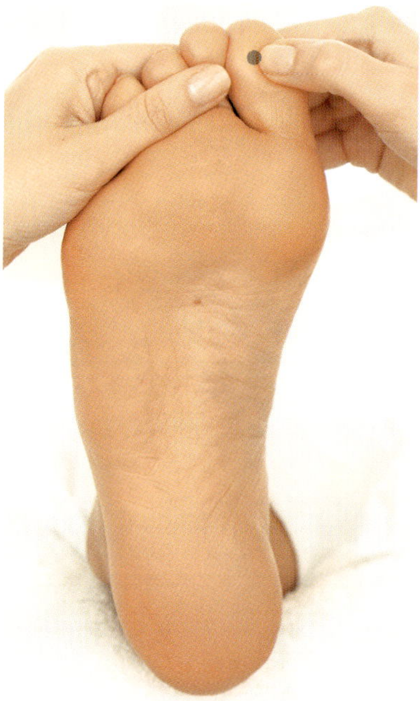

POINT RÉFLEXE DE L'HYPOPHYSE

Soutenez le gros orteil du patient avec les doigts d'une main et trouvez son centre en traçant une croix avec votre autre pouce. Placez votre pouce au centre, poussez dessus et décrivez des cercles pendant 15 secondes.

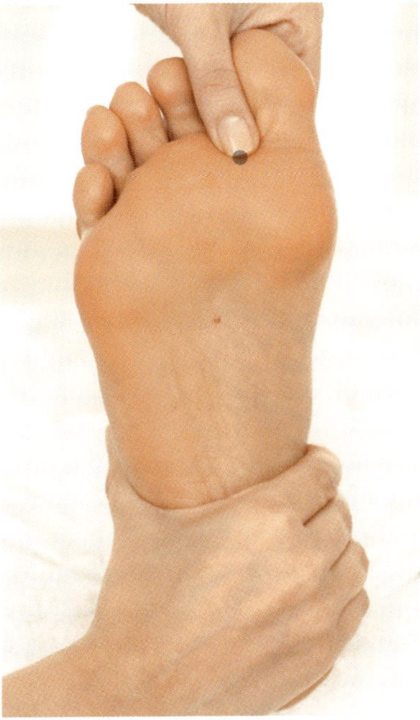

POINT RÉFLEXE DE LA PARATHYROÏDE

Ce point se trouve entre le gros orteil et deuxième orteil. Utilisez votre index et votre pouce pour pincer la section de peau entre ces orteils. Maintenez la pression et décrivez doucement des cercles pendant 6 secondes.

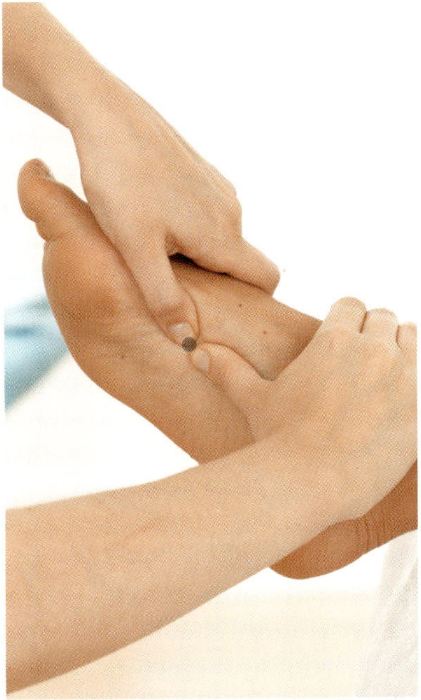

POINTS RÉFLEXES DU REIN/DE LA SURRÉNALE

Vous pouvez trouver ces réflexes dans la zone 1 en avançant le pouce en trois étapes vers le bas de la partie charnue du pied. Placez les pouces joints sur les points réflexes rein/surrénale et poussez doucement en décrivant de petits cercles. Travaillez ainsi pendant 15 secondes.

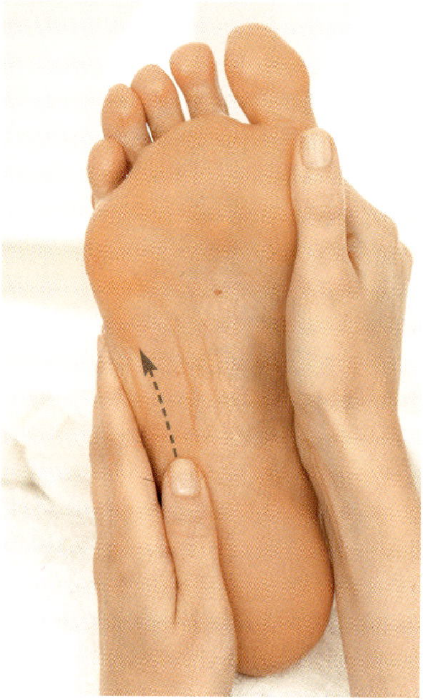

ZONE RÉFLEXE DU CÔLON ASCENDANT

Cette zone réflexe se trouve uniquement sur le pied droit. Utilisez votre pouce gauche pour monter sur la zone 4 depuis le calcanéum du patient. Continuez ainsi en montant jusqu'à la moitié du pied. Traitez la zone réflexe du côlon ascendant 4 fois par des mouvements lents pour aider à nettoyer le côlon.

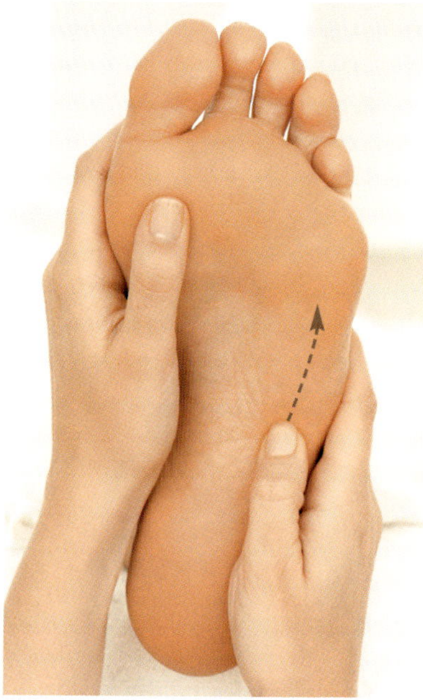

ZONE RÉFLEXE DU CÔLON DESCENDANT

Cette zone réflexe se trouve uniquement sur le pied gauche. Utilisez votre pouce droit pour monter sur la zone 4 depuis le calcanéum du patient, afin de traiter cette partie du côlon. Continuez ainsi jusqu'à arriver à la moitié du pied. Traitez cette zone 6 fois par des mouvements lents pour stimuler le mouvement péristaltique du côlon.

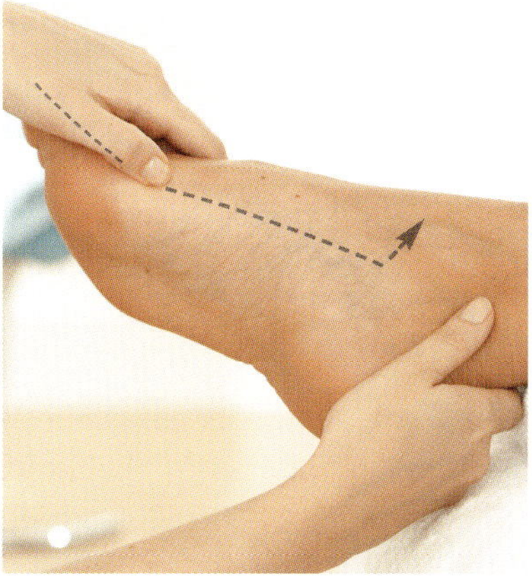

TOUTE LA COLONNE VERTÉBRALE

Travaillez sur l'aspect médial du pied. Soutenez le pied du patient d'une main et utilisez votre autre pouce pour avancer doucement en sept étapes entre les jointures du gros orteil, en gardant à l'esprit que chacune représente une vertèbre spécifique. Montez sur le pied. Effectuez ensuite une reptation en douze petites étapes sous la base de la jointure du gros orteil pour traiter les vertèbres thoraciques. Vous devez finir à l'os naviculaire, qui se trouve à mi-chemin entre le point de la vessie et la cheville. Traitez autour du naviculaire, qui représente la première vertèbre lombaire, montant en cinq étapes jusqu'au creux devant l'astragale, qui représente la cinquième vertèbre lombaire. Répétez doucement ce mouvement 3 fois.

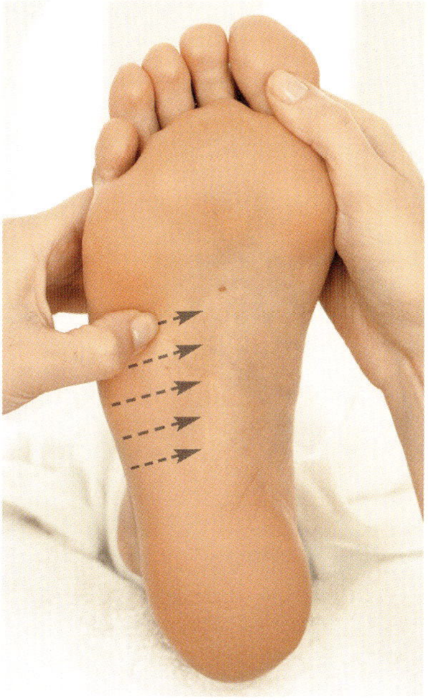

ZONE RÉFLEXE DU FOIE

Cette zone réflexe se trouve uniquement sur le pied droit. Soutenez le pied du patient avec la main droite et placez votre pouce gauche juste sous la ligne du diaphragme. Travaillez lentement et précisément, en traversant horizontalement les zones 5 et 4 ainsi que le début de la zone 3. Allez dans une seule direction. Continuez ainsi jusqu'au-dessus du calcanéum. Pratiquez ce mouvement sur le réflexe du foie 6 fois.

RÉFLEXOLOGIE POUR LES COUPLES

Le toucher est l'une des meilleures façons d'améliorer les relations intimes. L'intimité est importante pour le respect de soi et le regard positif sur soi-même. Elle ouvre les canaux énergétiques traversant le corps, l'aidant à se relaxer et s'exprimer plus facilement verbalement et physiquement. Une séance de réflexologie donnée et reçue favorise une meilleure intimité et rajeunit une relation positive. Une fois les traitements administrés, les partenaires assis l'un en face de l'autre utilisent agréablement les techniques de relaxation.

ZONES/POINTS RÉFLEXES À TRAITER

- Tête
- Toute la colonne vertébrale
- Diaphragme
- Thyroïde
- Poumons
- Côlon ascendant
- Côlon descendant

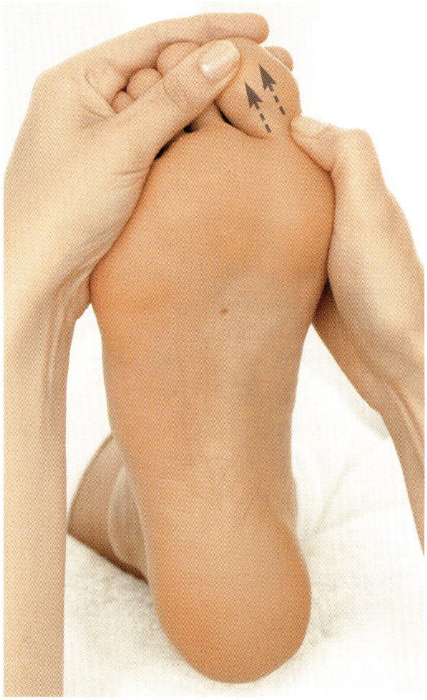

ZONE RÉFLEXE DE LA TÊTE

Soutenez le gros orteil du patient avec les doigts d'une main. Utilisez votre autre pouce pour monter depuis la ligne du cou jusqu'au sommet du gros orteil. Répétez plusieurs fois en traçant des lignes montant sur l'orteil.

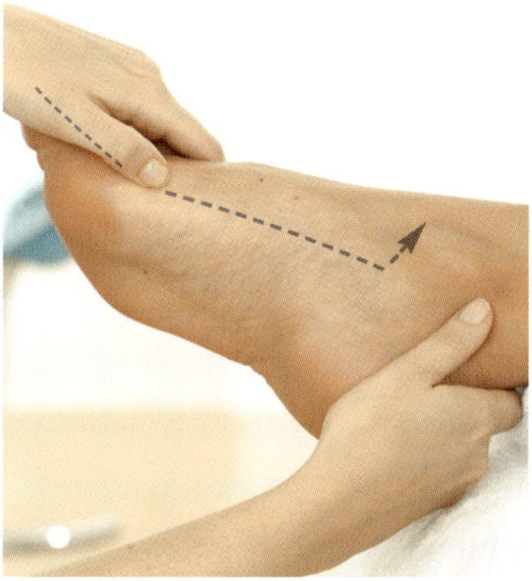

TOUTE LA COLONNE VERTÉBRALE

Travaillez sur l'aspect médial du pied. Soutenez le pied du patient d'une main et utilisez votre autre pouce pour avancer doucement en sept étapes entre les jointures du gros orteil, en gardant à l'esprit que chacune représente une vertèbre spécifique. Montez sur le pied. Effectuez ensuite une reptation en douze petites étapes sous la base de la jointure du gros orteil pour traiter les vertèbres thoraciques. Vous devez finir à l'os naviculaire, qui se trouve à mi-chemin entre le point de la vessie et la cheville. Traitez autour du naviculaire, qui représente la première vertèbre lombaire, montant en cinq étapes jusqu'au creux devant l'astragale, qui représente la cinquième vertèbre lombaire. Répétez doucement ce mouvement 3 fois.

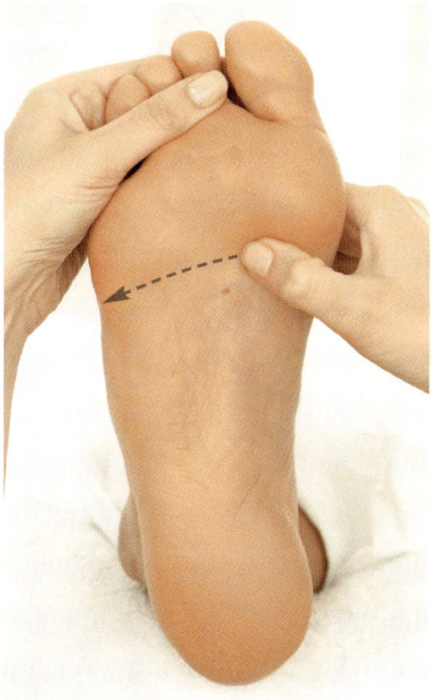

ZONE RÉFLEXE DU DIAPHRAGME

Fléchissez le pied du patient en arrière d'une main, pour tendre la peau. Utilisez le pouce de votre autre main pour travailler sous la tête des métatarsiens, en allant de l'aspect latéral jusqu'à l'aspect médial du pied. Déplacez-vous lentement et répétez ce mouvement 6 fois.

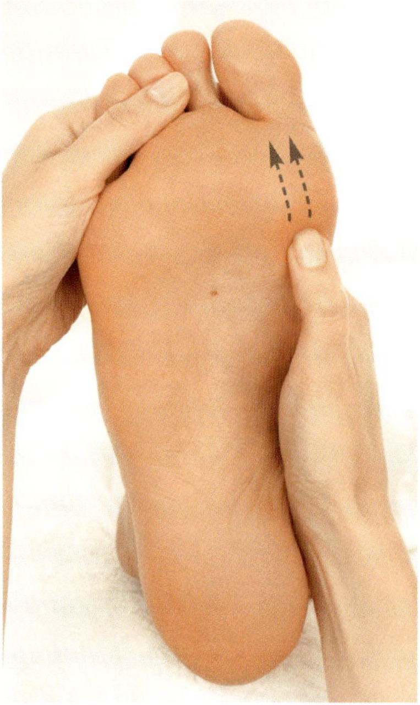

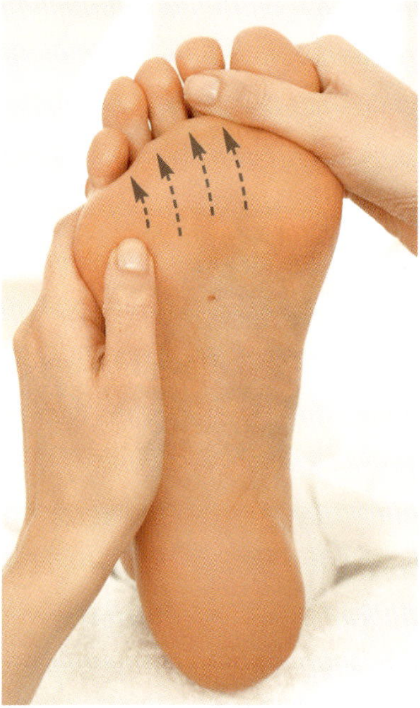

ZONE RÉFLEXE DE LA THYROÏDE

Utilisez un pouce pour traiter la partie charnue du pied depuis la ligne du diaphragme jusqu'à la ligne du cou. Répétez lentement ce mouvement 6 fois sur la zone pour stimuler les niveaux énergétiques.

ZONE RÉFLEXE DU POUMON

Fléchissez le pied du patient en arrière d'une main, pour tendre la peau. Utilisez le pouce de votre autre main pour monter depuis la ligne du diaphragme jusqu'à la zone générale de l'œil/de l'oreille. Travaillez entre les métatarsiens. Répétez ce processus 7 fois, en vous assurant d'avoir traité tous les espaces entre les métatarsiens.

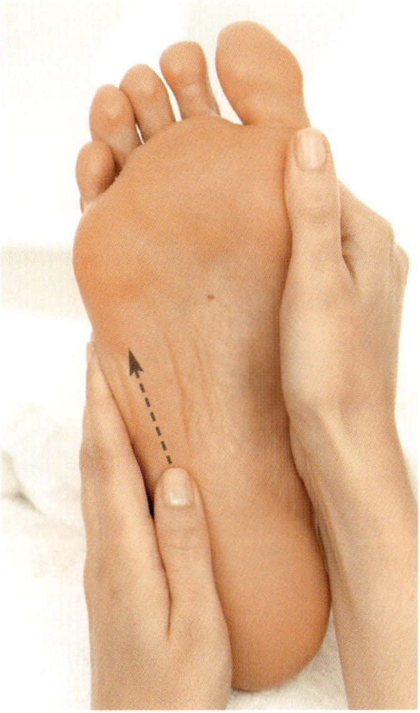

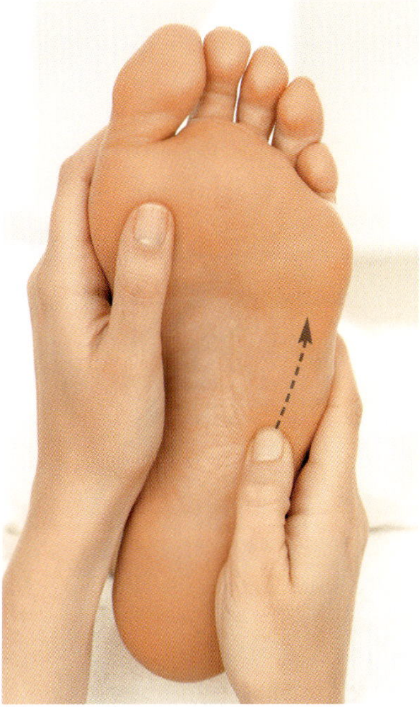

ZONE RÉFLEXE DU CÔLON ASCENDANT

Cette zone réflexe se trouve uniquement sur le pied droit. Utilisez votre pouce gauche pour monter sur la zone 4 depuis le calcanéum du patient. Continuez ainsi en montant jusqu'à la moitié du pied. Traitez la zone réflexe du côlon ascendant 4 fois par des mouvements lents aidant à nettoyer le côlon.

ZONE RÉFLEXE DU CÔLON DESCENDANT

Cette zone réflexe se trouve uniquement sur le pied gauche. Utilisez votre pouce droit pour traiter cette partie du côlon sur la zone 4, depuis le calcanéum du patient. Continuez ainsi jusqu'à arriver à la moitié du pied. Traitez cette zone réflexe 6 fois par des mouvements lents pour stimuler le mouvement péristaltique du côlon.

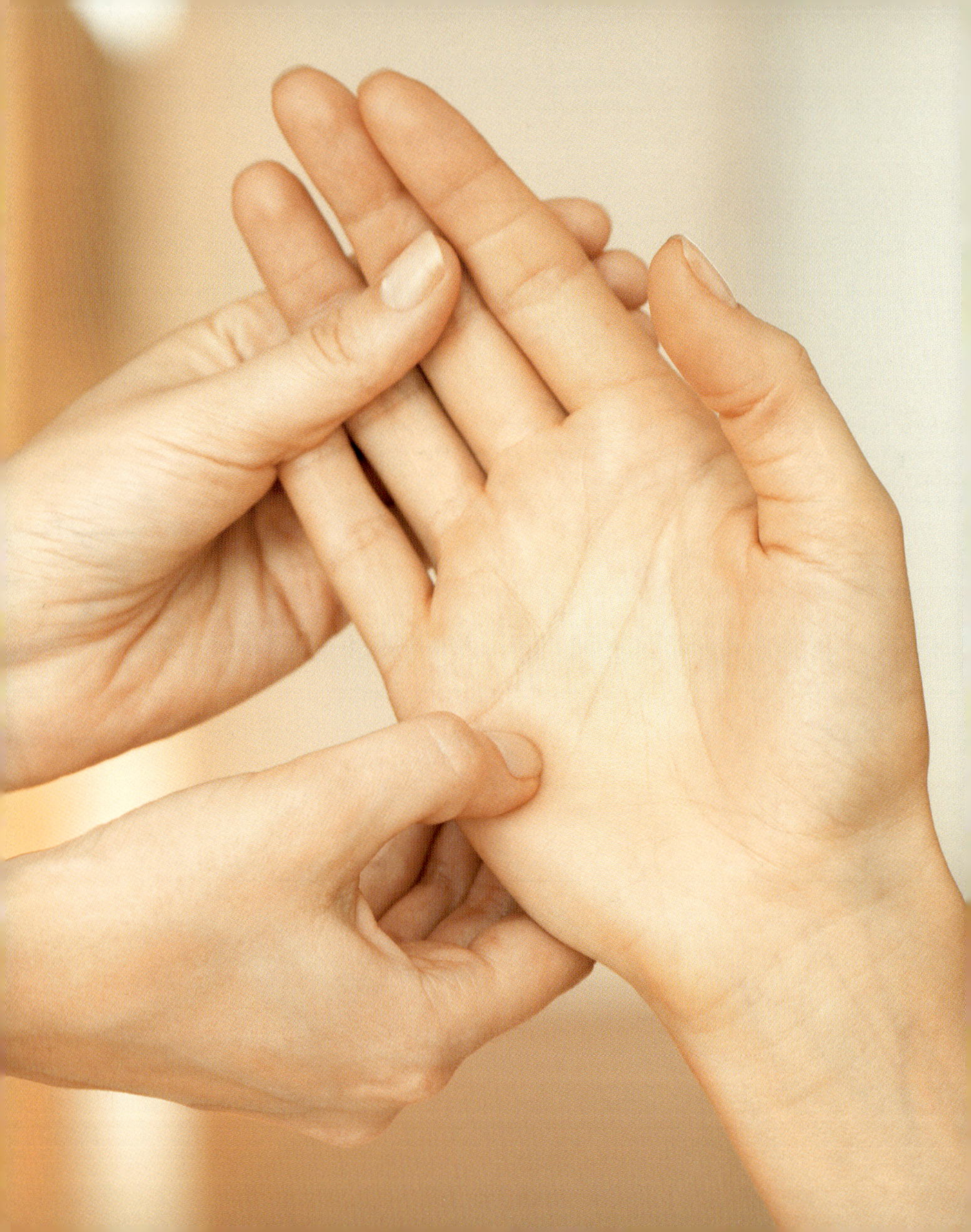

SEPTIÈME PARTIE

Traiter les mains

Travailler sur les mains

La réflexologie de la main est un traitement extrêmement relaxant qui offre à celui qui le reçoit la possibilité de se détendre complètement. La réflexologie de la main permet de traiter la personne pratiquement partout, en avion, en train, en voiture, au bureau, à la maison. Art curatif sans danger, naturel, la réflexologie peut être utilisée pour se traiter soi-même, où et quand on en a envie.

La réflexologie de la main charge en énergie et soigne, qu'il s'agisse d'un syndrome du côlon irritable, d'une sinusite, de maux de tête ou de soulagement du stress. Elle peut être utilisée comme

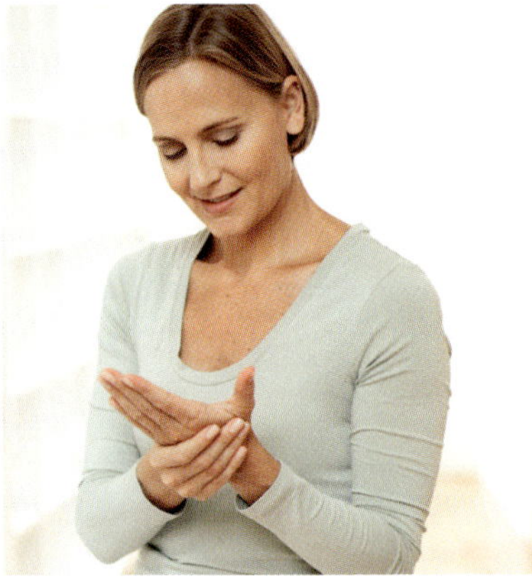

Travailler sur ses propres mains dès qu'on en ressent le besoin charge en énergie.

SITUATIONS OÙ IL EST PRÉFÉRABLE D'UTILISER LA RÉFLEXOLOGIE DE LA MAIN

- Les pieds présentent une infection fongique comme le pied d'athlète.
- Les pieds présentent des verrues couvrant de grandes zones.
- Les pieds ont subi récemment une foulure ou une entorse.
- Un os du pied est fracturé.
- Les pieds sont dans le plâtre.
- Un pied a été amputé (ou les deux).
- Le patient est gêné par ses pieds.
- Les pieds sont trop chatouilleux pour être traités.
- Les pieds souffrent d'une douleur structurelle extrême (peut-être due à l'arthrite).

alternative à la réflexologie du pied, par exemple quand une personne a subi une blessure au pied, a le pied ou la jambe dans le plâtre, a des pieds sensibles ou ne veut pas qu'on touche ses pieds pour des raisons personnelles. C'est aussi une bonne alternative pour les personnes souffrant d'infections comme le pied d'athlète et pour les personnes amputées.

Autotraitement

Très peu de thérapies corporelles sont utilisables efficacement sur soi-même. Bien que la réflexologie du pied soit largement connue, s'autoadministrer un traitement n'est ni facile ni aisé. Grâce à la réflexologie de la main on peut se traiter soi-même avec des résultats étonnants. Les traitements peuvent se concentrer sur deux ou trois points réflexes, sur lesquels on peut travailler au fil de la journée afin de stimuler les mécanismes curatifs de son propre corps.

La conviction qu'on se fait du bien fait appel au pouvoir mental. De concert avec l'action positive de la réflexologie de la main, elle aide sur bien de plans. En pensant au pouvoir qu'on peut avoir sur son propre corps, on soulage des affections comme la constipation, l'épaule bloquée et les crises d'anxiété en traitant le point réflexe correspondant sur ses mains.

Bénéfices de la réflexologie de la main

La réflexologie de la main a de nombreux bénéfices, dont :

- Les mains sont plus accessibles que les pieds.
- Si on manque de temps, la réflexologie de la main est plus douce et moins perturbante.
- Les personnes âgées préfèrent généralement ce traitement très relaxant.
- Les mains sont plus proches de la colonne vertébrale et des terminaisons nerveuses, si bien que les traitements relaxent facilement le système nerveux central.
- Est utile à tout état se rapportant au stress.
- Soulage la douleur dans les mains et les bras, associée à des problèmes comme sclérose en plaques, ténosynovite, épaule bloquée, épicondylite douloureuse, coup du lapin, syndrome du canal carpien, lésions de surmenage et arthrite rhumatoïde.
- On peut travailler sur ses propres mains.
- Les patients peuvent travailler sur leurs mains entre les séances.

Aspects des mains

La réflexologie de la main prend en compte quatre aspects différents, tout comme la réflexologie du pied. De même, tous les points et les zones réflexes ont des emplacements très spécifiques. La connaissance des divers aspects aide à les localiser pour le traitement de base de la main (voir pages 374 à 389). Ces aspects sont :

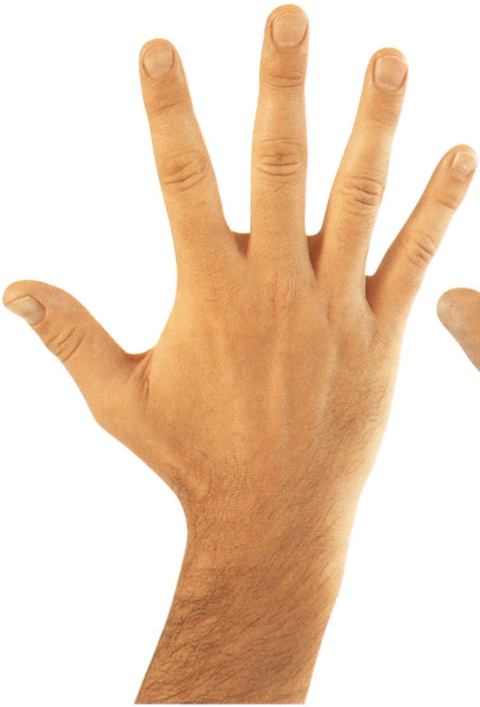

ASPECT DORSAL

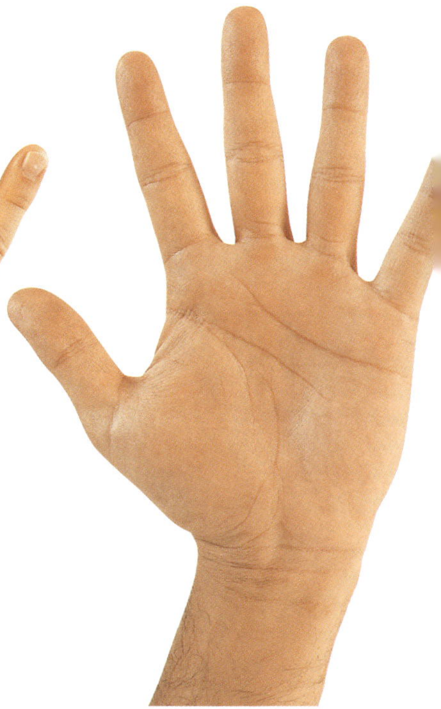

ASPECT PALMAIRE

- **Aspect dorsal :** le dos de la main vu d'en haut.
- **Aspect palmaire :** la paume.
- **Aspect médial :** le bord interne de la main, allant du pouce jusqu'au poignet.
- **Aspect latéral :** le bord externe de la main, allant de l'auriculaire jusqu'au poignet.

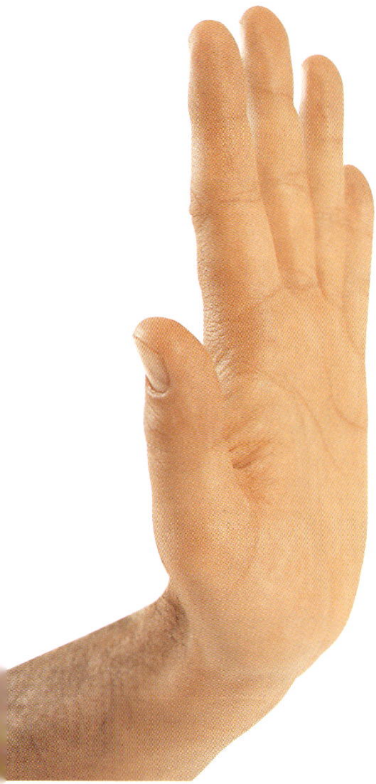

ASPECT MÉDIAL

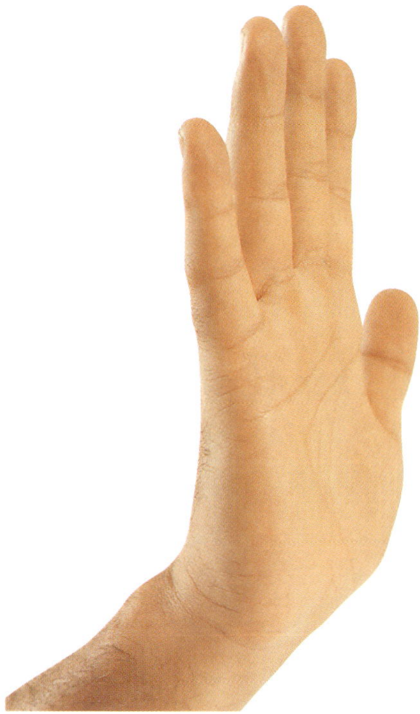

ASPECT LATÉRAL

Diagrammes pour la réflexologie de la main

Les diagrammes de réflexologie de la main aident à identifier les points réflexes correspondant à différentes parties du corps. Mieux on connaît les emplacements de la plupart des points réflexes, plus le traitement s'avérera facile.

RÉFLEXOLOGIE DE LA MAIN – ASPECT DORSAL

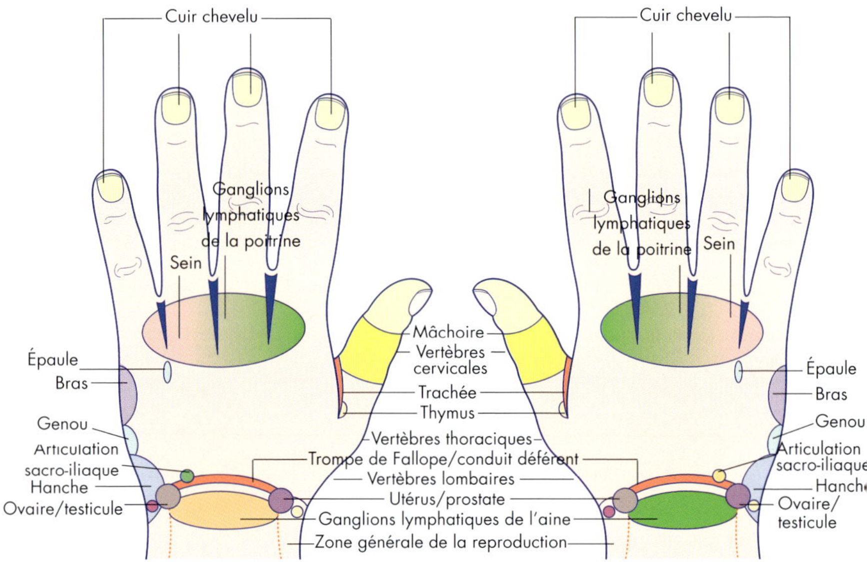

MAIN GAUCHE

MAIN DROITE

RÉFLEXOLOGIE DE LA MAIN – ASPECT PALMAIRE

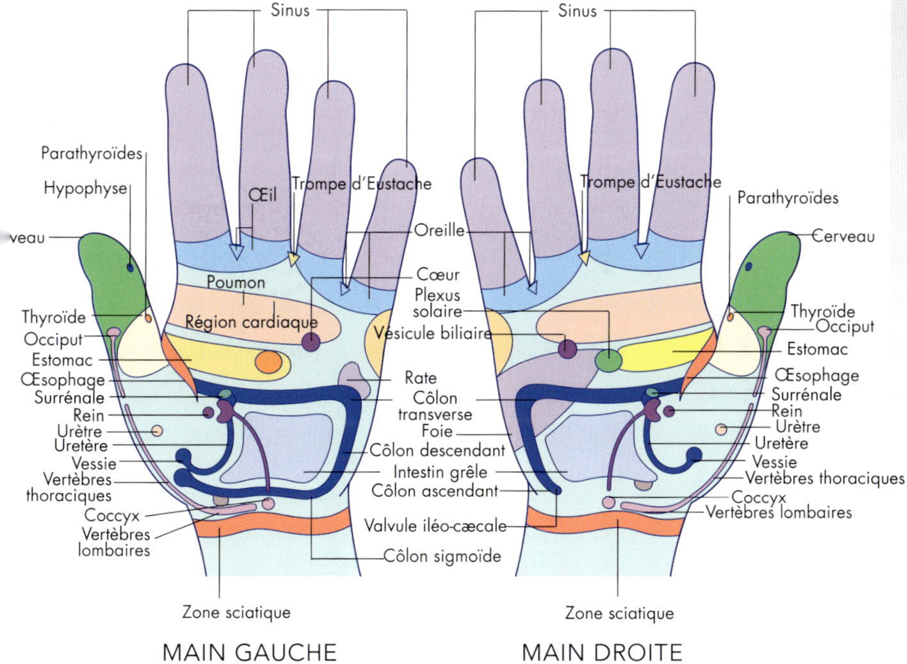

Préparation au traitement

Pour traiter une personne par ce type de réflexologie il suffit de prendre sa main et de travailler sur ses points réflexes. On peut le faire debout ou assis, durant 20 secondes à 2 minutes. Toutefois, le traitement réflexologique de base de la main prend environ 40 minutes. Voici quelques points à prendre en compte avant d'administrer un traitement :

- Il faut avoir l'air professionnel (voir page 106), montrant de la considération pour le traitement et la personne traitée ; c'est également la meilleure manière de s'assurer que le patient respecte le traitement.
- Les ongles doivent toujours être courts et propres lorsqu'on administre des traitements de réflexologie.
- L'espace de travail doit être chaud et confortable.
- Un oreiller est couvert d'une serviette avant d'y placer les mains du patient, afin qu'elles soient bien soutenues. La serviette tiendra au chaud la main qui attend d'être traitée.
- Le praticien et le patient doivent être à l'aise pendant le traitement.
- Le contact visuel avec le patient permet d'adapter la pression pour éviter toute gêne.
- On doit enlever tout bijou et demander au patient de faire pareil.

Milieu de massage

J'aime utiliser de la farine de maïs, avec laquelle j'ai créé un arôme particulier, et qui est une alternative sans danger au talc. En l'utilisant, on soigne en même temps ses propres mains. Une bonne huile-base, comme l'huile de pépins de raisin, relaxante pour le patient et n'asséchant pas la peau des mains, convient aussi. Les personnes plus âgées préfèrent souvent l'huile, mais cela varie selon le patient.

Avant de commencer un traitement, on doit se laver les mains à l'eau chaude pour les réchauffer. Il est préférable de ne pas consommer d'aliments épicés ou contenant de l'ail, afin d'éviter une haleine gênante pour le patient.

On ne doit jamais oublier de soutenir les mains aussi bien que possible, pour que le patient puisse se détendre et être confortable pendant toute la durée du traitement.

Il est essentiel d'enlever tout bijou avant de commencer un traitement et de se laver les mains pour les nettoyer et les réchauffer.

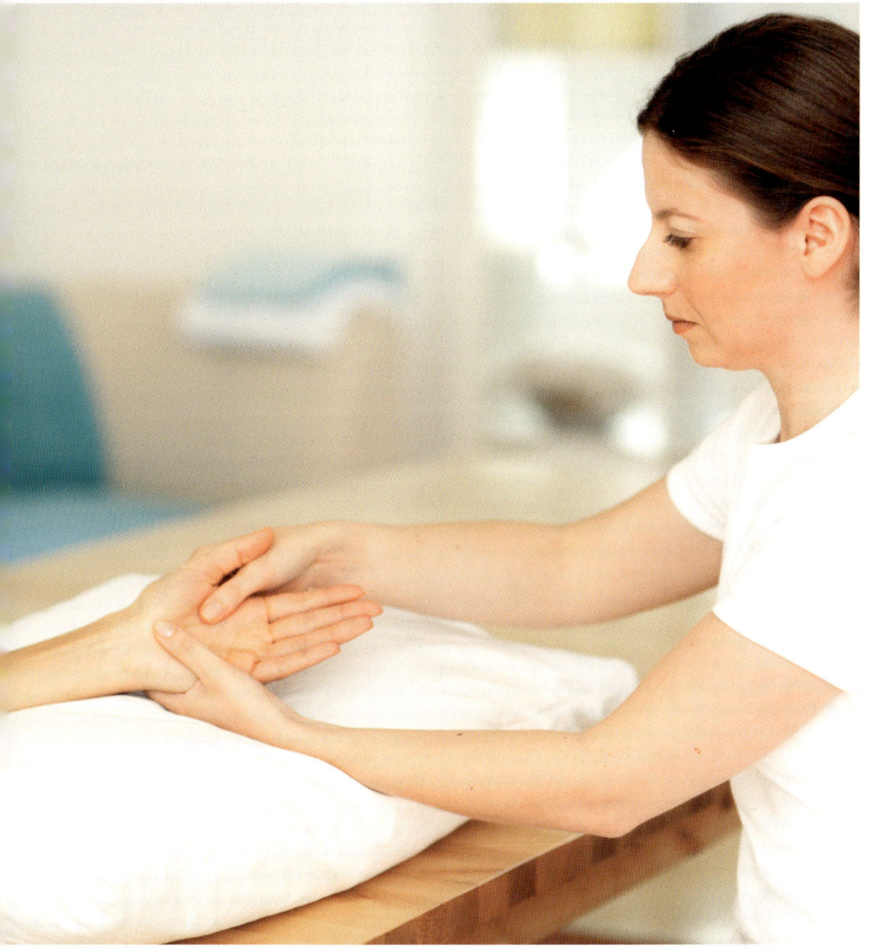

L'espace de guérison

Inutile d'avoir un équipement spécifique pour administrer un traitement réflexologique de la main. On utilise ce qui est disponible et on l'adapte éventuellement pour mettre à l'aise praticien et patient.

Positions de traitement

Six positions différentes permettent d'administrer un traitement réflexologique de la main. L'un des grands avantages de la réflexologie de la main est son adaptabilité. Plus le praticien et le patient sont à l'aise, la séance peut se prolonger, ce qui aboutit à un traitement plus satisfaisant.

1 Debout

Le praticien se tient debout face au patient, lui aussi debout, très près. En prenant tour à tour ses mains, on traite les points réflexes. Ce n'est pas la position idéale pour administrer un traitement complet, mais permet de bien travailler sur certains réflexes.

2 Allongé sur le lit/canapé

Le patient s'allonge confortablement sur le lit ou le canapé. Le praticien s'assoit sur une chaise près de la main droite du patient, qu'il soutient sur un oreiller posé sur ses genoux. Il fait face au patient pour pouvoir observer toute réaction au traitement. Ensuite, il passe de l'autre côté du lit pour traiter la main gauche du patient.

3 Assis sur le plancher face à face, assez près pour toucher les mains

Praticien et patient s'asseyent face à face sur deux coussins disposés sur le plancher. La main droite du patient est posée sur un coussin placé sur les genoux du praticien. Une fois la main droite traitée, on passe à la gauche. Il est préférable de garder le dos droit pendant toute la séance. Bonne position si on ne dispose pas de meubles plus appropriés.

4 Assis face à face à table, sur des chaises confortables

Le praticien place un petit coussin au centre d'une petite table et s'assoit sur une chaise face au patient assis de l'autre côté de celle-ci. Ses mains doivent pouvoir atteindre le patient lorsque les deux sont confortablement assis.

5 Assis sur des chaises se faisant face

On place deux chaises l'une en face de l'autre (si elles ont des accoudoirs, ceux-ci se touchent) et on s'y assoit. La main droite

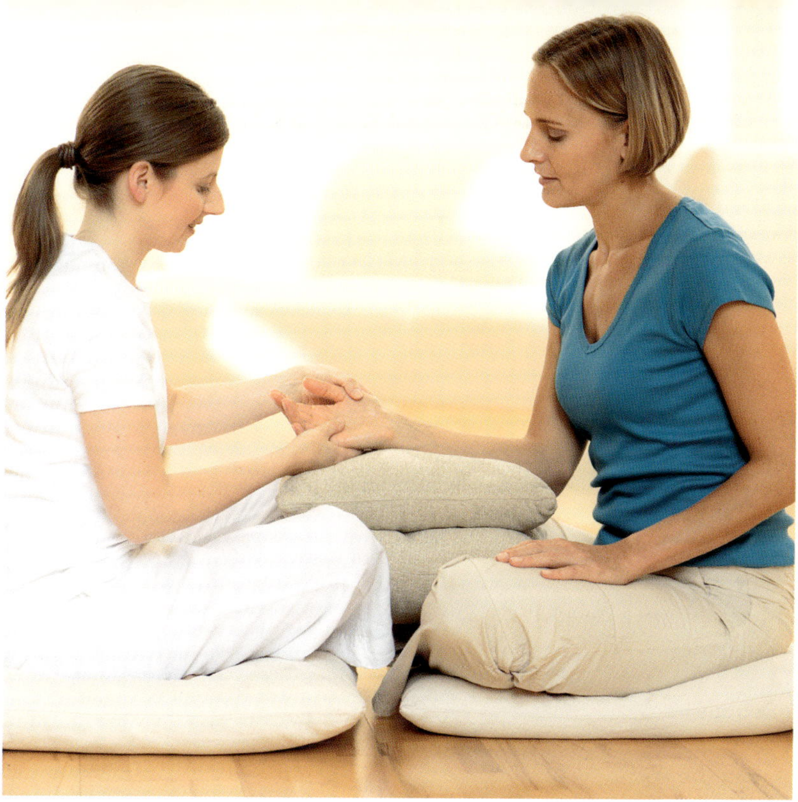

Si on s'assoit sur le plancher sur des coussins, la main du patient est placée sur d'autres coussins pour être mise à la bonne hauteur.

du patient est posée sur un oreiller disposé sur les genoux du praticien. Après l'avoir traité, le praticien passe de l'autre côté de la chaise du patient pour traiter sa main gauche.

6 Assis sur le canapé

Le patient s'assoit ou s'allonge sur le canapé. Le praticien s'installe sur une chaise, un tabouret ou le bord du canapé, près de la main droite du patient, posée sur un oreiller disposé sur ses genoux. Une fois traitée, on demande au patient de s'allonger dans l'autre direction pour traiter sa main gauche.

Fortifier les mains du praticien

Il est important pour le réflexologue de garder ses mains fortes, car s'il les utilise à l'excès, il risque de subir des lésions de surmenage. En travaillant, il faut préférer une pression légère à moyenne et utiliser les deux mains, pour qu'elles se partagent le travail. Dans l'ensemble, on peut utiliser une pression bien plus légère que pour la réflexologie du pied. La prévention de la plupart des blessures de la main tourne autour d'une chose très importante : l'échauffement. Avant de commencer une séance, on doit étirer ses mains et ses doigts et effectuer les exercices présentés ici. La fortification des mains prévient les blessures et la fatigue. Exercer les mains rend la préhension plus forte, augmente la dextérité et améliore la mobilité du poignet. Cela favorise la coordination, accroît l'ampleur des mouvements et aide l'équilibre neuromusculaire.

Une minute ou deux de ces exercices suffisent. Ceci fait, les muscles de la main et du poignet seront suffisamment échauffés pour ne pas subir des blessures notables.

Techniques

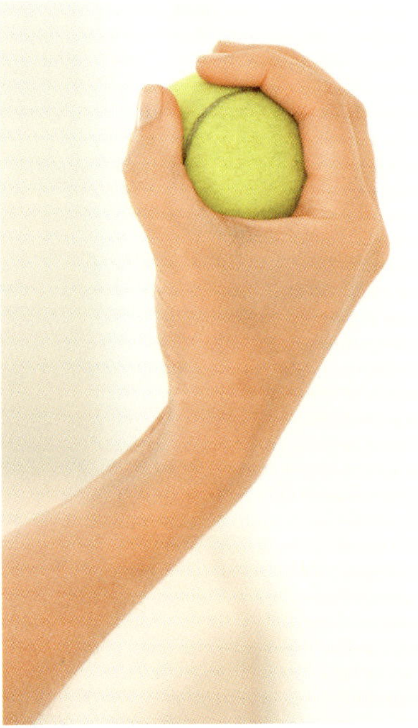

Placez une balle de tennis dans la paume et serrez-la aussi fort que vous le pouvez pendant 2 minutes, puis changez de main. Cela aidera à stimuler l'apport de sang aux mains et à fortifier les muscles, les nerfs et les articulations.

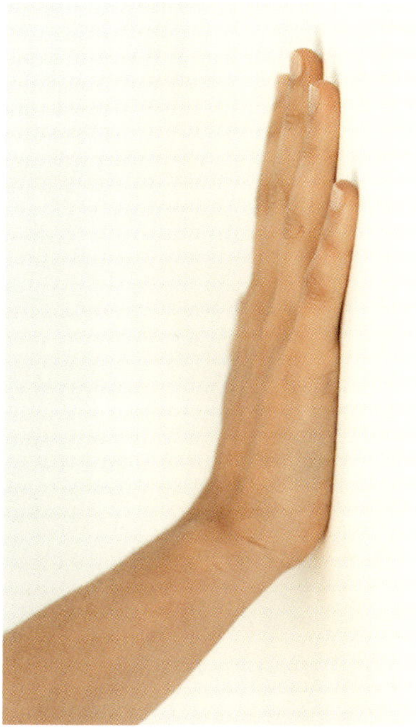

Placez votre paume sur un mur plat et poussez, ce qui fléchira la main et le poignet. Maintenez ce mouvement pendant 10 secondes, puis changez de main. Répétez 2 minutes tous les jours.

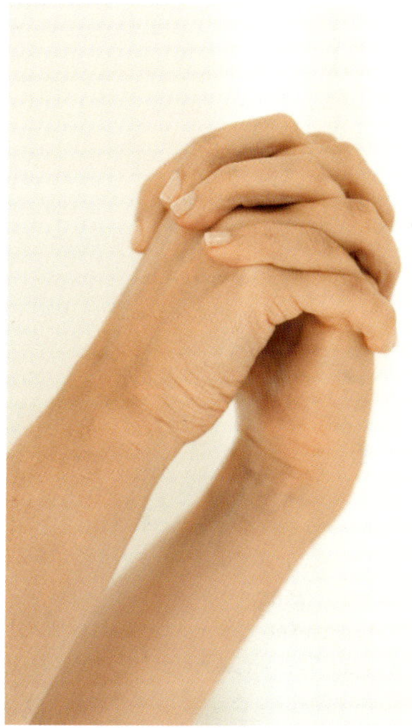

Entrelacez les doigts des mains. Décrivez lentement de larges cercles dans le sens des aiguilles d'une montre pendant une minute, puis dans le sens contraire pendant une autre minute.

Comment utiliser les traitements

La séquence de base de la réflexologie de la main peut être utilisée sur toute personne, des plus jeunes aux plus âgées. La pression doit varier de légère à moyenne, selon la personne traitée. L'allure du pouce ou des autres doigts doit rester régulière du début à la fin de la thérapie. Si on travaille dans la direction du pouce ou de l'ongle, on percevra toujours plus de cristaux et le traitement sera plus fluide. Les techniques illustrées dans cette partie sont accompagnées de flèches indiquant la direction du mouvement.

Au cours du traitement, on fléchit beaucoup la main du patient, ce qui permet de détecter davantage de cristaux. Le patient, quant à lui, percevra mieux les sensations des points réflexes. On doit rester plus longtemps sur un point réflexe de la main que du pied, car les mains sont moins sensibles. L'objectif important est de satisfaire les besoins du patient et de faire bénéficier celui-ci d'un traitement relaxant dont il se souviendra.

Si on traite un bébé, les techniques diffèrent. On suit toujours les directions des flèches, mais sans utiliser les techniques de compression du serpent (voir page 371), de la taupe (voir page 372) ou de la pince de crabe (voir page 373) avec le pouce ou un autre doigt. Il est préférable de se servir du bout de l'index et de caresser légèrement les zones réflexes. Les bébés traités par la réflexologie n'ont pas besoin d'autant de pression que les adultes.

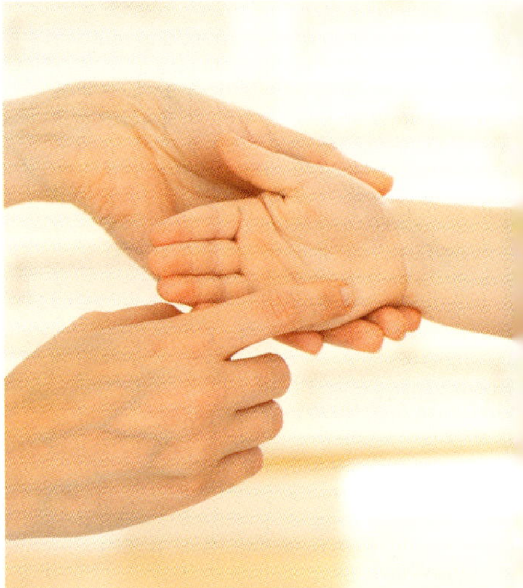

En administrant un traitement à un bébé ou une jeune enfant, la pression exercée doit être très légère.

Lire les réflexes des mains

Au cours du traitement, on contribue à la restauration de l'énergie dans l'ensemble du corps et on stimule ses facultés curatives naturelles. On « lit » les mains pour identifier les zones faibles où le patient a besoin d'aide et pour trouver les cristaux et les régions douloureuses ou sensibles.

On demande au patient si une zone quelconque est douloureuse ou on perçoit le tressaillement de ses doigts quand on traite une zone ou un point réflexe sensible. Moins de cristaux sont perçus dans les mains que dans les pieds, dissipés en douceur par les techniques réflexologiques de la main (voir pages 370 à 373). Les cristaux ou la douleur signalent un déséquilibre dans la zone correspondante du corps. Par exemple, un cristal dans le point réflexe de l'épaule révèle un problème passé, actuel ou futur de celle-ci.

La principale différence avec les pieds est que les mains sont utilisées de manières plus variées. Les mains sont également plus exposées à la pression, qui décompose naturellement beaucoup de cristaux. Si une personne signale qu'une zone est sensible, il faut alléger la pression et continuer à travailler très doucement dessus pendant 10 autres secondes.

En maintenant le contact visuel, on observe le visage du patient pour alléger la pression si une gêne est présente.

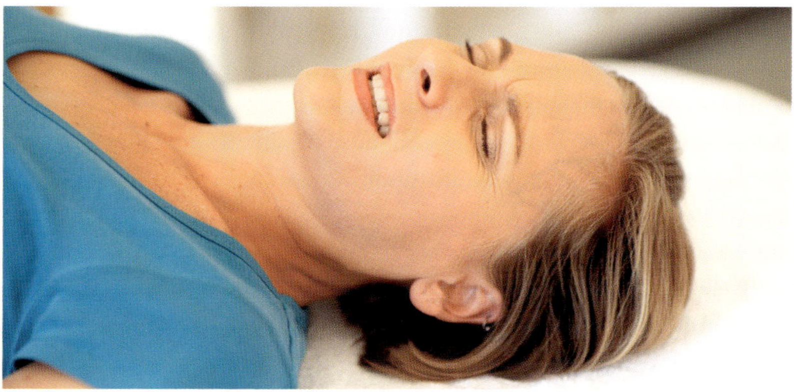

Relaxer les mains

Les mouvements de relaxation suivants sont conçus pour conduire le patient à un état de calme et d'équilibre où il se sentira en sécurité. À mesure qu'on traite ses mains, le visage du patient se détend et toutes ses inquiétudes disparaissent. Sa respiration ralentit et devient plus profonde. La tension quitte ses épaules en descendant par ses bras. Il devient plus facile de travailler sur les muscles de ses mains à mesure que son corps commence à explorer ses facultés curatives.

Un traitement réflexologique de la main peut s'avérer une merveilleuse manière de se relaxer et de se détendre.

On commence et on finit toujours le traitement par ces mouvements de relaxation, en les faisant durer aussi longtemps qu'on en a envie.

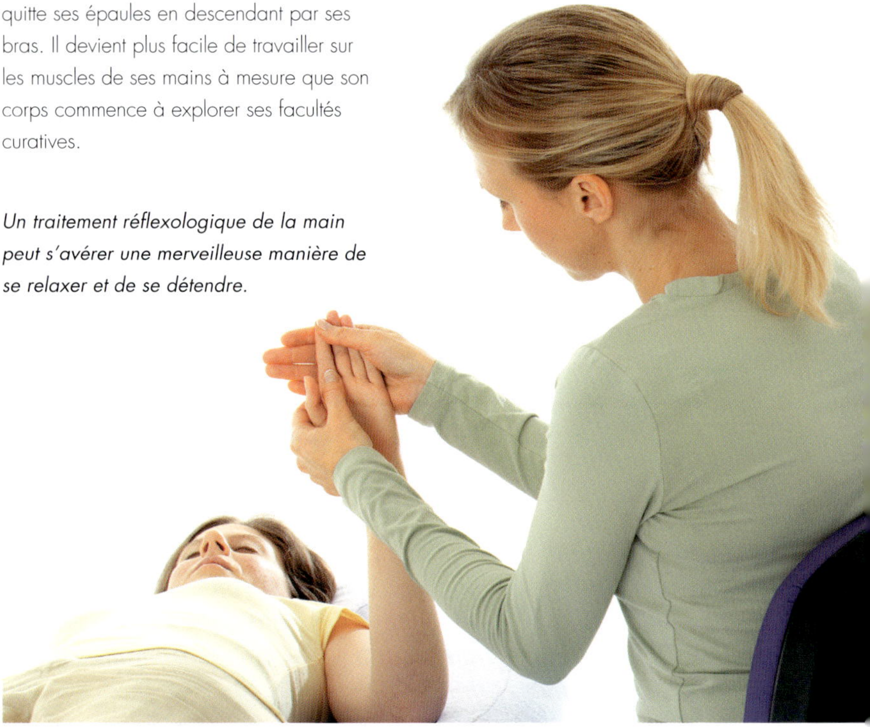

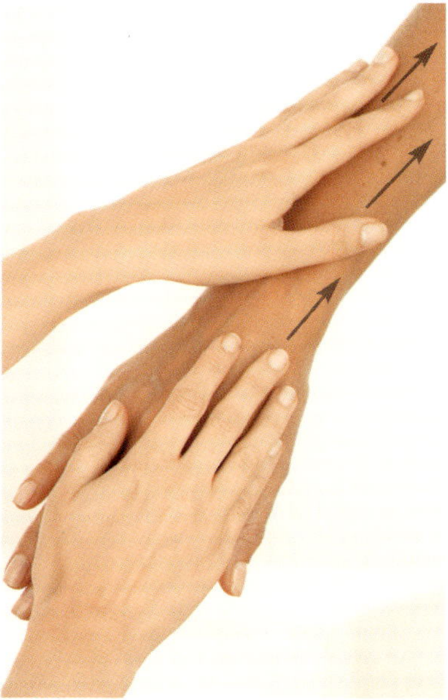

TOUCHER DU PAPILLON

Placez vos paumes sur la main droite du patient et faites-les monter et descendre doucement sur son bras. Vos mains doivent travailler de concert, avec une pression moyenne. Travaillez ensuite sur la main gauche. Continuez ce mouvement pendant 1 minute sur chaque main.

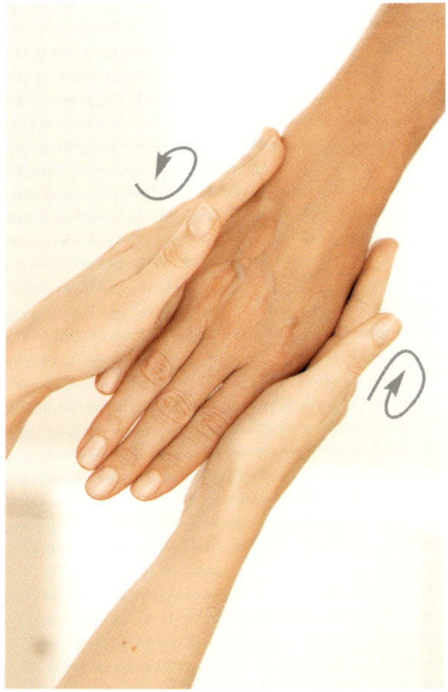

CARESSE RÉCONFORTANTE

Placez vos paumes sur les bords de la main droite du patient. Commencez à secouer vos mains en les rapprochant et en les éloignant de vous, avec une pression légère. Travaillez ensuite sur sa main gauche. Continuez ce mouvement pendant 30 secondes sur chaque main.

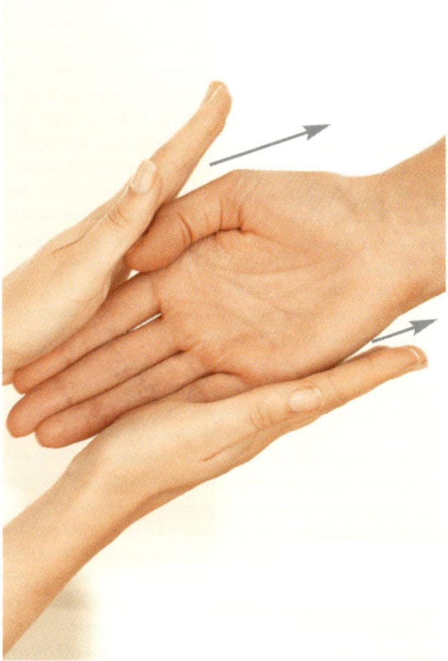

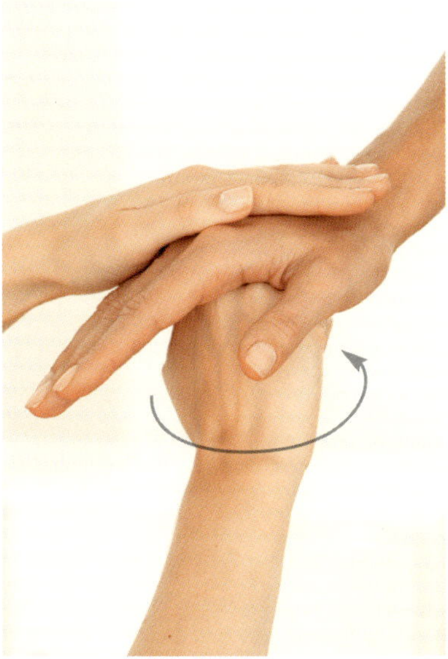

MONTÉE DU PHÉNIX

Placez vos paumes des deux côtés du poignet droit du patient. Roulez-les lentement en montant depuis la base de la main vers les doigts. Maintenez les doigts en douceur pendant 3 secondes, puis faites redescendre vos mains des deux côtés du poignet. Répétez 5 fois avec une pression moyenne et, ce faisant, imaginez l'énergie curative s'accumuler dans vos mains prêtes pour le traitement. Travaillez ensuite sur la main gauche du patient.

TOUCHER DU COYOTE

Placez votre poing sur la paume droite du patient. Placez votre autre main, paume vers le bas, sur le dos de sa main. Tournez lentement vos mains avec une pression moyenne, tout en parcourant la paume du patient. Travaillez ensuite sur sa main gauche. Continuez ce mouvement pendant 30 secondes sur chaque main.

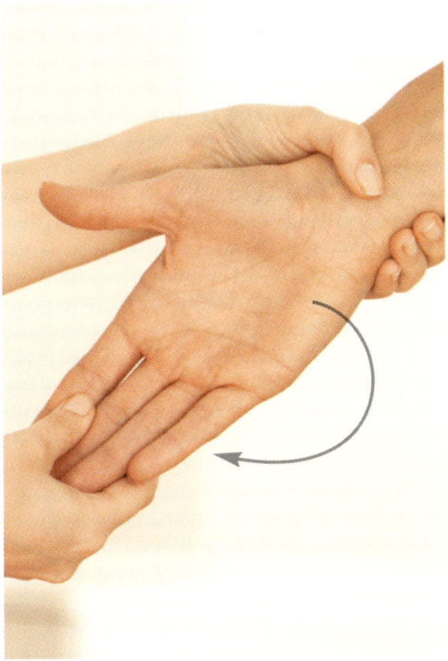

AILE D'ANGE

Soutenez la main droite du patient au niveau du poignet avec une main et utilisez votre autre main pour la faire tourner doucement, d'abord dans le sens des aiguilles d'une montre, puis dans le sens contraire, en décrivant de grands cercles. Fléchissez doucement sa main en arrière et maintenez 5 secondes. Travaillez ensuite sur sa main gauche. Continuez ce mouvement pendant 30 secondes sur chaque main.

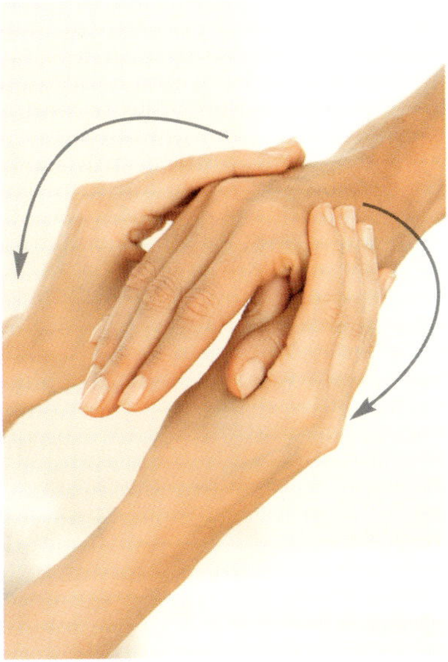

SOUFFLE D'APOLLON

Placez vos mains sur la main droite du patient, doigts sur son dos, pouces sur sa paume. Vos pouces distants de 2,5 cm sont posés sur la zone réflexe du poumon. Tirez doucement vos doigts vers vous, tout en appuyant un peu plus sur vos pouces. Demandez au patient de visualiser son inspiration guérissant la zone du corps ayant besoin d'aide. Répétez ce mouvement 5 fois. Travaillez ensuite sur sa main gauche. Continuez ce mouvement pendant 30 secondes sur chaque main.

Techniques de base

Les pages suivantes présentent trois techniques simples de réflexologie de la main, faciles à retenir et à utiliser, tout en s'avérant très relaxantes. On doit se servir avec confiance de ces techniques du début à la fin du traitement, en pratiquant d'abord sur ses propres mains, focalisé sur la pression utilisée et sur l'allure du traitement. Généralement, plus on va lentement, plus on découvrira de cristaux à dissiper, et plus le traitement sera relaxant pour le patient.

Ces techniques contribueront à l'administration d'un traitement professionnel et à l'activation du processus de guérison. pendant le traitement, la respiration profonde maintient la relaxation.

En cas de grossesse, on peut traiter son propre point réflexe de l'hypophyse pour stimuler l'hormone ocytocine favorisant l'accouchement.

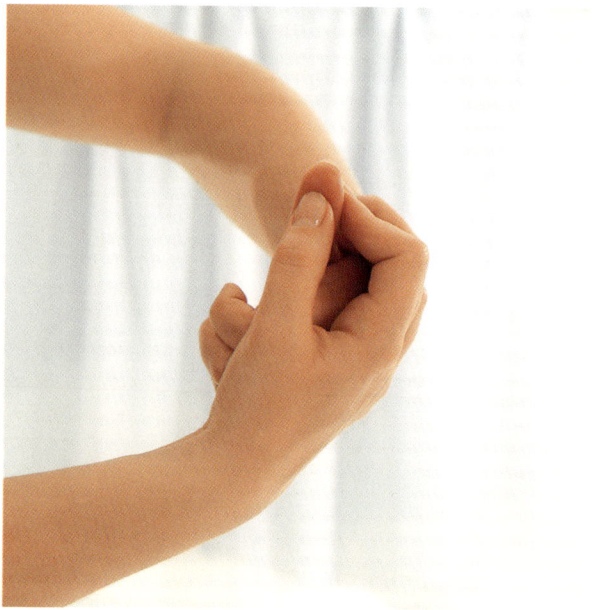

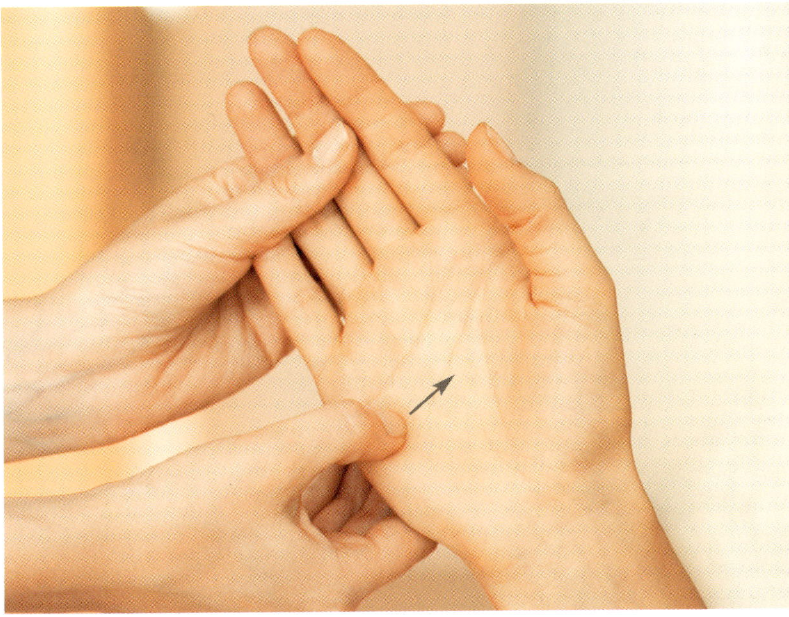

SERPENT

C'est la technique de compression la plus employée. Vous pouvez utiliser soit votre pouce, soit votre index. Pour utiliser le serpent, ouvrez et fermez le pouce ou le doigt actif à mesure que vous avancez par des étapes minuscules. Utilisez la pulpe du pouce ou d'un doigt, plutôt que son bout, pour le confort du patient et le vôtre. Cette technique de pression travaille en alternance. Le pouce ou le doigt applique une pression en appuyant et la relâche en glissant en avant d'une distance infime. En appuyant, vous percevrez parfois des cristaux soit éclatant sous la peau, soit ressemblant à des grains de sucre. Pratiquez cette technique sur votre paume pour créer un rythme qui vous convienne. Maintenez constamment la même allure lente.

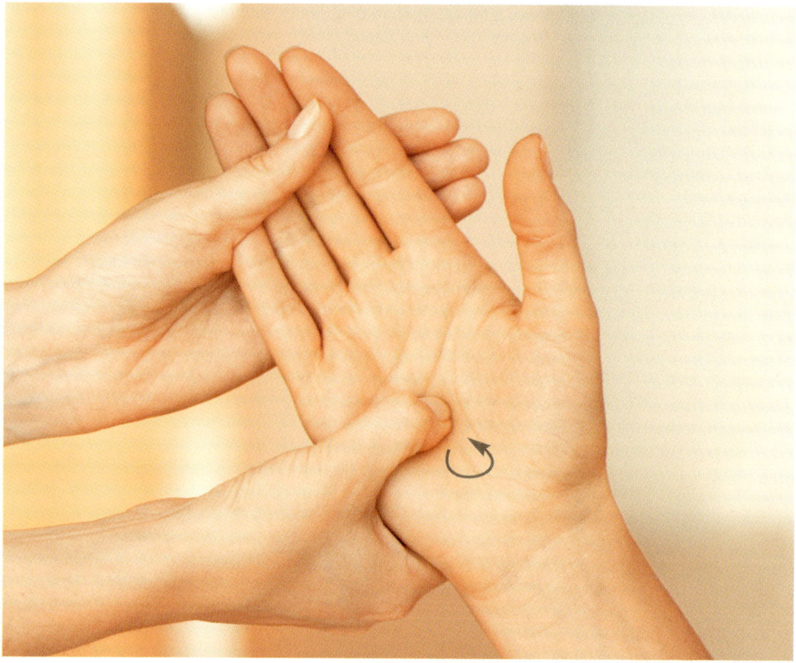

TAUPE

Utilisez la technique de la taupe pour creuser dans un point réflexe ou dans une zone réflexe afin de dissoudre les cristaux par un mouvement circulaire. Vous pouvez utiliser soit votre pouce, soit un autre de vos doigts, et le faire tourner dans le sens des aiguilles d'une montre ou dans la direction contraire pour décomposer tout cristal. Utilisez toujours la pulpe du pouce ou d'un doigt, plutôt que son bout, car si courts que soient vos ongles, ils risquent de gêner le patient. Essayez ce mouvement sur le centre de votre paume, en gardant les doigts détendus. Plus vous y passez de temps, plus votre main percevra des sensations. Cette technique est efficace pour administrer un bon traitement thérapeutique, même si un praticien n'a pas beaucoup de force dans les mains.

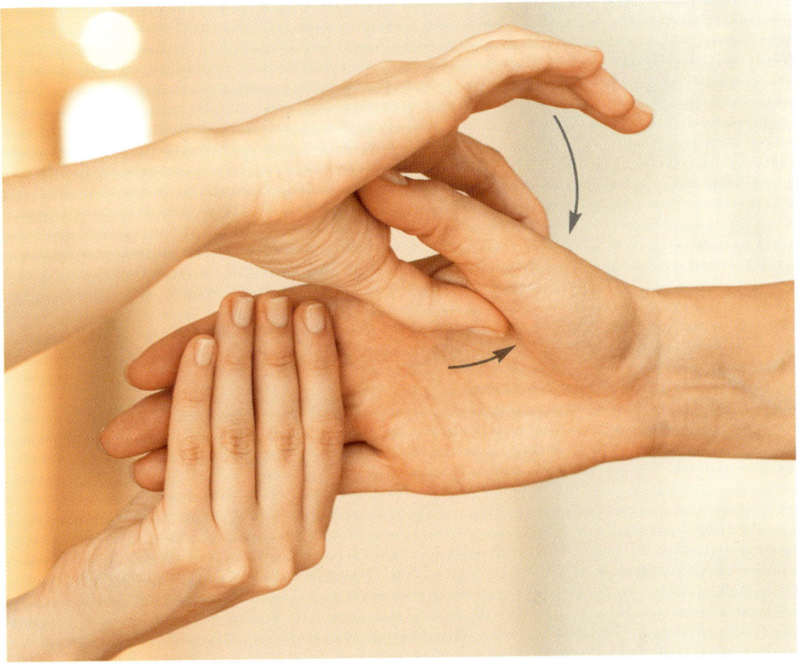

PINCE DU CRABE

Utilisez la technique de la pince du crabe pour accéder efficacement à un point réflexe, travaillant pour produire aisément une pression allant de très légère à très forte. Placez votre index sur le dos de la main du patient et votre pouce sur sa paume. Utilisez toujours la pulpe du pouce ou d'un doigt, plutôt que son bout. Vous pouvez monter jusqu'à un point réflexe avec cette technique et y appliquer une pression légère, puis secouer en avant et en arrière, comme si vous poussiez une balançoire. Vous constaterez que votre pouce et votre doigt commenceront à déchirer doucement la zone sur laquelle ils sont posés. Ce mouvement de la peau stimule le point réflexe. En utilisant cette technique, établissez toujours un contact visuel avec le patient, afin de pouvoir adapter la pression à sa convenance.

Traitement général de la main

La meilleure façon de débuter et d'achever un traitement est d'utiliser les techniques de relaxation décrites aux pages 366 à 369. On administre ensuite la séquence suivante, d'abord à la main droite, puis à la main gauche du patient, avec des mouvements lents et assurés. Une fois le traitement de la main droite achevé, on couvre celle-ci avec une serviette pour la garder au chaud pendant qu'on traite la main gauche.

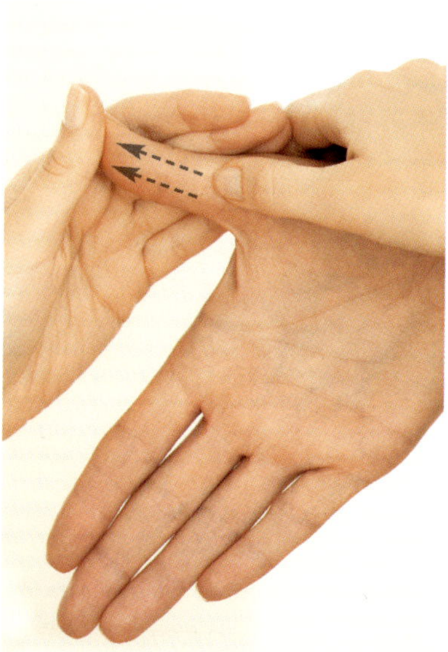

ZONE RÉFLEXE DE LA TÊTE

Soutenez la main du patient et utilisez votre pouce actif pour monter en serpentant depuis la base au bout de son pouce. Continuez ainsi 20 secondes avec une pression moyenne, jusqu'à ce que toute la région ait été traitée.

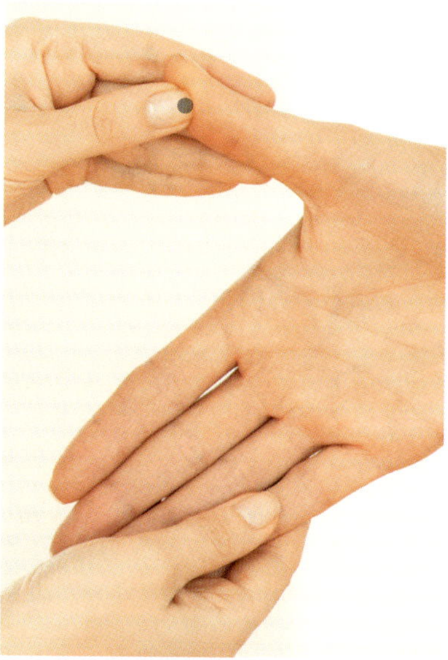

POINT RÉFLEXE DE L'HYPOPHYSE

Utilisez votre pouce pour pousser dans le centre du pouce du patient, en utilisant la technique de la taupe pour appliquer une pression et creuser dans le point de l'hypophyse. Continuez pendant 10 secondes avec une pression moyenne.

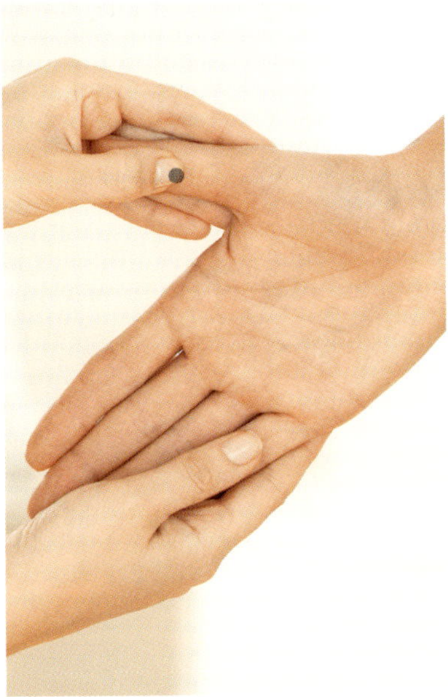

POINT RÉFLEXE DE L'OCCIPUT

Placez votre pouce sur le point de l'occiput du patient, situé à la base de la phalangette, à l'endroit où elle se joint à la phalange. Poussez en montant sur la jointure et utilisez la technique de la taupe pour creuser vers l'occiput avec une pression moyenne pendant 10 secondes.

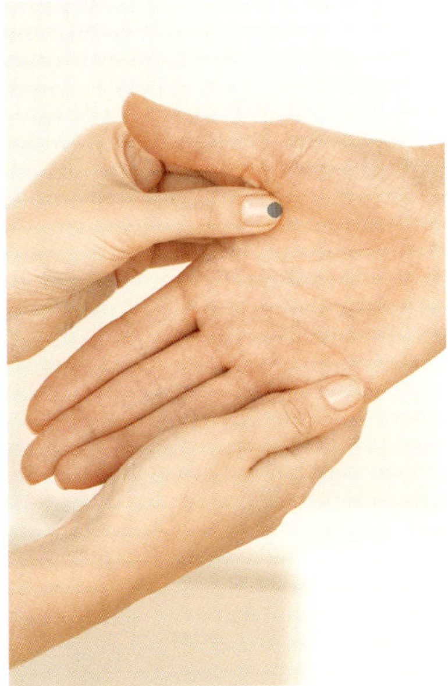

ZONE RÉFLEXE DE L'ŒSOPHAGE

Utilisez votre pouce et votre index pour pincer la peau entre le pouce et l'index du patient, en utilisant la technique de la pince du crabe pour décrire de larges cercles. Appliquez une pression légère pendant 10 secondes.

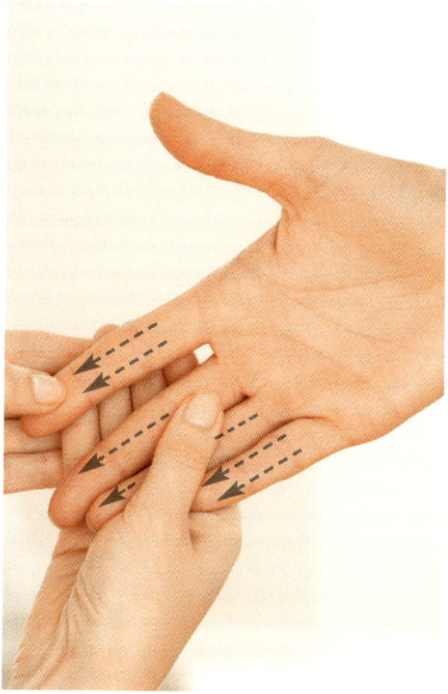

ZONE RÉFLEXE DU SINUS

Utilisez votre pouce ou un autre de vos doigts pour monter en serpentant depuis la base des doigts du patient jusqu'à leur bout afin de traiter les sinus. Utilisez des mouvements lents avec une pression moyenne pour drainer ou fortifier les sinus. Continuez avec une pression moyenne pendant 1 minute.

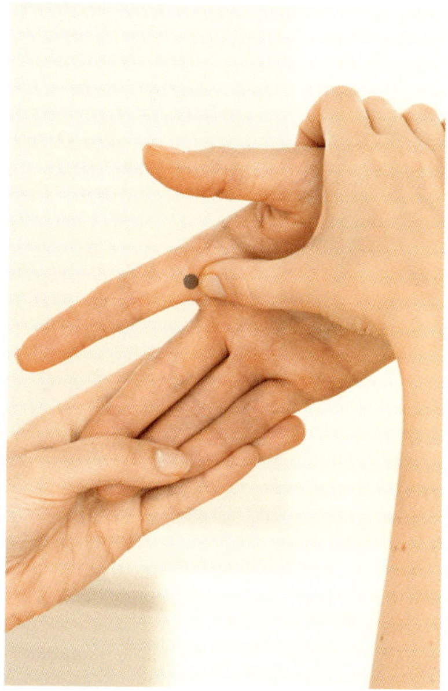

POINT RÉFLEXE DE L'ŒIL

Placez votre pouce entre l'index et le médius du patient. Utilisez la technique de la taupe pour creuser dans ce point pendant 5 secondes avec une pression moyenne, en décrivant de larges cercles.

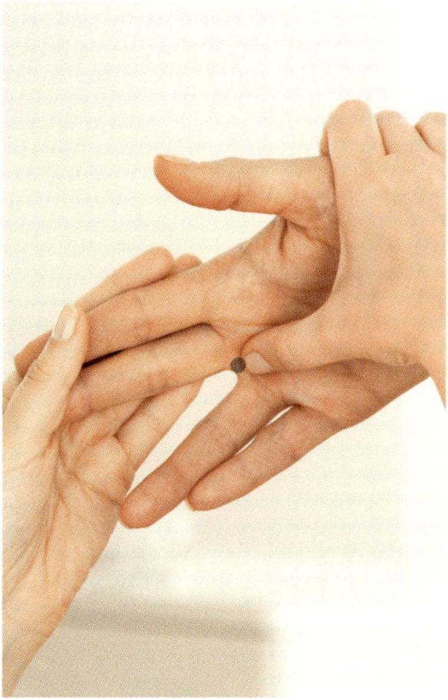

POINT RÉFLEXE DE LA TROMPE D'EUSTACHE

Placez votre pouce entre le médius et l'annulaire du patient. Utilisez la technique de la taupe pour creuser dans ce point pendant 5 secondes avec une pression moyenne.

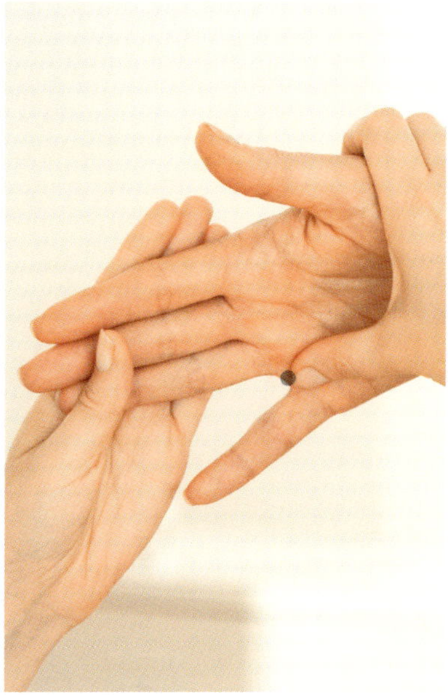

POINT RÉFLEXE DE L'OREILLE

Placez votre pouce entre l'annulaire et l'auriculaire du patient. Utilisez la technique de la taupe pour creuser dans ce point pendant 5 secondes avec une pression moyenne.

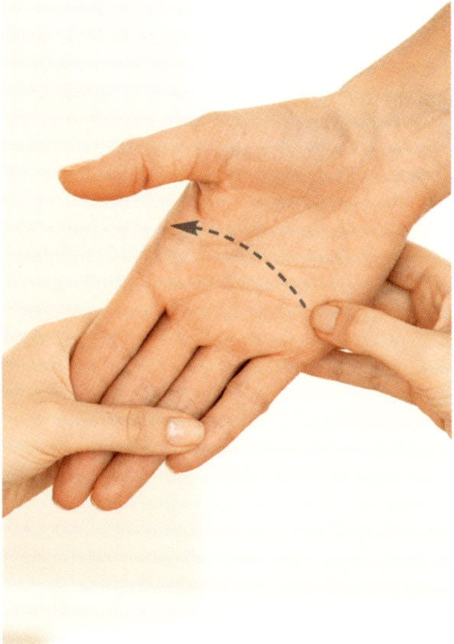

ZONE RÉFLEXE DU DIAPHRAGME

Soutenez la main du patient et fléchissez-la en arrière pour tendre la peau. Placez votre pouce actif à mi-hauteur de la paume du patient. Utilisez lentement la technique du serpent pour traverser sa main d'un côté à l'autre. Continuez ce mouvement avec une pression moyenne pendant 10 secondes, en dissipant tout cristal.

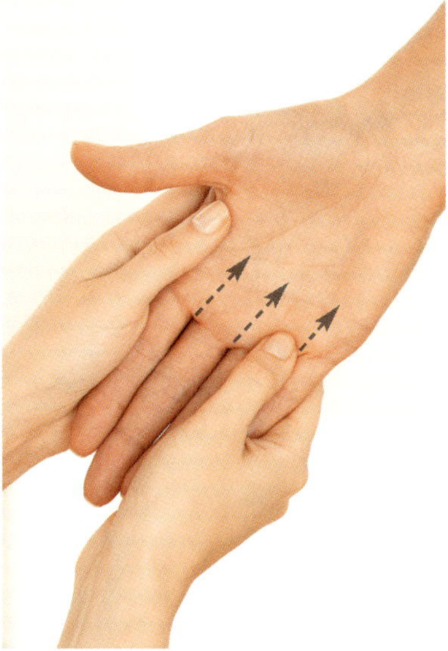

ZONE RÉFLEXE DU POUMON

Placez votre pouce entre la base de l'annulaire et de l'auriculaire du patient. Utilisez la technique du serpent pour monter jusqu'à la ligne du diaphragme, en travaillant entre les os. Continuez ainsi pendant 20 secondes entre les zones 2 et 3, 3 et 4, 4 et 5. Traitez cette région avec une pression moyenne pendant 15 secondes.

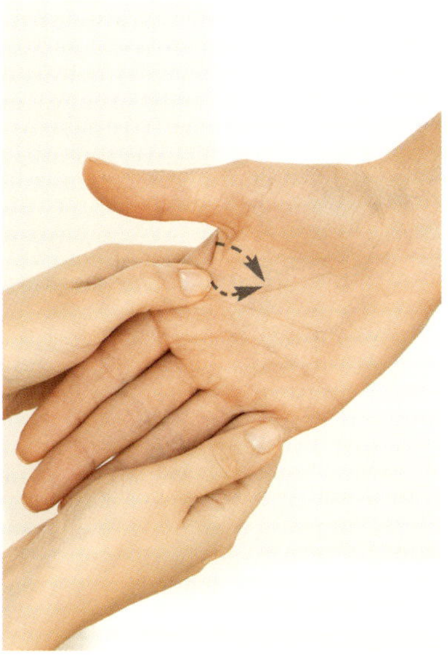

ZONE RÉFLEXE DE L'ESTOMAC

Fléchissez la main du patient pour tendre la peau. Placez votre pouce actif sur la peau entre l'index et le pouce du patient. Utilisez lentement la technique du serpent pour partir du bord de sa main, puis descendez en glissant jusqu'au point de départ. Continuez ainsi avec une pression légère pendant 10 secondes jusqu'à ce que toute la région ait été traitée.

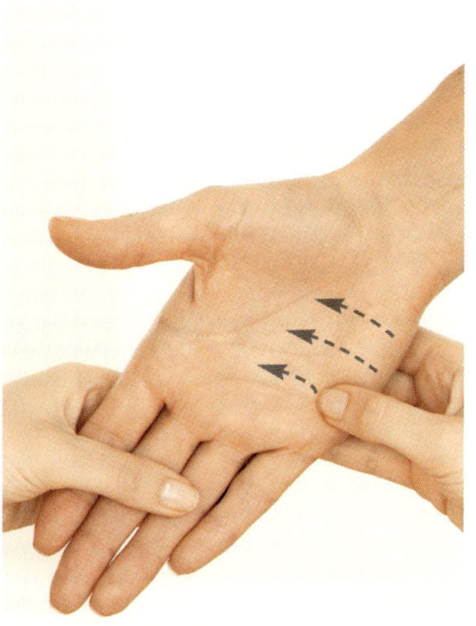

ZONE RÉFLEXE DU FOIE

Cette zone réflexe se trouve uniquement sur la main droite. Placez votre pouce actif sur le bord de la main du patient, juste sous la ligne du diaphragme. Utilisez la technique du serpent et travaillez en ligne droite depuis le bord de sa main jusqu'à la zone 3. Revenez en glissant et descendez d'une étape vers son poignet, puis répétez cette technique et finissez juste au-dessus du poignet. Continuez ainsi pendant 10 secondes avec une pression moyenne.

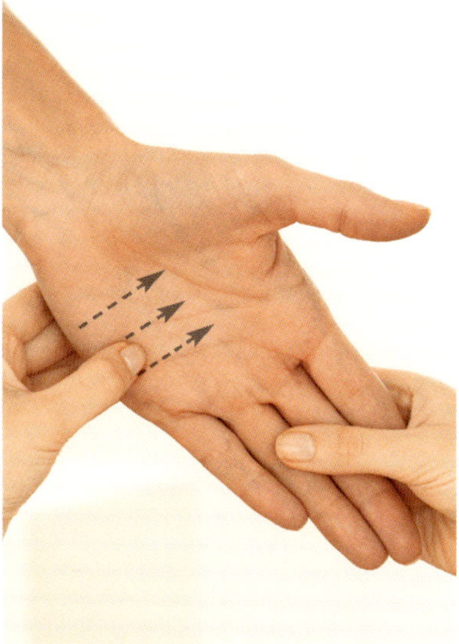

ZONE RÉFLEXE DE LA RATE

Cette zone réflexe se trouve uniquement sur la main gauche. Placez votre pouce actif sur le bord de la main du patient, juste sous la ligne du diaphragme. Utilisez la technique du serpent et travaillez en ligne droite depuis le bord de la main jusqu'à la zone 3. Revenez en glissant et descendez d'une étape vers le poignet, puis répétez cette technique sur trois lignes. Continuez ainsi pendant 10 secondes avec une pression moyenne.

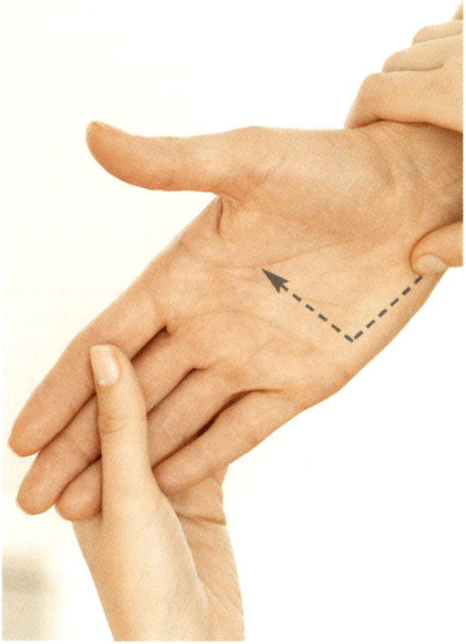

ZONE RÉFLEXE DU CÔLON ASCENDANT/CÔLON TRANSVERSE

Cette zone réflexe se trouve uniquement sur la main droite. Placez votre pouce actif à la base de la main du patient dans la zone 4. Utilisez la technique du serpent pour monter lentement le côlon ascendant. À mi-hauteur de la main, arrêtez et utilisez la technique de la taupe 3 secondes. Tournez ensuite votre pouce et utilisez la technique du serpent pour traverser sa main, en finissant entre l'index et le pouce. Continuez ainsi avec une pression moyenne pendant 30 secondes en dispersant les cristaux si nécessaire.

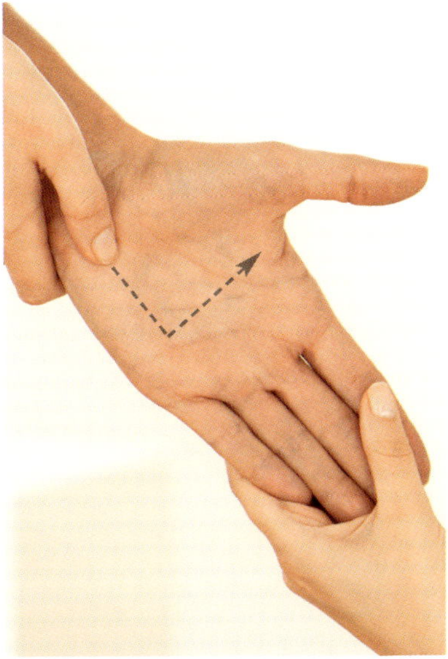

ZONE RÉFLEXE DU CÔLON DESCENDANT/CÔLON TRANSVERSE

Cette zone réflexe se trouve uniquement sur la main gauche. Placez votre pouce actif à la base de la main du patient dans la zone 4. Utilisez la technique du serpent pour monter lentement le côlon descendant. À mi-hauteur de la main, arrêtez et utilisez la technique de la taupe pendant 3 secondes. Tournez ensuite votre pouce et utilisez la technique du serpent pour traverser sa main, en finissant entre l'index et le pouce. Continuez ainsi avec une pression moyenne pendant 30 secondes pour aider à nettoyer le côlon.

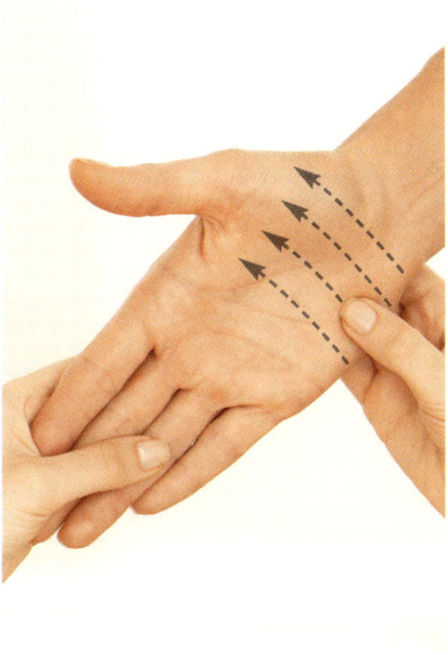

ZONE RÉFLEXE DE L'INTESTIN GRÊLE

Placez votre pouce actif sur le bord de la main du patient, juste au-dessous de la ligne du diaphragme. Utilisez la technique du serpent pour effectuer une reptation en ligne droite sur sa paume. Faites glisser votre pouce en arrière et descendez d'une étape, puis traversez sa main. Continuez ainsi jusqu'au poignet. Traitez la région de l'intestin grêle pendant 10 secondes avec une pression légère, pour favoriser une absorption correcte.

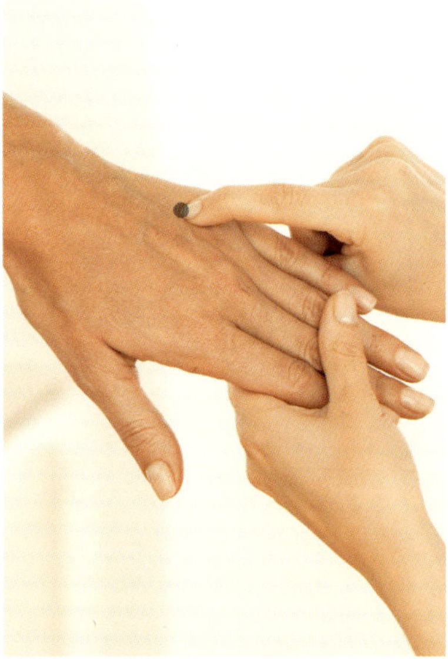

POINT RÉFLEXE DE L'ÉPAULE

Placez votre pouce et votre index à la base de l'annulaire et de l'auriculaire du patient. Utilisez la technique de la pince du crabe pour descendre de trois étapes vers son poignet. Appliquez une pression et secouez en avant et en arrière pendant 10 secondes avec une pression moyenne.

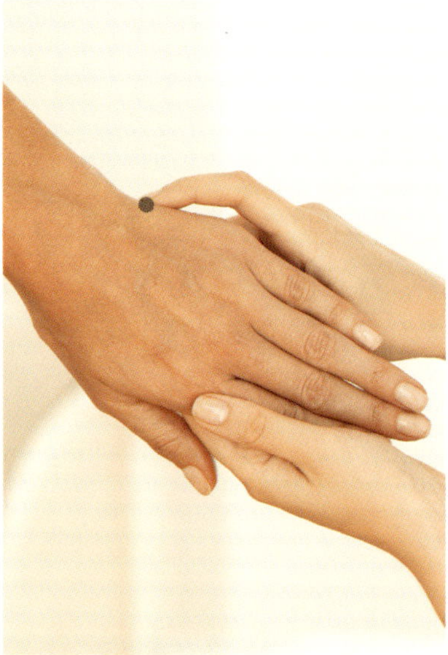

POINT RÉFLEXE DU GENOU

Placez votre index à mi-hauteur de la main du patient à partir de l'auriculaire. Appliquez une pression et utilisez la technique de la taupe pour creuser dans ce point, en décrivant des cercles pendant 10 secondes.

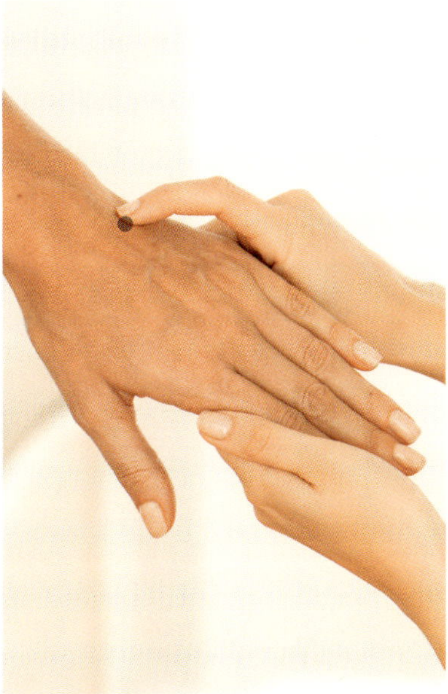

POINT RÉFLEXE DE LA HANCHE

Placez votre index gauche sur le point de la hanche, situé à la base du quatrième métacarpien du patient, et utilisez la technique de la taupe pour traiter ce point pendant 6 secondes avec une pression moyenne.

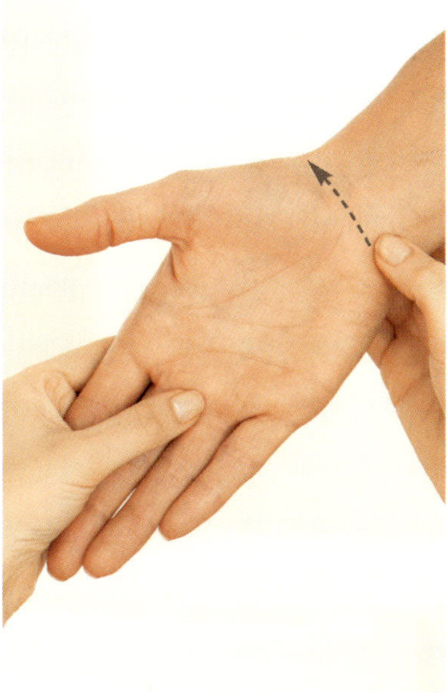

ZONE RÉFLEXE SCIATIQUE

Utilisez la technique du serpent pour traverser avec votre pouce la base de la main du patient, juste au-dessus de son poignet, depuis l'aspect latéral à l'aspect médial. Répétez 6 fois avec une pression ferme.

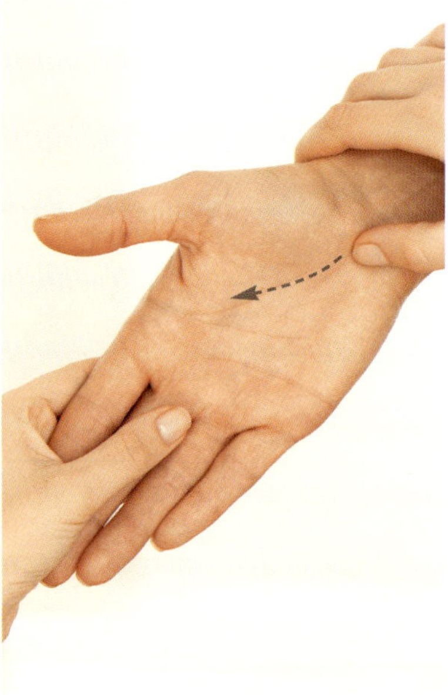

ZONE RÉFLEXE DE L'URETÈRE

Trouvez la base de la ligne de vie du patient, qui débute au centre de la paume, juste au-dessus du poignet. Utilisez la technique du serpent pour monter de là avec votre pouce, finissant entre les doigts. Répétez lentement ce mouvement de 3 à 5 fois, avec une pression moyenne.

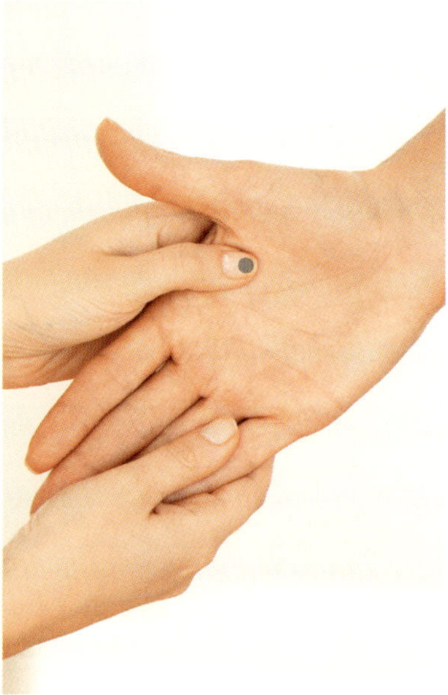

POINT RÉFLEXE DU REIN/DE LA SURRÉNALE

Vous trouverez le point du rein/de la surrénale au sommet du point réflexe de l'uretère. Soutenez la main du patient et placez votre pouce sur la peau entre son pouce et son index. Votre pouce doit monter à mi-hauteur de la main. Utilisez la technique de la taupe pour creuser dans ce point pendant 15 secondes avec une pression légère.

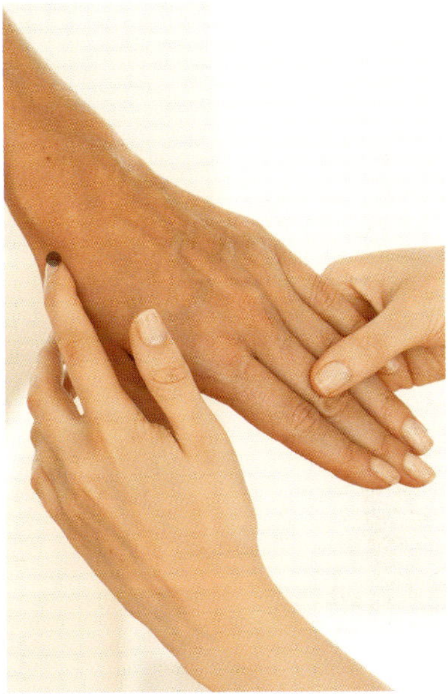

POINT RÉFLEXE DE L'UTÉRUS/DE LA PROSTATE

Placez votre index sur le pouce du patient et faites-le descendre en glissant jusqu'à la base de celui-ci, juste au-dessus de son poignet. Vous trouverez là une petite indentation, le point réflexe de l'utérus/de la prostate. Utilisez la technique de la taupe avec une pression moyenne pendant 10 secondes en décrivant de grands cercles.

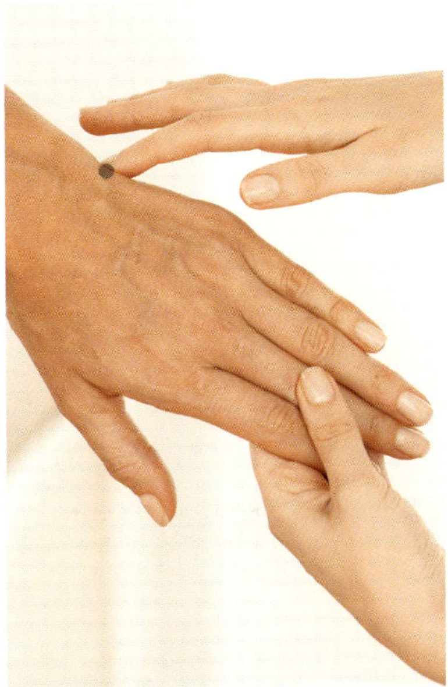

POINT RÉFLEXE DE L'OVAIRE/DU TESTICULE

Placez votre doigt actif sur l'auriculaire du patient et faites-le descendre en glissant jusqu'à la base de son index, juste au-dessus de son poignet. Vous trouverez là une petite indentation, le point réflexe de l'ovaire/du testicule. Utilisez la technique de la taupe pendant 10 secondes avec une pression moyenne, en décrivant de grands cercles.

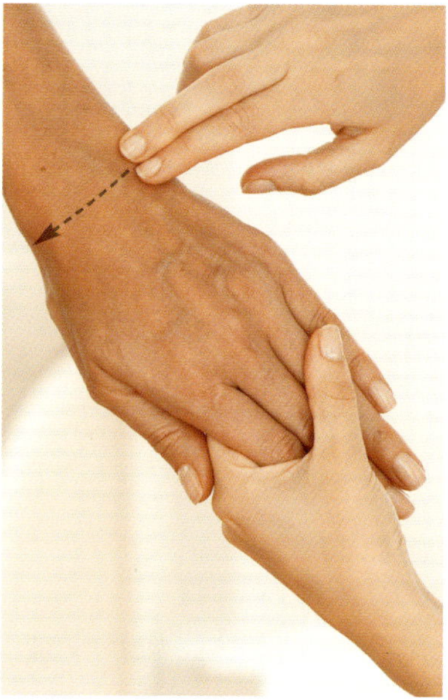

ZONE RÉFLEXE DE LA TROMPE DE FALLOPE/DU CONDUIT DÉFÉRENT

Utilisez la technique du serpent avec vos index et médius pour traverser le haut du poignet du patient, depuis l'aspect médial jusqu'à l'aspect latéral. Répétez ce mouvement 6 fois avec une pression moyenne.

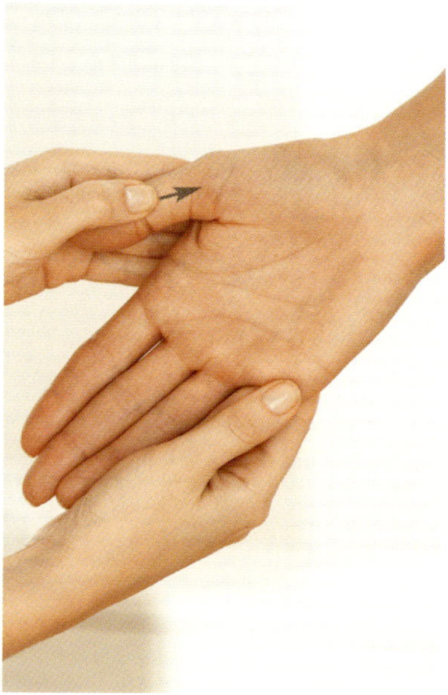

ZONE RÉFLEXE DES VERTÈBRES CERVICALES

Utilisez la technique du serpent le long de l'os du pouce du patient, depuis sa première jointure à la deuxième. Avancez de sept minuscules étapes le long de l'os, représentant les sept vertèbres cervicales. Utilisez une pression ferme et, chaque fois que vous trouvez un réflexe sensible, diminuez la pression.

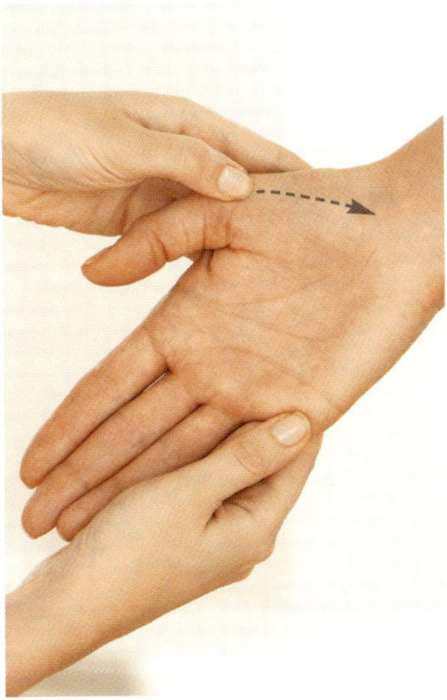

ZONE RÉFLEXE DES VERTÈBRES THORACIQUES

Placez votre pouce à la base de la main du patient, juste au-dessus de son poignet. Utilisez un mouvement sinueux pour monter jusqu'à la base du pouce en douze étapes, représentant les douze vertèbres thoraciques. Utilisez une pression ferme et répétez ce mouvement 6 fois pour aider la colonne vertébrale.

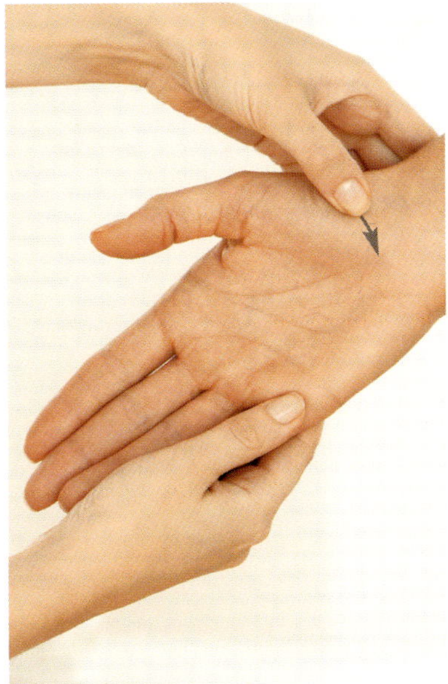

ZONE RÉFLEXE DES VERTÈBRES LOMBAIRES

Placez votre pouce juste au-dessus de la base du pouce du patient. Utilisez la technique du serpent pour avancer en cinq très petites étapes le long de l'os, vers le milieu de la paume, représentant les cinq vertèbres lombaires. Utilisez une pression ferme et répétez ce mouvement 6 fois.

Achever le traitement

Achevez cette séquence intense de réflexologie de la main avec les techniques de relaxation (toutes ou certaines) décrites précédemment (voir pages 366 à 369).

Soins après traitement

Maintenant que le traitement est complet, les mains du patient sont couvertes d'une serviette et le praticien va se laver les mains. Il offre au patient un verre d'eau, qui éliminera toute toxine libérée pendant la séance de réflexologie. En demandant au patient comment il se sent, on parle de tous les réflexes qui ont paru déséquilibrés, en tentant de découvrir les raisons de cette sensibilité. Il est important de l'envoyer si nécessaire chez le médecin ou chez un autre thérapeute, et ne pas donner des conseils concernant son état.

À la fin du traitement, on propose des suggestions pratiques pour un mode de vie holistique, qui n'interfère pas avec la nature. La réflexologie a un effet puissant sur le corps et l'état physique et émotionnel du patient. Je pense toujours que le traitement donne à la personne ce dont celle-ci a le plus besoin au moment respectif. En intensifiant la circulation sanguine et lymphatique dans les pieds et les mains, on contribue au transport des substances nutritives autour du corps. J'offre parfois au patient un jus de fruits ou de légumes lui fournissant les vitamines et les minéraux essentiels. Clore le traitement avec quelque chose de spécial à boire ou à manger peut faire du traitement une extension personnelle et affectueuse de l'intention de guérir.

Une fois le traitement fini, on doit se laver soigneusement les mains avant de discuter de la séance avec le patient.

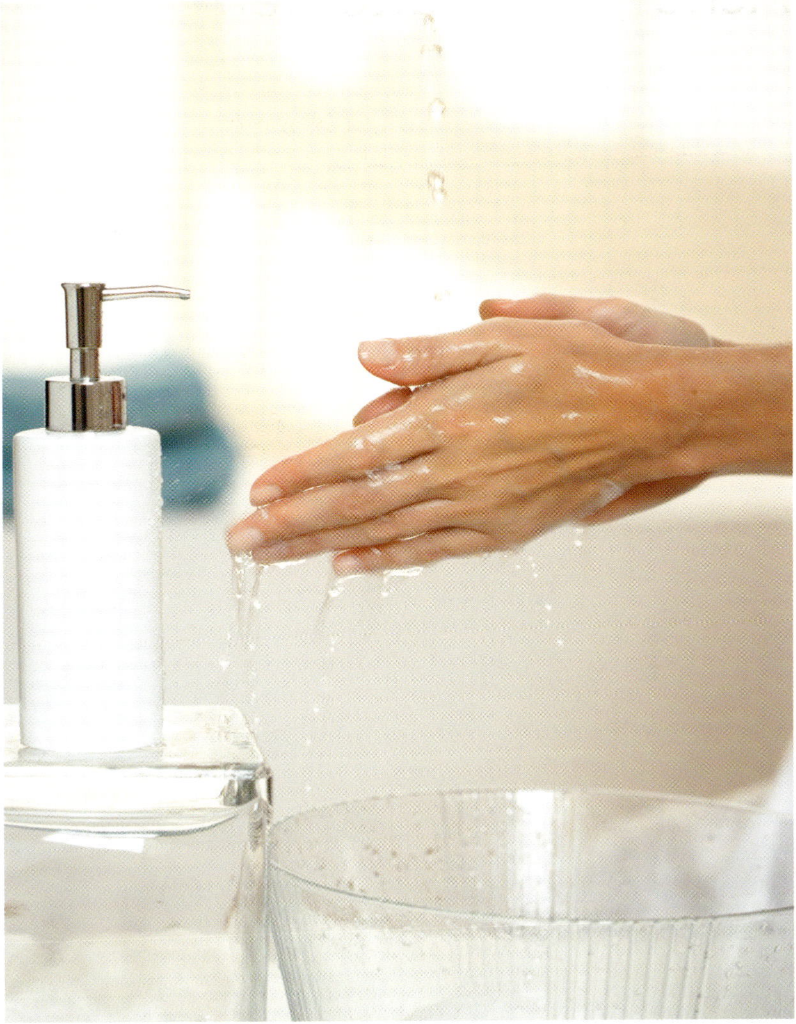

Index

Les chiffres en *italique* indiquent les légendes. Les principales références aux points ou aux zones réflexes sont indiquées en **gras**.

Remerciements

À propos de l'auteur

Louise Keet est directrice de la London School of Reflexology, la plus importante de Londres. www.learnrefléxologie.com

Ses techniques de réflexologie présentées dans ce livre ont été développées pour offrir le meilleur résultat et le plus efficace des traitements. Cette méthode est pratiquée dans le monde entier.

Remerciements de l'auteur

Ce livre est dédié à Ziggie et Phoenix Bergman, l'épicentre de ma vie.

Merci à Irene Lemos pour la proximité que nous avons partagée au fil des années, à St John Wright pour son amour et sa patience, à Deborah Dor et à M.J. Low pour leur amour, compréhension et soutien, à Beatrice McClennan pour sa merveilleuse amitié et les moments que nous avons passés ensemble, à Fanny Aubertin pour son amitié et son sourire quand j'en avais le plus besoin, à Mr et Mrs Charles Longbottom pour leur gentillesse. Merci à Sue Rickards, professeur talentueux de Gabrielle Roth's 5Rhythms® et à tous ceux qui ont partagé l'espace et m'ont aidée à guérir grâce à la danse.

Remerciements particuliers à Jessica Cowie et à Jane McIntosh qui m'ont offert l'occasion d'écrire ce livre, à Camilla Davis, Mandy Greenfield, Kerenza Swift et Leigh Jones pour leur confiance, expérience et conseils. Merci à l'Association de réflexologues pour leur excellent travail en faveur de la reconnaissance de la réflexologie et de la confiance en cette thérapie complémentaire.

Une pensée particulière à mes élèves de la London School of Refléxology qui ont beaucoup changé la vie de tellement de gens.

Éditrice exécutive : Jessica Cowie
Éditeurs : Camilla Davis ; Kerenza Swift
Directeur artistique exécutif : Leigh Jones
Designer : Julie Francis
Photographe : Ruth Jenkinson
Directeur de production : Simone Nauerth
Modèles : Samantha Whyman de ModelPlan, Poppy Gillioz et Beatrice Sims
Photographie spéciale : Octopus Publishing Group Ltd/Ruth Jenkinson
Autres photographies : Corbis UK Ltd Allen Bell 204 ; Alessandra Schellnegger/zefa 14 ; Brooke Fasani 232 ; David Raymer 192 ; Flint 264 ; Image Source 252 ; Image100 228 ; Imagemore Co. Ltd. 188 ; Leslie Richard Jacobs 300 ; Martin Harvey 200 ; Norbert Schaefer 224 ; Pinnacle Pictures 116 ; Pixland 212 ; Tim Pannell 324 ; Timothy Tadder 58 ; **Getty Images** 3D4Medical.com 38 ; Altrendo Images 32 ; Ariel Skelley 282 ; STOCK4B 184 ; Kent Mathews 268 ; **istockphoto.com** George Peters 105 ; Jovan Nikolic 99 ; Sheryl Griffin 220 ; Will Johnson 196 ; **Octopus Publishing Group Limited** Clive Streeter 292 ; Peter Myers 244 ; Peter Pugh-Cook 26, 354, 370 ; Russell Sadur 90, 254, 332 ; Ruth Jenkinson 288, 336 ; William Reavell 28, 270, 328 ; **Royalty-Free Images** 304, 318 ; PhotoDisc 287 ; **Science Photo Library** Aj Photo 278 ; BSIP Laurent 180 ; Ian Hootan 172 ; **Shutterstock** Graham S. Klotz 98, Rene Jansa 30.